DR. MED. MEIKE DIESSNER
Natürlich schlank

GUTES ESSEN
MACHT GLÜCKLICH

Dr. med.
Meike Diessner

Natürlich
SCHLANK

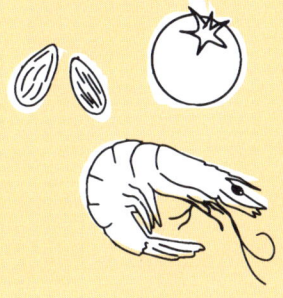

Gesund abnehmen
mit Clean Eating

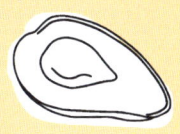

lübbe life

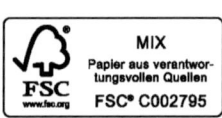

Für mein Füchschen und für meine Eltern

Anamnesebogen

1. ALLGEMEINE ANGABEN ZUR PERSON

Dr. med. Meike Diessner
Geboren am 13. März 1977
Fachärztin für Physikalische Therapie und Reha-
bilitation/konservative Orthopädie, Ernährungs- und Sportmedizinerin.

Interessen: Ärztin mit Leib und Seele, Kochen, französische Chansons,
Paris, Motorboot, BVB-Fan, Joggen, Handtaschen, Linsennudel-Freak
und stückige Tomaten-Lover, Hunde (französische Bulldogge, Labrador).

2. KÖRPERZUSAMMENSETZUNG

Körpergröße: 169 cm
Körpergewicht: 55 kg
Zahnstatus: habe noch alle

Stimmung: glücklich
Schlaf: wie ein Murmeltier
Fitness: TOP

Problemzonen: kilometerlange Narbe auf dem Rücken,
Schenkel inklusive Dehnungsstreifen

3. AKTUELLE ANAMNESE

Leitung der Praxis für Integrative Orthopädie Bochum.
Behandlungsschwerpunkte: Akute und chronische Erkrankungen des
Bewegungsapparates, Sportverletzungen von Hobby- und Hochleis-
tungssportlern. Also vom Arthrose-Patienten bis zu Bundesliga-Profis
und Olympioniken.

Spezialisierung: Nichtoperative Behandlung von Gelenkerkrankungen
und Sportverletzungen, Ernährungsmedizin.

4. ERNÄHRUNGSANAMNESE

Ernährungsform: seit vielen Jahren clean nach meinem Konzept
inkl. des 80:20-Prinzips.

Früher: allergische Beschwerden, chronische Müdigkeit, ich fühlte mich
häufig gestresst, unattraktiv, alt. Seit meiner Ernährungsumstellung bin ich fit, gesund und glücklich wie nie zuvor.

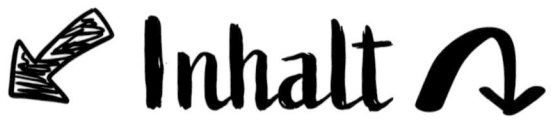

Inhalt

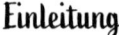
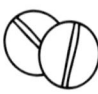
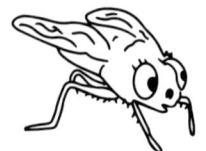
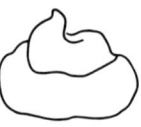
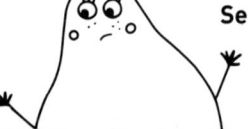

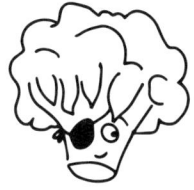
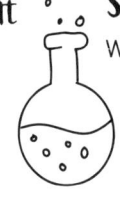
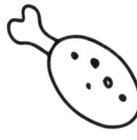
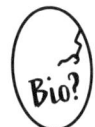

»Es ist nicht so,
dass ich mich
gut finde,
aber es könnte
schlimmer sein.«

Karl Lagerfeld, * 10. September 1933, † 19. Februar 2019
Modeschöpfer, Designer, Fotograf, Kostümbildner

Nicht schon wieder

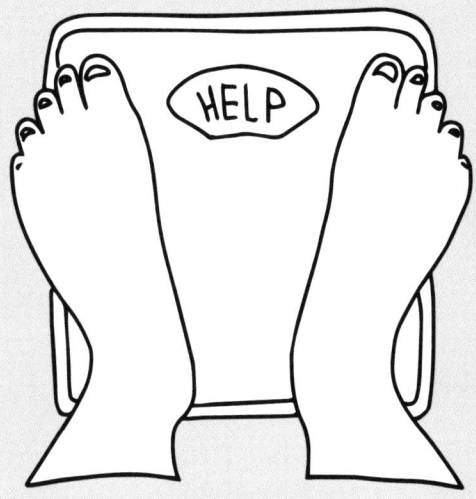

... eine weitere Bibel über angebliche
Ernährungsweisheiten!

Tausend Mal probiert, tausend Mal ist nichts passiert!

Echt jetzt? Schon wieder ein Buch über angebliche Ernährungsweisheiten? Mit noch mehr Tipps und Diäten, die am Ende auch wieder nichts bringen? Nein! Dieses Buch ist anders. Es ist für Menschen, die endlich in ihrem Leben etwas ändern wollen. Die ihre Nase voll davon haben, dick, schlapp und schlecht gelaunt zu sein.

Wenn auch du es förmlich »satt«hast, dich unbeweglich und abgeschlagen zu fühlen, wenn du morgens fünf Tassen Kaffee brauchst, um in den Tag zu starten. Wenn du einige Kilos zu viel auf den Rippen und deine Energie verloren hast oder schnaufend wie ein Walross die Treppen erklimmst, dann ist »Doc Diessners Clean-Eating-Konzept« für dich das perfekte Ernährungsprogramm. Ich zeige dir, wie einfach Ernährungsmedizin funktioniert. Für mehr Lebensfreude, eine bessere Gesundheit und ein leichteres Leben musst du keine Ernährungswissenschaftlerin sein. Es ist viel einfacher, als du denkst.

Dauerhaft schlank, gesund und fit bist du, wenn du selbst zum Experten deines eigenen Körpers wirst.

Es gibt nur eine Voraussetzung: Du musst es wollen. Du musst bereit sein, an deinem Körper und deiner Ernährung aktiv etwas zu verändern. Mit meiner Ernährungsstrategie wirst du schnell erste Erfolge spüren. Du wirst dich fitter, attraktiver, zufriedener und am Ende auch um einige Pfunde erleichtert fühlen.

Ich habe jahrelang die gleichen Erfahrungen gemacht wie du. Ich war frustriert und mit meiner Ernährung nicht mehr zufrieden. Mein eigenes Clean-Eating-Konzept hat mein Leben verändert. Heute bin ich Ernährungsmedizinerin aus Überzeugung und möchte mein Wissen mit dir teilen. Ich nehme dich an die Hand, und gemeinsam haben wir ein Ziel: **EIN GESÜNDERES LEBEN!**

Ich zeige dir, wie du Schritt für Schritt zum Experten deines eigenen Körpers wirst. Dabei hat mein Konzept nichts mit einer Diät oder einem strengen Trainingsprogramm zu tun. Es geht vielmehr darum, zu lernen, wie sich jeder von uns dauerhaft gesund ernähren und eine »gute Figur« machen kann.

Was ist aber eine gute Figur? Was ist das richtige Gewicht? Ist der Wunsch nach einem schönen Körper legitim?

Eigentlich kommt es doch auf die inneren Werte an, oder?! Klar, natürlich kommt es darauf an. Fettwerte, Blutzuckerspiegel und Entzündungswerte sollte man niemals außer Acht lassen. Jetzt aber Spaß beiseite: Wie vermittelt man einer Frau, die gefühlt schon ihr ganzes Leben an Übergewicht leidet, dass das äußere Erscheinungsbild überhaupt keine Rolle spielt? Sprüche und Floskeln helfen da nicht weiter. An Schönheit können wir uns einfach nicht sattsehen. Jeder will sie – keiner gibt es zu.

»Ich habe heute leider kein Foto für dich.« Germany's Next Topmodel, you know? Etwas mehr Nostalgie gefällig? »Spieglein, Spieglein an der Wand, wer ist die Schönste im ganzen Land?« Während Halbwüchsige versuchen, im TV ihre Schokoladenseite zur Schau zu stellen, sitzen wir gemütlich bei Chips und Prosecco vor der Glotze und diskutieren heiß mit unserer Busenfreundin, ob Kandidatin Nummer drei, die mit den kleinen Brüsten, oder doch eher die Teilnehmerin Nummer fünf mit einem Schmollmund wie Brigitte Bardot

Ich habe heute leider kein Foto für dich.

unsere Favoritin ist. Sind wir hingegen auf Beutefang, also auf der Suche nach einem neuen Lebenspartner, rutschen wir blitzschnell von unserem Sofa auf die Jurybank.

Allgemein gilt: Wer als attraktiv betrachtet wird, hat bessere Chancen im Job und in der Liebe. Immer wieder werden Menschen nicht nur aufgrund ihrer Qualifikationen, sondern auch aufgrund ihres Aussehens ausgewählt. Das ist wahrlich kein neues Phänomen. »Attraktive« Menschen werden nicht nur im beruflichen und privaten Umfeld gerne angesehen. Wir schreiben ihnen instinktiv positive Eigenschaften zu. Sie wirken auf uns sympathisch und zugeneigt, was bei uns wiederum positive Assoziationen hervorruft. Wir fühlen uns wohl in ihrer Gesellschaft, bewundern sie vielleicht sogar.

Was aber bedeutet attraktiv oder eine »gute Figur«? Sind es die Skinny-Frauen oder die Plus-Size-Models? Ist es ein makelloser Teint oder das allseits bekannte Waist-Hip-Ratio (Taillen-Hüft-Verhältnis)

13

mit der magischen Zahl von 0,7, das Attraktivität zu einem verkopften Rechenspiel werden lässt? Muss es immer ein symmetrisches Gesicht sein? Sind Attraktivität und Schönheit überhaupt objektivierbar?

Ich möchte direkt klarmachen, dass mein Verständnis von einem schönen Körper nicht dem eines abgemagerten Supermodels entspricht. Kein Hungerhaken, der wie ein Kaninchen dreimal am Tag ein Salatblatt knabbert. Das hat nichts, aber auch gar nichts mit einer gesunden Lebensweise zu tun. Und auch nicht mit einem attraktiven Aussehen. Attraktiv ist, wer seinen Körper liebt und sich darin zu Hause fühlt. Und die Grundvoraussetzung dafür ist einzig und allein deine körperliche Gesundheit. Sie ist dein Kapital.

Attraktiv ist, wer seinen Körper liebt und sich darin zu Hause fühlt.

Wie du mit der richtigen Ernährungsweise deinen Körper in Topform bringst, erkläre ich dir in den folgenden Kapiteln. »Doc Diessners Clean Eating« ist die perfekte Anleitung zum Durchstarten auf deinem Weg zu einem gesunden, schlanken und attraktiven ICH. Das verspreche ich dir.

Warum ...

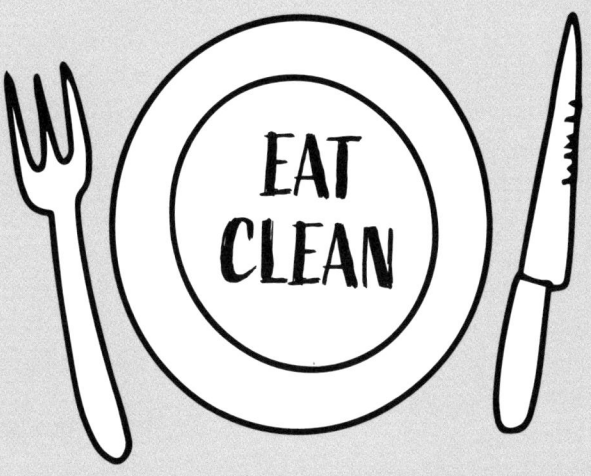

... ich zum Clean-Eater geworden bin.

Bevor es richtig losgeht, möchte ich dir kurz berichten, warum ich selbst zum Clean-Eater geworden bin und wie diese Ernährungsform aus mir einen vollkommen neuen Menschen gemacht hat. Meine Hauptmotivation war nicht das Abnehmen. Bei mir steht noch nicht einmal eine Waage zu Hause. Ich habe das Glück gehabt, immer relativ schlank zu sein. Und trotzdem fühlte ich mich in den letzten Jahren immer weniger leistungsfähig. Ich war kraftlos und abgeschlafft. So sind Cola Zero, Kaffee und Gummibärchen zu meinem vermeintlichen Lebenselixier geworden. Ein Trugschluss, wie sich im Laufe der Zeit herausstellte. Mein Bindegewebe wurde schlaff, meine Haut irritiert und meine Stimmung war nach langen Arbeitstagen häufig unausgeglichen.

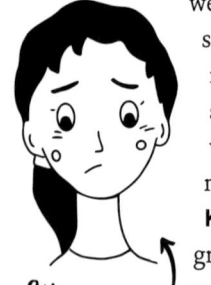

Stimmung? Frag nicht!

Kurz: Ich hatte oft schlechte Laune. Und das, obwohl ich grundsätzlich ein glücklicher Mensch bin. Was war los mit mir? Ich bekam wiederkehrende Infekte und entwickelte immer mehr allergische Beschwerden. Weder ich als Ärztin noch hinzugezogene Kollegen fanden heraus, woran es konkret lag. Im Laufe der Zeit wurden meine Symptome so schlimm, dass ich morgens im Spiegel eher aussah wie E.T.: Mein Gesicht war aufgedunsen, Coolpacks und Kortisoncremes wurden meine besten Freunde. So konnte es nicht weitergehen.

Als Ernährungsmedizinerin wusste ich natürlich um die Bedeutung einer ausgewogenen Ernährung. Ich kannte mich aus mit »Superfoods«, sekundären Pflanzenstoffen und gesunden Fetten. Für meine Patienten hatte ich immer die besten Ratschläge parat. Ich hatte jedoch Schwierigkeiten, mein Wissen in meinen eigenen Alltag zu integrieren. Viele von euch werden mir jetzt vermutlich beipflichten: Arbeitstage von mehr als zehn Stunden, Haushalt, Einkaufen, Haustiere oder Kind und Kegel …

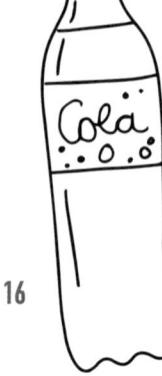

Lebenselixier?

Cola 0.0

Das geht auf Dauer nicht spurlos an uns vorbei. Und auch mir ging es so.

Bei meinen Recherchen für Fernsehaufnahmen, in denen ich Patienten bei einer Diät-Challenge ärztlich betreute, habe ich eine Probandin der Challenge auf die Clean-Eating-Ernährungsform eingestellt. Die Teilnehmerin litt bereits durch ihr Übergewicht und ihren Lebensstil an internistischen Erkrankungen in Form einer Fettleber, einer entzündlichen Darmerkrankung sowie an Bluthochdruck. Zudem berichtete sie in der Voruntersuchung über multiple Nahrungsmittelunverträglichkeiten.

Bereits drei Monate nach Beginn der Diät-Challenge hatte die Patientin 9 Kilo Körpergewicht abgenommen. Der Stuhlgang hatte sich normalisiert. Die Leber- und Blutfettwerte waren wieder im Normbereich, und die Patientin sprühte vor Lebensfreude und Energie. Das faszinierte mich so sehr, dass ich immer weiter in die Thematik einstieg und ein eigenes Clean-Eating-Konzept entwickelte.

Ich fing an, mich mittags nicht mehr mit Butterkeksen vollzustopfen und literweise Cola in mich hineinzuschütten, sondern gestaltete meine Mahlzeiten aus ganz einfachen cleanen Nahrungsmittelkombinationen, die ich ohne viel Aufwand mit in die Praxis nehmen konnte.

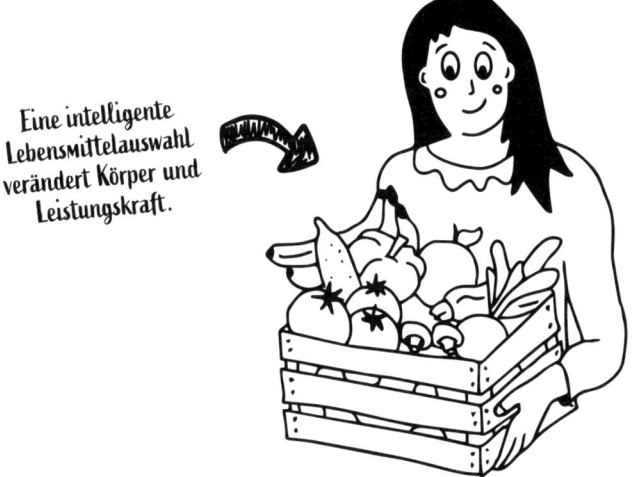

Eine intelligente Lebensmittelauswahl verändert Körper und Leistungskraft.

Beeindruckend war: Je mehr ich lernte, eine intelligente Lebensmittelauswahl zu treffen, desto mehr veränderten sich mein Körper und meine Leistungskraft. Diese Effekte am eigenen Leib zu spüren, war für mich eine phänomenale Erfahrung. Und diese Erkenntnis möchte ich jetzt an dich weitergeben.

Auch du kannst einen gesunden, fitten und attraktiven Körper haben, wenn du dich clean ernährst. Mach die gleichen Erfahrungen wie ich. Clean Eating ist keine Diät, sondern ein flexibles Lifestyle-Konzept, in dem du die Hauptrolle spielst.

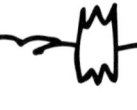
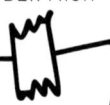

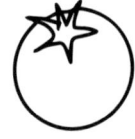

Mein Wochenplan

Mit diesem Buch wirst du lernen, dich gesund und abwechslungsreich zu ernähren. Mit ein wenig Planung gibt's jeden Tag etwas Köstliches aus deiner Küche. Wohin die Reise gehen kann, zeige ich dir direkt mit einem meiner Wochenpläne. Natürlich passe ich ihn ständig an, denn mein Clean-Eating-Konzept ist so facettenreich, dass man mindestens ein Jahr lang täglich verschiedene Dinge auf den Teller zaubern kann. Anstatt eine lose Rezeptsammlung an die Hand zu bekommen, wirst du die Basics der cleanen Ernährung kennenlernen, um deine eigenen kreativen Kreationen zu kochen, die du immer weiter variieren und an deine Bedürfnisse anpassen kannst.

Da ich mein Körpergewicht nicht reduzieren, sondern ausschließlich meine Gesundheit unterstützen möchte, höre ich einfach auf mein Sättigungsgefühl. Aus diesem Grund findest du in meinem eigenen Plan auch keine Mengenangaben oder Portionsgrößen. Dieser Wochenplan ist für alle geeignet, die den Einstieg in den cleanen Lifestyle suchen und sich mit ihrem Körpergewicht pudelwohl fühlen. Wenn du dir nicht nur eine sexy Gesundheit, sondern auch einen dauerhaften Gewichtsverlust wünschst, halte dich an die Portionsgrößen, die wir im Kapitel »Viel hilft nicht immer viel« besprechen.

Deine

Dr. Meike Diessner

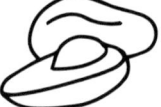

Doc Diessners cleaner Wochenplan

	Montag	Dienstag	Mittwoch	Donnerstag	Freitag	Samstag	Sonntag
Morgen	Porridge mit Banane	Hirsebrei mit Mango	Overnight-Oats Beeren	Omelette mit Lauch und Paprika	Bananenbrot, Mandelmus, Blaubeeren	Vollkornbrot, Avocado, Ei	Rührei mit Tomaten und Pilzen
Snack	Apfel, Mandelmus	Kokosjoghurt mit Beeren	Reis-/Mais-waffeln, Apfelmark	Beeren-Smoothie	Ei (hartgekocht)	Oatmeal Muffin	Pudding-teilchen (80:20-Prinzip)
Mittag	Ratatouille Linsenpasta	Ofengemüse mit Hummus	Gemüse-Eintopf	Linsen-Bolo, Vollkornpasta	Gegrillte Putenbrust, gedünstetes Gemüse, Vollkornreis	Burger mit Dinkel-Bun, Bio-Tartar-Patty, Ofen-Fries	Zitronen-spaghetti, Pinienkerne, Romana-Salat
Snack	Bananen-Hafercookies	Schokolade 70% Kakao-anteil	Studenten-futter	Ofenchips (selfmade!) aus Kartoffeln mit Meersalz	Popcorn mit Salz	Gemüsesticks, Kräuterquark (Soja)	Gefüllte Paprika mit Hüttenkäse
Abend	Hühnerbrust-filet, Kartoffel-Wedges aus dem Ofen, Gurkensalat	Gegrilltes Rinderfilet, Süßkartoffel, gem. Salat, Vinaigrette	Karotten-Kokos-Suppe	Frikadelle (Bio-Tartar!) Kartoffelsalat Essig-Öl	Kartoffel-Lauch-Suppe	Gefüllte Zucchini, Süßkartoffel-pommes (selfmade!)	Kohlrabi-Schnitzel, Bohnen-Mais-Salat, Essig-Öl

19

»Eure Nahrungsmittel sollen eure Heilmittel sein und eure Heilmittel sollen eure Nahrungsmittel sein.«

Hippokrates

Sinn und Unsinn
von Diäten

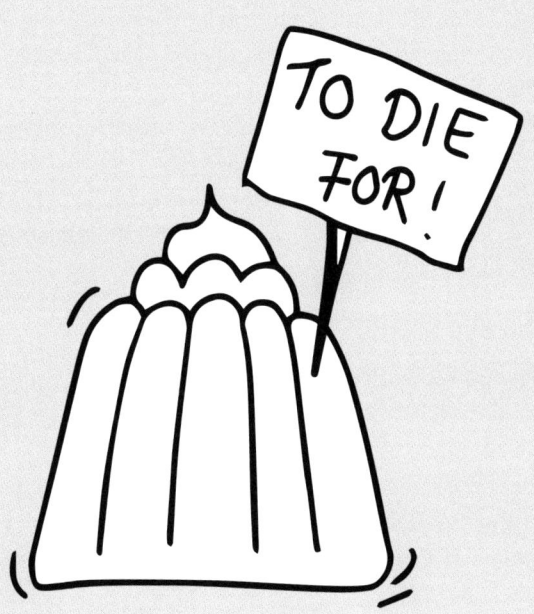

Schluss mit Diäten –
Um was geht's hier wirklich?

Der Begriff »Diät« kommt aus dem Altgriechischen und ist am ehesten mit »Lebensführung« oder »Lebensweise« zu übersetzen. Nach Hippokrates, dem berühmtesten Arzt des Altertums, wird die Diät als eine spezielle Ernährung des Menschen bezeichnet, bei der wir längerfristig eine bestimmte Auswahl von Lebensmitteln verzehren.

Ich weiß nicht, wie viele Diäten es weltweit gibt. Am Ende spielt es auch keine Rolle. Denn wichtiger und leider auch schlimmer finde ich, dass der Begriff »Diät« von der Industrie eher missbraucht wird. Und dass daher viele Menschen von einer Diät eine völlig falsche Vorstellung haben.

Eine Diät im ursprünglichen Sinn sollten Menschen halten, die unter einer bestimmten Erkrankung leiden, welche NACHWEISLICH durch diätetische Maßnahmen positiv beeinflussbar ist. Dazu zählen beispielsweise Personen, die unter Stoffwechselerkrankungen wie Diabetes mellitus oder Gicht leiden.

Geht es dagegen um den Wunsch, überflüssige Pfunde zu verlieren, halte ich Diäten insbesondere vor dem Hintergrund des langfristigen Erfolges für unzureichend. Sie funktionieren einfach nicht auf Dauer. Da kannst du machen, was du willst.

Bei bestimmten Erkrankungen wie Gicht ist eine klassische Diät sinnvoll.

Die Statistik gibt mir in dem Fall (leider) recht:

- Nur **20 bis 30 Prozent** der Abnehmwilligen schaffen es, dauerhaft mindestens fünf Prozent ihres Körpergewichts zu verlieren.
- Laut Ergebnis einer Forsa-Umfrage im Auftrag der Techniker Krankenkasse zu den Gründen für das Scheitern von Diäten gaben **14 Prozent** der Befragten an, dass ihnen das Wissen über gesunde Ernährung gefehlt hätte.[1]
- Im Jahr 2020 verwendeten in Deutschland rund **1,66 Millionen Menschen** innerhalb der letzten drei Monate rezeptfreie Medikamente zum Abnehmen.[2]
- Im Jahr 2019 haben in Österreich adipöse Menschen im Schnitt **8,4** verschiedene Diäten zur Gewichtsreduktion und Übergewichtige **2,4 Diäten** ausprobiert.[3]

Das sind doch wirklich niederschmetternde Zahlen!

Gleichzeitig sind die sozialen Medien, Zeitungen und Zeitschriften voll mit Diät-Artikeln und Produktwerbungen, die in kürzester Zeit angeblich die Pfunde purzeln lassen. Ach ja, und dann gibt es noch die Wunderpulver und bunten Pillen in Apotheken, Drogerien und im Internet zu kaufen, die die Fettaufnahme verringern oder deinem Stoffwechsel mal so richtig einheizen sollen – sogar im Sparpaket zusammen mit der passenden Bodylotion für deine Peau d'orange (Orangenhaut). Aus welchen Gründen haben wir aber trotzdem ein paar Kilos zu viel auf den Rippen, Cellulitis am Hintern und Falten im Gesicht?

Es sind äußerst clevere Marketingstrategien der Industrie, auf die wir seit Jahren immer wieder hereinfallen. Diäten ohne Ende und meistens auch ohne Erfolg. Dennoch gibt es weiterhin ein nahezu unerschöpfliches Arsenal an angeblichen Master-Lösungen zur Gewichtsabnahme. Auf Wunsch auch modern und digital, in Form von Functional Food, Fitnesstrackern oder Trainingsprogrammen, die du dir als Apps auf Smartphones lädst. Keine Möglichkeit wird ausgelassen, uns zum Traumgewicht und zur Traumfigur zu bringen. Doch wenn das alles so einfach ist, warum nehmen wir einfach nicht dauerhaft ab?

Wo liegt der Fehler im System?

Die Antwort ist ganz einfach: Theoretisch ist es möglich, in einer Woche fünf Kilogramm Körpergewicht zuzunehmen. Genauso theoretisch ist es auch möglich, fünf Kilogramm in einer Woche abzunehmen. Aber wenn du überflüssige Kilos dauerhaft reduzieren willst, geht es nicht darum, was theoretisch mit einer Diät möglich ist. Für mich ist das der falsche Ansatz. Wer einen gesunden, schlanken und attraktiven Körper haben möchte, kann dieses Ziel nur über eine langfristige Ernährungsumstellung erreichen.

Eine Ernährungsumstellung muss an dein Leben angepasst sein.

Dazu müssen wir zunächst verschiedene Umgebungsfaktoren, die bei deiner zukünftigen Ernährungsweise eine Rolle spielen, berücksichtigen. Dein neues Ernährungskonzept muss alltagstauglich und nachhaltig sein. Es funktioniert nur, wenn es an deine persönlichen Lebensumstände angepasst wird. An deine Arbeitssituation, dein soziales Umfeld, deine Freizeitaktivitäten und deinen GANZEN Lebensrhythmus. Solltest du Begleiterkrankungen haben, müssen wir diese berücksichtigen.

23

Deswegen bekommst du von mir in diesem Buch auch keine fertigen Ernährungspläne mit Rezepten. Ich weiß nichts über deine private oder gesundheitliche Situation, auch nichts über deine Vorlieben oder Abneigungen. Das wissen die Industrie und dauergrinsenden Lifestyle-Blogger mit ihren strahlend gebleachten Zähnen übrigens auch nicht. Was nützt es also, wenn ich dir Rezepte mit Fischmahlzeiten an die Hand gebe, weil Fisch so viele gesunde Fettsäuren enthält, du aber an einer Fischallergie leidest? Oder wenn ich dir morgens Eierspeisen in die Pläne einbaue, du aber vegan lebst? Verstehst du, warum die ganzen Diäten aus Büchern, Zeitschriften oder dem Internet zum Scheitern verurteilt sind?

Warum kaufen so viele Menschen Abnehm-Drinks, die ein Blogger in die Kamera hält?

Was dir von außen vorgesetzt wird, kann nur temporär erfolgreich sein. Du kannst über einen gewissen Zeitraum aufwendiger kochen. Vielleicht gelingt es dir, eine Weile auf Süßes zu verzichten, obwohl du für Pudding sterben könntest. Auf lange Sicht aber gehen den kurzzeitigen »Versprechungen« Argumente und Puste aus. Und du bleibst auf der Strecke.

MERKE: Allgemein gefasste Diät-Methoden machen dein Leben eher kompliziert, verursachen zusätzliche Kosten und basieren meist auf Verzicht. Solche »Diäten« können und werden dich niemals langfristig zum Erfolg führen.

Besonders interessant finde ich die emotionale Masche. Da erzählt eine Foodbloggerin im Interview:

»Als Jugendliche habe ich eine total unreine Haut gehabt, mein Bauch schwabbelte und meine Schenkel waren so groß wie Brasilien.«

Dann – Bums – kam die Wende.

»Jetzt lebe ich vollständig zuckerfrei und versorge meinen Körper täglich mit 25 verschiedenen Nahrungsergänzungsmitteln. Ich bin in absoluter Topform und wenn neben dem ganzen Sport noch Zeit bleibt, auch ein Meditations-Guru geworden.«

Warum glauben so viele Menschen diesen Blödsinn?

Hier steckt ein klarer Plan dahinter! Die Industrie ist keine karitative Einrichtung und auch nicht deine Freundin. Wir lassen uns blenden von für uns erstrebenswerten Idealen und schalten unser Gehirn dabei ganz unbewusst in den OFF-Modus. Glaubst du, dass eine neunzehnjährige »Influencerin« so viel intelligenter ist als du, dir fundierte Ernährungstipps vermitteln und das Denken abnehmen kann?

Hast du schon vergessen, dass du mit neunzehn Jahren auch einen straffen Bauch und einen knackigen Po hattest? Und hast du nicht schon mal die Erfahrung gemacht, dass du mit den ganzen Abnehm-Shakes nicht dauerhaft schlank und sexy bleibst?

Im Netz schaltet das Gehirn oftmals in den OFF-Modus.

Wenn dir die Fragen jetzt zu offensichtlich vorkommen, dann hat es hoffentlich Klick gemacht. Essen ist eines der Topthemen in den sozialen Netzwerken. Das Hashtag **#healthyfood** liefert mehr als **72 Millionen** Ergebnisse. Bedauerlicherweise kann hier jeder seine Erfahrungen und Meinung zum Besten geben. Das kann gefährlich werden, da die Informationen oft nicht richtig oder unvollständig sind.

In einer Studie aus Großbritannien wurden die Diättipps der zehn populärsten Accounts der Foodbloggerszene untersucht. Das Ergebnis: Nur einer gab vertrauenswürdige Ratschläge.[4] Influencer oder Models sind keine Ernährungsexperten. Sie können dir keine ernährungsmedizinischen Ratschläge geben, die tatsächlich deine Gesundheit fördern. Die Wahrheit ist: Sie wissen selbst häufig nichts darüber.

Es geht aber noch eine Stufe krasser. Wir müssen in dem Zusammenhang nämlich auch über Diätmittel reden. Solche, die nicht nur in Apotheken, sondern in Drogerien, Fitnessstudios oder natürlich auch im Internet angeboten und von Laien verkauft werden.

MERKE: Diätpillen und -pulver verändern nicht nachhaltig deine Ernährungsgewohnheiten. Im Gegenteil: Hier ist der Jo-Jo-Effekt vorprogrammiert.

Zu beachten ist außerdem, dass gerade bei Präparaten aus dem Ausland, die teils über das Internet vertrieben werden, immer wieder Inhaltsstoffe auftauchen, die zu erheblichen Nebenwirkungen führen können.

Egal, ob du mit Pillen oder einseitigen Diäten abnehmen willst: Es wird dir, wenn überhaupt, nur kurzfristig gelingen. Du lernst bei all den Abspeck-Methoden nicht, dich mit deinem eigenen Essverhalten auseinanderzusetzen. Du entwickelst weder ein Gefühl für das richtige Maß

25

von Portionsgrößen noch für die Qualität von Nahrungsmitteln. Da hilft dir bedauerlicherweise kein Shake und auch kein Pulver. Wer seinen Körper mit einseitigen Diäten quält, schwächt seinen Stoffwechsel langfristig, da der Körper lernt, mit sehr wenig Energie auszukommen.

Um einen dauerhaften Erfolg zu erzielen, ist eine Umstellung deiner Ernährung und Lebensgewohnheiten absolut unerlässlich. Wir sprechen also nicht mehr von einer Diät, sondern einer Ernährungsumstellung.

UNSINN: eine Diät machen, um nachhaltig abzunehmen
SINN: eine dauerhafte, gesunde Ernährungsumstellung

Wenn du meinem Konzept folgen willst, musst du mitdenken, die grauen Zellen unter deiner Schädeldecke aktivieren. Abnehmen ist ein Prozess, bei dem du als Geschäftsführer deiner eigenen Firma das Sagen hast. Erfolgreiches Führen eines Unternehmens setzt jedoch einen informierten und aktiven Chef voraus. Werde selbst aktiv, nutze mein Buch und werde zur Expertin deines eigenen Körpers.

CHECKLISTE:
Meine persönliche Diätkarriere

Ich habe in den vergangenen 6 Monaten _____ Kilo Körpergewicht zugenommen.

Mein höchstes Kampfgewicht lag bei _____ kg.

Ich habe insgesamt _____ verschiedene Diäten ausprobiert.

Folgende Medikamente habe ich zur Gewichtsreduktion eingenommen:

Nach den Diäten sind im Durchschnitt wieder _____ kg auf meinen Rippen gelandet.

Mein Wunschgewicht beträgt _____ kg.

Das möchte ich innerhalb von _____ Monaten erreichen.

Du bist, was du isst

Von Müllschluckern, Asketen
und Pseudo-Gesundheitsaposteln.

»Wie die Ratten nur die gefülltesten Speicher heimsuchen, so die Krankheiten und Komplikationen die überfütterten Menschen.«

Diogenes

Dein Körper, deine Fitness und deine Gesundheit sind das Spiegelbild deines Lifestyles. Essen und Ernährung haben sich zum Megatrend entwickelt, ja, zum Ausdruck der eigenen Identität, zu Statussymbolen. Für einige scheint Essen fast eine Art Ersatzreligion zu sein. Schon ein Streifzug durch den Supermarkt reicht, um sich von diesem Phänomen zu überzeugen. In Buchläden stehen Hunderte Ernährungsratgeber, auf YouTube verliert man schnell den Überblick. Was ich esse, hat nicht nur etwas damit zu tun, wie es mir geht, sondern definiert mich auch ein Stück weit. Gleichzeitig gibt uns Essen ein Zugehörigkeitsgefühl.

Hinzu kommt: Unser Leben spielt sich immer mehr in virtuellen Welten ab. Und das soll auch gezeigt werden. Freundschaften werden auf Facebook geschlossen, Liebe entwickelt sich aus dem Onlinekatalog der Partnerschaftsbörsen. Essen ist eine der letzten Institutionen, die nicht virtuell funktioniert, sondern uns reale Erlebnisse beschert. Unsere Gesellschaft könnte kaum gespaltener sein. Es gibt Junkfood-Fanatiker (»Müllschlucker«), »Pseudo-Gesundheitsapostel« und zum Glück auch Menschen, die nicht nur wissen, worum es geht, sondern auch echte Freude an Essen und Genuss haben.

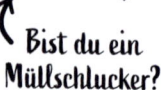

Bist du ein Müllschlucker?

Wer häufig für Freunde und Familie kocht, weiß, dass viele Leute bestimmte Dinge nicht essen können oder auf manches freiwillig verzichten. Allergien und Nahrungsmittelunverträglichkeiten sind mittlerweile unser tägliches Brot. Ich möchte ehrlich gesagt heutzutage kein Restaurant betreiben. Wenn ich in der Praxis eine Ernährungsanamnese erhebe, findet man kurioserweise bei älteren Menschen so gut wie keine Nahrungsmittelunverträglichkeiten, bei jüngeren Patienten dafür umso häufiger. Da stellt sich die Frage: Liegen Nahrungsmittelunverträglichkeiten quasi im Trend?

Histaminarm, glutenfrei oder laktosefrei: Für jeden »Geschmack« scheint das richtige Label dabei zu sein. Eine interessante Beobachtung, die sich auch in aktuellen Studien abzeichnet: Je höher der sozioökonomische Status, desto häufiger kommen Nahrungsmittelunverträglichkeiten vor. Überspitzt könnte man fragen: »Muss man es sich leisten können, speziell zu sein?« Oder sind es doch die industriellen, toxischen Zusatzstoffe, die heutzutage kaum mehr vermeidbar erscheinen in unserer westlichen Ernährung und die Unverträglichkeiten fördern?

FEST STEHT: Ernährung wird mehr und mehr dazu genutzt, sich abzugrenzen. Sie hinterlässt einen riesigen Fußabdruck in unseren Lebensgewohnheiten, schließlich beschäftigen wir uns mit ihr auch mindestens dreimal am Tag. Schon bei einem Blick auf unsere Vorfahren kann man

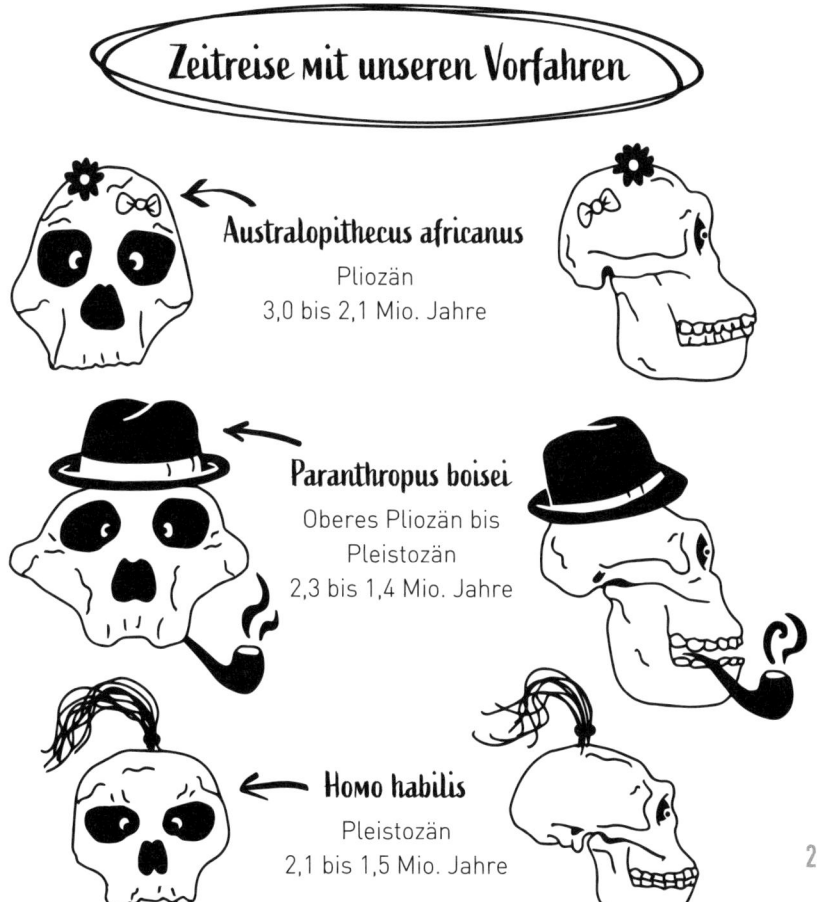

Zeitreise mit unseren Vorfahren

Australopithecus africanus
Pliozän
3,0 bis 2,1 Mio. Jahre

Paranthropus boisei
Oberes Pliozän bis Pleistozän
2,3 bis 1,4 Mio. Jahre

Homo habilis
Pleistozän
2,1 bis 1,5 Mio. Jahre

erkennen, wie sich unser Körper auf intelligente Weise im Laufe der Evolution unseren Ernährungsgewohnheiten angepasst hat. Betrachten wir die Entwicklung der Schädelform unserer Verwandten aus der Steinzeit, erkennen wir eine deutliche Verschlankung unserer heutigen Kieferform. Der Grund ist einfach: Unsere Vorfahren haben deutlich härtere Nahrung zu sich genommen, brauchten entsprechend nussknackerartige Kiefer. Je weicher und pflanzlicher unsere Ernährungsweise wurde, desto mehr verschlankte sich unser unteres Kopfdrittel. Nahrung moduliert also auch unsere Gene und Körperstrukturen.[1]

> **Essen und Ernährung haben sich zum Megatrend entwickelt. Sie sind Ausdrucksformen der eigenen Identität und Persönlichkeit.**

Dass Süßigkeiten und Junkfood ungesund sind, sollte mittlerweile jedem bekannt sein, der sich nur ein bisschen für Ernährung interessiert. Und dennoch überschlagen sich die Discounter mit ungesunden Angeboten. Gummibärchen und Schokoriegel von »Mini« bis »XXL«. Eingefrorene pizzaartige Weißmehlfladen, belegt mit Instantkäse und »Formschinken«-Abfällen, landen wieder und wieder in unseren recycelbaren Einkaufstaschen. Wir tun der Umwelt etwas Gutes. Was aber tun wir unserer Gesundheit und unseren Körpern an?

Wer unzufrieden mit seinem Aussehen und seiner Gesundheit ist, befindet sich leider in bester Gesellschaft. Dabei spielt es keine Rolle, was für dich schön oder sexy bedeutet. Schönheitsideale gibt es viele, und sie ändern sich subjektiv und gesellschaftlich stetig. Manche stehen auf kurvige Formen, andere auf einen durchtrainierten Körper. Einige lieben ihre Lachfältchen an den Augen, andere lassen sich die »Krähenfüße« mit Botox wegspritzen. Eins ist aber allgemeingültig: Es gibt Zustände des Körpers, die nichts mit dem Verständnis von Schönheit zu tun haben: chronische Müdigkeit, Leistungsminderung, Fettleibigkeit (Adipositas) und irritierte Haut. Diese Symptome deuten darauf hin, dass bestimmte Körperfunktionen gestört sind, und können eine ernährungsassoziierte Ursache haben. Ein leistungsgeminderter Körper strahlt gleichzeitig weniger Attraktivität aus. Wir spiegeln wider, was wir empfinden. Ein gesunder Organismus hingegen lässt uns auch äußerlich strahlen.

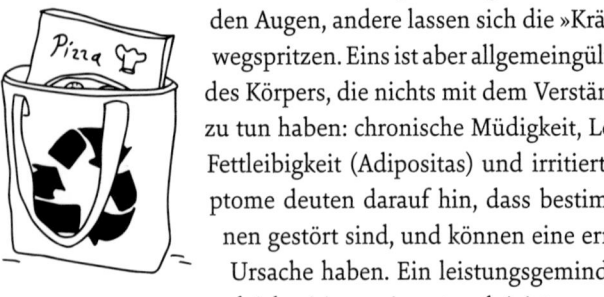

Umwelt YES! Körper NO!

Die Gesamtheit unserer Gesundheit bildet die Grundlage für einen fitten und attraktiven Körper. Bist du gesund und ernährst dich ausgewogen, dann strahlt deine Haut, deine Nägel sind fest, dein Haar ist füllig, dein Körper strotzt vor Energie. Du signalisierst deiner Umgebung: »Mir geht's richtig gut!« Du bist begehrenswert.

Hängst du unförmig wie ein nasser Sack in der Ecke?

Fühlst du dich hingegen schon beim Aufstehen, als hättest du eine Woche auf dem Bau geschuftet? Begrüßen dich morgens »Puffy Eyes« und unreine Haut im Spiegel? Kneift die Jeans am Bund? Dann fehlt dir etwas, und es ist kein Wunder, dass deine Stimmung schon morgens im Keller ist. Es wird Zeit, grundlegend etwas zu verändern, und du solltest herausfinden, an welchen »Gewohnheits-Schrauben« du als Erstes drehen kannst und möchtest, um Körper, Geist und Gesundheit zu stärken. Liefern wir unserem Körper nichts als »Convenience- und Junkfood« mit leeren Kalorien und chemischen Zusatzstoffen, die kaum Nähr- oder Mehrwerte haben, dann fühlen wir uns auch so: leer, ausgelaugt, aufgedunsen, unausgeglichen, kraftlos. Wer nach den Mahlzeiten wie ein nasser Sack in der Ecke hängt, ernährt sich falsch. Ganz einfach.

Sich diesen Zusammenhang einzugestehen und zu merken: »Es muss sich etwas ändern«, kann am Anfang schwierig sein. Prasselt dann zu viel auf einmal auf dich ein, fühlst du dich zu Beginn deiner Lifestyle-Modifikation schnell überfordert und überrannt, am Ende nur noch gefrustet. Die Motivation sinkt, dein Stresslevel steigt.

Ein paar ganz einfache Fragen

Stell dir zunächst ein paar einfache Fragen, um deinen Ernährungsgewohnheiten auf den Grund zu gehen und an den ersten Schrauben zu drehen:

Planst du deinen Tag und deine Mahlzeiten? Bist du ein Stressesser? Stehst du nachts auf und überfällst deinen Kühlschrank? Sei ehrlich zu dir selbst, Schummeln schadet nur dir allein.

Erkenne vor allem in anstrengenden Lebensphasen, dass ein Seelenschmeichler natürlich mal erlaubt ist, zu häufig oder im Übermaß aber zu weiteren Problemen und noch mehr Stress führen wird. Klar trösten wir uns nach einem schlechten Tag oder bei Liebeskummer mal mit einer Tafel Schokolade oder einer Tüte Erdnussflips (und einmal angefangen, kann man dank industrieller Zaubertricks kaum noch aufhören). Nur es-

31

sen wir dann nicht mehr aus Genuss oder Hunger, sondern zur Kompensation von negativem Stress. Leider geschieht das meist auch noch völlig unkontrolliert. Qualität und Menge sind uns da gerade mal egal. Von unseren vermeintlichen »Seelenschmeichlern« bleibt da nicht viel übrig. Und das ist nicht nur bei den ziemlich offensichtlichen »Dickmachern«, Ausnahmen und kleineren Sünden so. Sondern auch bei den vermeintlich normalen, alltäglichen Nahrungsmitteln wie Milchprodukten.

Warum macht der Junk uns krank?

Die Antwort ist ganz einfach: aufgrund der toxischen Zutaten! Junkfood besteht zum überwiegenden Teil aus bedenklichen Inhaltsstoffen. Das sind vor allem industriell erzeugte Zusätze und Haushaltszucker sowie gesundheitsschädliche Endprodukte, die durch starke Weiterverarbeitung entstehen. Bei der Herstellung von Lebensmitteln haben Zusatzstoffe verschiedene Funktionen. Sie vereinfachen die Verarbeitung, verhindern einen schnellen Verderb und beeinflussen Geschmack, Farbe oder Konsistenz von Lebensmitteln. So sorgen Emulgatoren und Stabilisatoren in der Mayonnaise für den Zusammenhalt aller Einzelzutaten. Die Chipstüte enthält Schutzgase, damit das Fett nicht verdirbt, und ohne Farbstoffe wären die Gummibärchen nicht so schön bunt.

Die Industrie liebt Zusatzstoffe. Über 300 sind in der EU zugelassen.

Schwefeldioxid, Zitronensäure, Mononatriumglutamat – nur drei von über 300 Zusatzstoffen, die in vielen verarbeiteten Lebensmitteln vorkommen.[2] Aufgrund ihrer teilweise langen Bezeichnungen können sie auch unter ihren E-Nummern (»E« für »Europa«) aufgelistet werden.

Die derzeit erlaubten Zusatzstoffe sind eingeteilt in:
Farbstoffe (E 100–180), Konservierungsstoffe (E 200–297), Antioxidations- und Säuerungsmittel (E 300–385), Verdickungs- und Feuchthaltemittel (E 400–495), Säuerungsmittel (E 500–586), Geschmacksverstärker (E 620–650) und Süßstoffe (E 950–1521)[3]

Doch bei der Kennzeichnung gibt es Unterschiede. Zusatzstoffe, die im Endprodukt keine technologische Wirkung haben, während der Herstellung aber verwendet werden, müssen gar nicht erst aufgeführt werden. **Vegetarier und Veganer aufgepasst:** Damit aus einem trüben Apfelmost ein klarer Apfelsaft wird, setzt man Gelatine zum Binden der Trübstoffe ein. Diese wird anschließend wieder entfernt und ist im Endprodukt nicht mehr enthalten. Gelatine steht somit nicht auf der Zutatenliste.

Bei »losen Lebensmitteln« – wie beim Bäcker, im Restaurant oder aus dem Internet – reicht es, Zusatzstoffe und Funktionsklassen zu vermerken: »mit Farbstoff«, »geschwefelt« oder »mit Süßstoff«. Reagierst du empfindlich auf spezifische Zusatzstoffe, können solche ungenauen Angaben problematisch für dich sein.[3]

Chemische Zusatzstoffe passen natürlich nicht zu einem cleanen Ernährungsstil und somit auch nicht zu uns.

Und das sind die häufigsten Stoffklassen in industriell weiterverarbeiteten Lebensmitteln, die du vorrangig meiden solltest:

Transfettsäuren

Zuckrige Backwaren, Frittiertes und Fertigprodukte sind nicht nur echte Kalorienbomben: Sie enthalten auch jede Menge künstliche Transfette. Diese Fettsäuren entstehen durch das mehrmalige starke Erhitzen zum industriellen Härten von Pflanzenöl oder Pflanzenfetten. Die Produkte sind dadurch länger haltbar, cremiger und streichfähiger. Transfettsäuren gehören zu den ungesättigten Fettsäuren. Die sind eigentlich gesünder als die gesättigten. Transfette besitzen jedoch eine andere Molekülstruktur, die zu einer Veränderung der Fettsäuremuster in unseren Zellen und unserem Blut führt. Folglich wird das »gute« Cholesterin (HDL, »**H**ab **D**ich **L**ieb«) gesenkt, das »schlechte« LDL (»**L**ass **D**as **L**ieber«) steigt. Es entstehen Ablagerungen in unseren Blutgefäßen, die langfristig Herz-Kreislauf-Erkrankungen und Adipositas nach sich ziehen können.[4] Transfette begünstigen auch die Entstehung von viszeralem Fettgewebe (Bauchfett), in dem sich »gute« aber auch »schlechte« Adipokine (Signalmoleküle) befinden. Bei übergewich-

Herz defekt, Pelle alt? Transfettsäuren sind so gar nicht sexy!

tigen und adipösen Menschen ist das Adipokinmuster im Fettgewebe verschoben, proentzündliche Botenstoffe sind erhöht. Die schlechten Adipokine unter ihnen, wie Tumor-Nekrose-Faktor alpha und Interleukin 6, führen zu einer chronischen Entzündungsreaktion, die besonders im viszeralen und im zentralen Fettgewebe stattfindet.[5] Aber auch chronische Entzündungsprozesse in Zellen, die unter anderem zu vorzeitiger Hautalterung führen, werden durch Transfettsäuren gefördert. Gar nicht sexy!

Sie kommen aber nicht nur in klassischem Junkfood, sondern auch in Müsli, Tütensuppen und anderen Fertiggerichten vor. Auf den Verpackungen solcher Produkte müssen in den Zutatenlisten nur die Kennzeichnungen »gehärtete« oder »zum Teil gehärtete Fette« vermerkt sein. Die Deutsche Gesellschaft für Ernährung (DGE) empfiehlt, die täglich zugeführte Menge von Transfettsäuren möglichst gering zu halten. Sie sollten weniger als 1 Prozent der Nahrungsenergie ausmachen.

Ein positiver Ausblick: In den USA hat die Lebensmittelbehörde FDA künstliche Transfettsäuren 2015 verboten, auch wenn sich die Umsetzung zum Teil über mehrere Jahre hinzog.[6] Die Europäische Union (EU) hat eine Obergrenze von industriell hergestellten Transfetten in Lebensmitteln festgelegt. Seit dem 2. April 2021 dürfen verzehrfertige Produkte nur noch in den Handel kommen, wenn ihr Fettgehalt **weniger als 2 Prozent** industriell hergestellte Transfettsäuren umfasst.

Lebensmittel	Transfettsäuregehalt
Frittierfett	bis zu 30 %
Backwaren	bis zu 15 %
Suppen/Soßenpulver	bis zu 9 %
Margarine	bis zu 2 %
Reform-, Diätmargarine	0 %

Meine Alternativen: Ersetze Streichfette mit körnigem Frischkäse oder Tomatenmark. Überkommt dich eine Snack-Attacke, kannst du selbst gemachte Ofenchips, Haferflockencookies oder Popcorn mit wenig Aufwand selbst herstellen.

Raffinierter Haushaltszucker und Süßstoffe

Nicht neu, aber trotzdem leider weiterhin aktuell: Langfristig führt Zucker zu Übergewicht und macht uns regelrecht krank. Erst mutieren wir zum hyperaktiven Duracell-Häschen, dann, wenn die Akkus leergelaufen sind, setzt er uns schachmatt. Obwohl wir das alles wissen, sind wir verrückt nach dem weißen pulverartigen Zeug, das uns nichts bietet als leere Energie: **406 Kilokalorien** kommen auf **100 Gramm Zucker.** Im Übermaß verzehrt, kann er zu chronischen Entzündungen im Körper führen und die Entstehung von ernährungsbedingten Krankheiten begünstigen. Darunter Rheuma, Adipositas, Diabetes Typ 2, Fettleber, Krebs und das Metabolische Syndrom, das ein ganzes Bündel an Krankheiten mit sich bringt.[7]

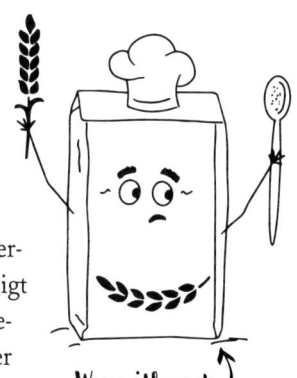

Ich bin deine Droge für leere Energie und Krankheiten!

Süßstoff Tabletten

    Süßstoffe sind aber keine bessere Alternative. Sie gaukeln unserem Gehirn durch einen süßen Rausch vor, dass Energie zugeführt wird. Pech gehabt, stimmt leider nicht. Die nächste Heißhungerattacke ist vorprogrammiert. Zudem stehen Süßstoffe als krebsfördernd in Verdacht und werden medizinisch mit Demenzerkrankungen in Verbindung gebracht. Im Kapitel »Führe uns nicht in Versuchung« kümmern wir uns genauer um die »falschen Freunde« Zucker und Zuckerersatzstoffe.

Herkömmliches Weißmehl

Weißmehl und daraus hergestellte Lebensmittel lassen den Blutzuckerspiegel schwanken und führen zu Heißhungerattacken. Durch die industrielle Verarbeitung verliert das Mehl seine Ballaststoffe und komplexen Kohlenhydrate weitestgehend. Werden überwiegend Weißmehlprodukte verzehrt, steigt die Anzahl der entzündungsfördernden Darmbakterien an (siehe Kapitel »Shit happens«). Dies kann unter anderem das Risiko für Adipositas und chronisch-entzündliche Darmerkrankungen erhöhen[8]

    Es gibt nur eine Alternative: VOLLKORNmehl (Dinkel, Roggen, Hafer, …).

Wer will noch mal, wer hat noch nicht? Ich biete Adipositas und Darmerkrankungen.

Konservierungsstoffe

Sie verlängern die Haltbarkeit unserer Lebensmittel und sorgen dafür, dass sie auch noch im nächsten Jahrhundert ansehnlich sind. Bedenklich sind vor allem Konservierungsmittel der Gruppe der Benzoesäure (E210-213). Sie werden überwiegend in Fischprodukten und Fertigsalaten eingesetzt. Bei empfindlichen Personen mit Asthma, Hautallergien oder Heuschnupfen können allergische Reaktionen ausgelöst werden.

Meine Pelle ist toxisch! Lust auf eine gepflegte Allergie?

E230 (Biphenyl) ist ein pilztötendes Pestizid für Orangen und Zitronen oder deren Einwickelpapier. Von der EU wurde es als Mittel zur Nacherntebehandlung verboten. Da es als Pestizid weiterhin in den Orangenplantagen erlaubt ist, können dennoch Rückstände vorhanden sein. Beim Schälen überträgt man mit den Fingern einen Teil des Mittels auf das Fruchtfleisch. Daher sollte man seine Hände gründlich waschen. Schon bei Hautkontakt ist das Pestizid allergieauslösend.

Hinter »E250« verbirgt sich der Konservierungsstoff Natriumnitrit, der in gepökelten Fleischerzeugnissen vorkommt. Zwar hemmt E250 die Entwicklung von gesundheitsgefährdenden Bakterien (Botulismus), behindert aber auch den Sauerstofftransport in unserem Blut. Bei Temperaturen über 130 °C können sich außerdem krebserregende Nitrosamine bilden. Daher rät die Deutsche Krebshilfe, wenig gepökelte Lebensmittel zu essen und sie nicht zu grillen, zu braten oder zu überbacken.

Meine Alternativen: Anstelle von Salamipizza aus dem Tiefkühler gibt's Pizza mit frischem Gemüse und Mozzarella. Statt kleine gepökelte Schinkenwürfelchen in die Bratkartoffeln zu werfen, lieber mit BBQ-Gewürzen und Kräutern experimentieren.

Farbstoffe

Farbstoffe sorgen für einen ansprechenden »Look« etwa in Getränken und Süßigkeiten, aber auch in Wurstwaren oder Milchprodukten. Besonders in der Kritik ist der synthetische Azofarbstoff Tartrazin (E 102), der als zitronengelber bis orangefarbener Lebensmittelfarbstoff zum Färben von Back- und Süßwaren, Knabberkram, Senf und Schmelzkäse eingesetzt wird.[9] Der Farbstoff soll die Aufmerksamkeit und Aktivität bei Kindern beeinträchtigen und wird mit (Pseudo)-Allergien in Verbindung gebracht.

Geschmacksverstärker und Aromen

Aromen werden Lebensmitteln zugesetzt, um ihnen einen besonderen Geruch oder Geschmack zu verleihen. Man unterscheidet natürliche, naturidentische und künstliche Aromastoffe. Ein »Aroma« wird IMMER synthetisch im Labor hergestellt. Es ist IMMER künstlich.

Wo sind denn die Erdbeeren im Fertigjoghurt?
Wer suchet, der findet! Für einen **»Frucht«-Joghurt** ist bereits ein Zusatz von **6 Prozent** der angepriesenen Früchte ausreichend, um deren Namen tragen zu dürfen. Bei einem Joghurt mit **Fruchtzubereitung** reichen sogar schon **3,5 Prozent**. Verrückt, was? Woraus aber besteht ein Erdbeerjoghurt, wenn nicht aus Erdbeeren? Zum Beispiel aus Aroma. Die Bezeichnung »natürliches Aroma« bedeutet, dass der Geschmacksstoff aus einer natürlichen Quelle stammt. Dafür kommen beim Joghurt Früchte, aber zum Beispiel auch Pflanzen und Pilze infrage. Beim Erdbeer- und Himbeerjoghurt mit »natürlichem Aroma« isst der Verbraucher meistens aromatisierte Pressrückstände vom Apfel. Das Pfirsicharoma wird aus einem Pilz gewonnen.
Achtung: Bezeichnungen wie »mit viel Frucht« bedeuten nicht zwangsweise, dass auch die aromagebende Frucht selbst verwendet wurde.

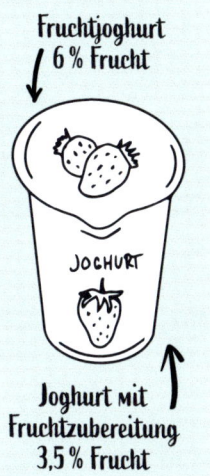

Fruchtjoghurt
6 % Frucht

JOGHURT

Joghurt mit
Fruchtzubereitung
3,5 % Frucht

Über die Sinneswahrnehmung soll dein Konsum der mit Aroma oder Geschmacksverstärker versetzten Produkte angeregt werden. Geschmacksverstärker blockieren bedauerlicherweise auch dein Sättigungsgefühl. Dann isst du appetitgesteuert, nicht aus Hunger. Schon nach kurzer Zeit gewöhnt man sich an den künstlichen Geschmack und findet natürlich zubereitete Speisen schnell fad. Der bekannteste Geschmacksverstärker ist Glutamat, der akut zum »China-Restaurant-Syndrom« führen kann. Am meisten verwendet wird Mononatriumglutamat (E 621).

Die Glutamat-Unverträglichkeit
Unter dem »China-Restaurant-Syndrom« versteht man eine akut auftretende Pseudoallergie nach dem Verzehr von Glutamat. Die Symptome erinnern an eine Allergie und können sich in Kopfschmerzen, Übelkeit, Erbrechen, Herzrasen mit Schweißausbrüchen, Gliederschmerzen und Gesichtsschwellung (»Angioödem«) äußern. Sie treten etwa eine bis 14 Stunden nach dem Essen auf. Die einzige Therapie heißt »Verzicht«: Betroffene sollten speziell auf chinesische Suppen oder Würzsoßen verzichten, da diese besonders viel Glutamat enthalten.[10]

Was passiert mit deinem Körper durch eine industriell geprägte Ernährung?

Industriell stark weiterverarbeitete Lebensmittel können bei häufigem Verzehr zunächst zu unspezifischen Symptomen wie Magenkrämpfen, Blähungen und Durchfall führen. Auch Hautausschläge, Haarausfall, erhöhte Infektanfälligkeit, brüchige Nägel, Müdigkeit und Konzentrationsstörungen bis hin zu allergischen Reaktionen und Pseudoallergien sind möglich. Da solche Beschwerden auch in anderem Kontext auftreten können, führen wir sie oft nicht auf unsere Ernährungsweise zurück. Doch im Laufe der Zeit können sich aus unspezifischen Beschwerden echte Erkrankungen, darunter auch Übergewicht, entwickeln, welches zu einer Vielzahl an Folgeerkrankungen führen und alle Organe betreffen kann.

Bei toter Nahrung geraten Stoffwechsel und Körper »out of control«

Wichtig ist, Körperfunktionsstörungen oder eine Leistungsminderung rechtzeitig zu identifizieren, bevor unbemerkt und schleichend Folgeerkrankungen entstehen. Aus sportmedizinischer Sicht muss ich sagen, dass Übergewicht große Auswirkungen auf den gesamten Bewegungsapparat hat: auf die Gelenke, die Muskula-

FOLGEN EINER UNGESUNDEN ERNÄHRUNG

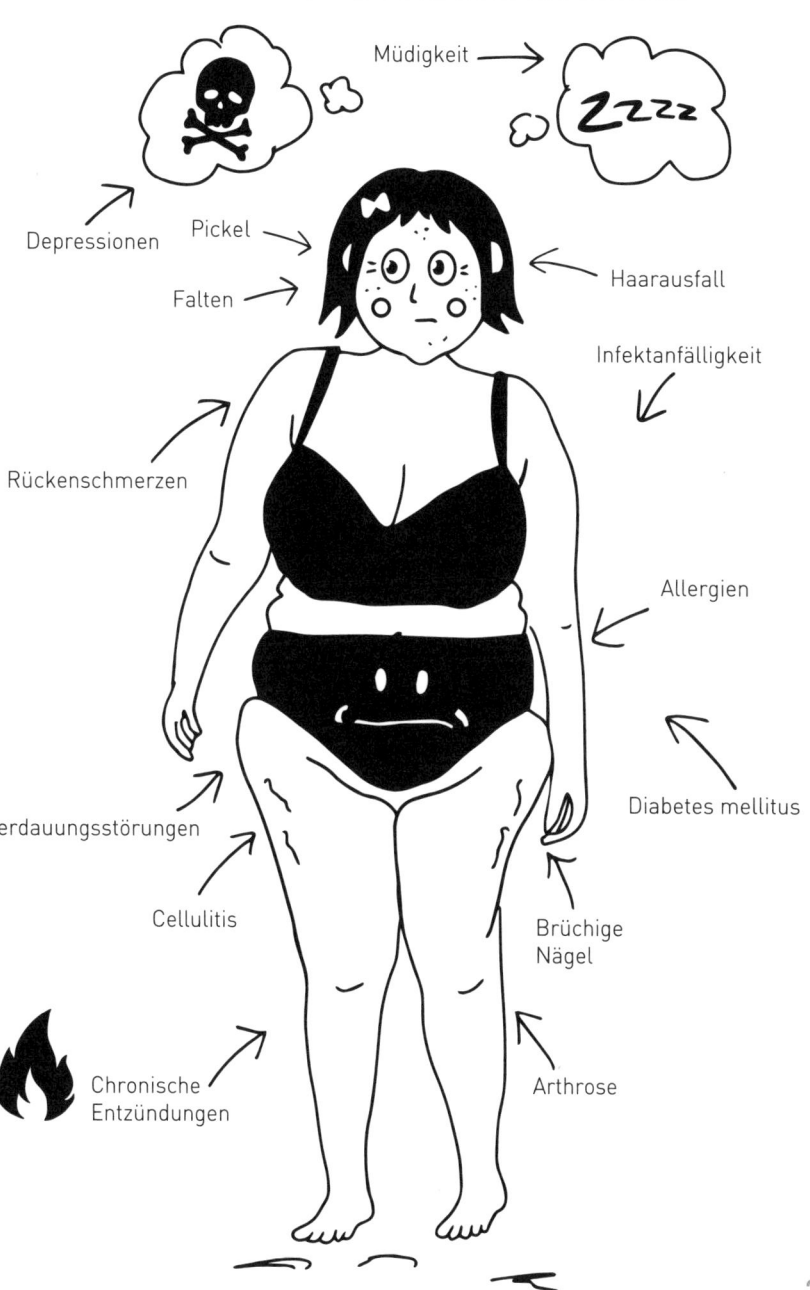

tur und den Sehnen-Band-Apparat. Hohes Körpergewicht führt zu einer enormen Druckbelastung auf die Gelenke. Bereits 5 Kilo Übergewicht verdoppeln das Risiko einer Kniegelenksarthrose. Das hält kein Knorpel auf Dauer aus. Arthrose-Alarm droht, und deine Beine mutieren ins X oder Ohhhhhh.

Kämpft dein Popo gegen Hagelschlag?

Übergewicht belastet aber nicht nur mechanisch, sondern verändert auch den Hormonhaushalt und den Stoffwechsel deines Körpers. Dass du optisch aus den Fugen gerätst, ist dann noch das geringste Problem. Adipositas erhöht nachweislich das Risiko für bestimmte Krebsarten wie Brustkrebs und Dickdarmtumore.

Auch deine Haut wird leiden. Rosige Apfelbäckchen weichen eingefallener, faltiger Haut, und dein ehemals knackiger Popo kämpft gegen Hagelschlag (Cellulitis). Ein dauerhafter Überkonsum an Nahrung mit einem geringen Mikronährstoffgehalt und wenig Enzymaktivität macht uns auf Dauer krank und nagt heftig an unserer Attraktivität.

Wir halten fest: Adipositas, Cellulitis, Rückenschmerzen, Depressionen, Stoffwechselstörungen und ein vorzeitiger Gelenkverschleiß sind unter anderem Folgen der toxischen Zusätze und hyperkalorischen Ernährung unserer westlichen Lebensgewohnheiten.

FAKT IST: Trotz unseres Wissens über bedenkliche Ernährungsgewohnheiten schaufeln wir weiterhin fleißig ungesunde Fette, raffinierten Zucker, künstliche Zusatzstoffe und schlechte Carbs in unseren Körper. Wie du weißt, ging es mir früher phasenweise auch so. Die schlimmsten

Koffein
80–120 Mg

Zeiten hatte ich während meiner beiden Staatsexamina. Schon morgens habe ich den Käsebrötchen direkt zwei Tafeln Schokolade hinterhergeschoben. Der Tag war im Prinzip schon um 10 Uhr gelaufen. Ich war müde und wenig aufnahmefähig. Zur Rettung gab's dann das Wundermittel Koffein – in Kaffee und Cola. Energydrinks sind nicht wirklich meine Doping-Quelle gewesen, denn ich fühle mich bereits nach einer Dose wie Speedy Gonzales. Nur hatte ich zum Rennen keine Zeit, sondern musste stundenlang auf meinem Hintern sitzen und 24 019 Fragen mit zugehörigen Antworten auswendig lernen. Je größer mein mentaler Druck wurde, desto desolater meine Ernährung. Heutzutage kenne ich glücklicherweise viele Alternativen, wie man trotz Stress und Zeitmangel im Handumdrehen köstliche gesunde Snacks auf den Teller zaubert. Damals hätten mir solche Tipps einiges erspart und viel Energie geliefert.

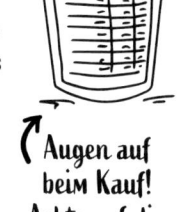

Augen auf beim Kauf! Achte auf die Zutatenliste.

Du musst nicht gänzlich auf Fleischwaren, Milchprodukte und Süßigkeiten verzichten, um dauerhaft gesund und schlank zu sein. Es geht vielmehr um die Balance und Entwicklung eines Bewusstseins für deine Nahrung sowie um das Wissen der Effekte, die sie auf deinen Körper hat. Jedes Mal, wenn du Heißhunger auf ein Stück Fleischwurst oder Weingummi hast, überlege dir, was ein Übermaß an industriell hergestellten Produkten mit deinem Körper macht. Denn industriell stark weiterverarbeitete und zerkochte Lebensmittel (Konservenbüchsen!) enthalten deutlich weniger bis gar keine wertvollen Enzyme oder Mikronährstoffe. In »toter« Nahrung kann nichts Lebendiges mehr stecken, was deinen Körper nährt. Tu deinem Körper Gutes und bereite dir so oft du kannst leckere Snacks aus gesunden Zutaten. Mit meinem Clean-Eating-Konzept hast du die Chance, mehr aus deinem Körper herauszuholen und ihn gleichzeitig von der Last der überflüssigen Pfunde zu befreien.

Cleane, nahrhafte Nahrungsmittel: Gesundheit, Attraktivität, Gewichtsregulierung
Nährstoffarme, industrielle Lebensmittel: Krankheit, Energielosigkeit, miese Laune, Adipositas

Chronic Inflammation

This girl is on fire.

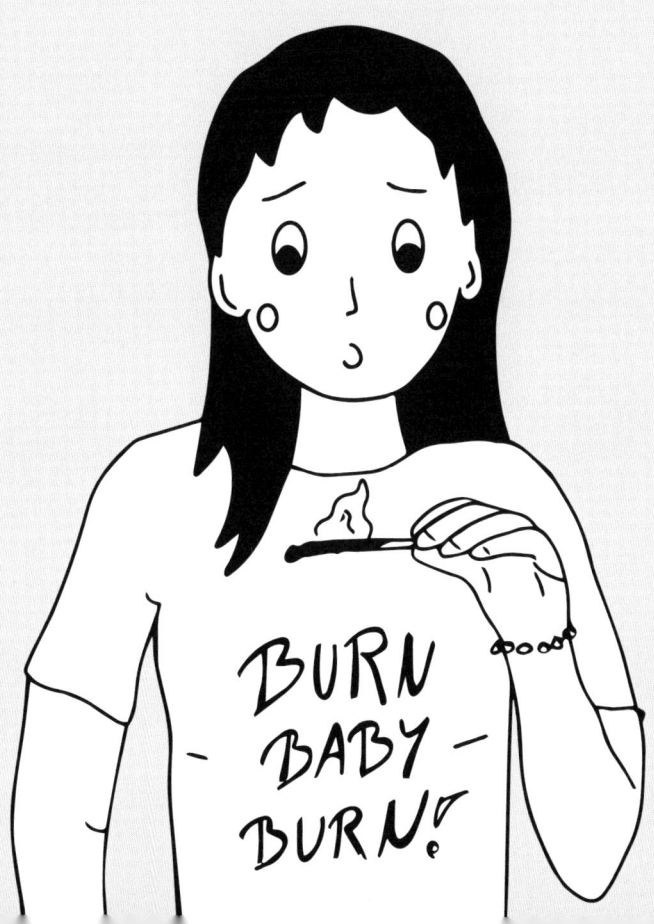

Viele Erkrankungen, eine beschleunigte Hautalterung und auch Gewichtszunahme gehen mit chronischen Entzündungsprozessen im Körper einher. Ist dein Hautbild irritiert? Verspürst du beim Auftragen von Cremes ein brennendes Gefühl? Leidest du an Rosazea, Neurodermitis, Nesselsucht oder Nahrungsmittelunverträglichkeiten? Nimmst du stetig an Körpergewicht zu, obwohl du viel weniger isst als andere?

Ich habe dir zu Beginn meines Buches von meinen Symptomen durch die Kombination von Stress und der »falschen« Ernährung erzählt. Abgeschlagenheit, Nahrungsmittelunverträglichkeiten und allergische Reaktionen gehörten früher zu meinem Alltag. Und: Je schlimmer die Symptome wurden, desto höher schraubte sich mein Stresslevel, weil mir der Alltag immer schwerer fiel. Mit meiner miserablen Junk-Ernährung versuchte ich verzweifelt, mich kurzfristig in bessere Stimmung zu versetzen. Ein Teufelskreis entstand, in dem sich beide Komponenten (Stress und Ernährung) gegenseitig negativ anfeuerten. Das halten selbst die gesündesten Zellen unseres Körpers nicht aus. Hätte man zu mir gesagt: »This girl is on fire!«, hätte ich zugestimmt und gewusst, dass damit kein Kompliment, sondern mein Gesundheitszustand gemeint war. Denn an all diesen Symptomen sind »leise« Entzündungen beteiligt, die im Körper glimmen.

Chronische Entzündungen (»Chronic Inflammation«) können wir nicht sehen. Sie kommen ohne Schmerzen, Überwärmung oder Rötung daher. Sie werden auch als Mikroentzündungen

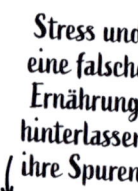

Stress und eine falsche Ernährung hinterlassen ihre Spuren.

bezeichnet. Bei ihnen handelt es sich nicht um akute entzündliche Zustände wie bei einer Grippe oder einem Insektenstich. Es sind keine lodernden Flammen, deren Rauchwolke du schon von Weitem siehst und die dich zeitweise sogar außer Gefecht setzen können, damit dein Körper Zeit hat, die Feuer zu löschen. Chronische (stille) Entzündungen schleichen sich langsam heran und schüren stetig ihre Glut. Das macht sie so gefährlich, da du häufig erst sehr spät erkennst, dass sich eine Erkrankung oder beschleunigte Alterungsprozesse entwickelt haben und es auf einmal auch bei dir heißt: »This one is on fire!«

Chronische Entzündungsprozesse verlangen Höchstleistung von deinen Zellen. Die entzündlich veränderten kleinsten lebenden Einheiten deines Organismus laufen ständig auf voller Kraft und sind am Limit. Dadurch kommen sie schneller in die Jahre, verschleißen und »verbrennen« mit erhöhtem Tempo. Unser Körper will löschen und reparieren, schafft es aber nicht. Da er konstant Wassereimer für Wassereimer anschleppt, gehen ihm die Kräfte aus. Irgendwann spüren wir das.

Durch welche Faktoren wird unser Körper in Brand gesetzt?

Aus der Lebensmittelwelt spielen besonders **zucker-, weizen- und transfettsäurehaltige** Produkte sowie insgesamt **industriell stark verarbeitete** Lebensmittel aufgrund ihrer chemisch-toxischen Zusatzstoffe eine Rolle. Aber auch **ein Übermaß** an eigentlich »cleanen« Nahrungsmitteln – wie rotes Fleisch – kann auf die Dauer inflammatorische Reaktionen in deinem Körper auslösen.

So eine Schweinerei

Schweinefleisch enthält besonders viel entzündungsfördernde Arachidonsäure. Durch ihre Verstoffwechselung entstehen proinflammatorische Produkte, die bei einer zusätzlich zuckerreichen Ernährung verstärkt in unsere Zellen eingeschleust werden. Schweinefleisch sollte, wenn überhaupt, nur ausnahmsweise auf deinem Teller landen (80:20-Prinzip). Lass gerne die Sau raus – aus deiner täglichen Ernährung.

Schweinefleisch fördert viele Entzündungen.

Als gutes Beispiel, chronische Entzündungsprozesse zu vermindern, dient der Vergleich von Proteinen tierischer und pflanzlicher Herkunft: Essen wir ein Stück Fleisch, liefert es uns nicht nur wertvolle Proteine, sondern gleichzeitig noch eine ganze Menge gesättigter Fettsäuren (inflammatorisch). Ein Gemüseeintopf mit Hülsenfrüchten kann ebenfalls proteinreich sein, hat dafür aber noch einen Haufen Ballaststoffe sowie Vitamine und Mineralstoffe (antiinflammatorisch) im Schlepptau. Sie bremsen vorzeitige Alterungsprozesse aus und unterstützen dich beim Abspecken.

Neben entzündungsfördernden Lebensmitteln ist es auch nicht förderlich, am **Glimmstengel** oder der **Pulle** zu hängen, wenn du chronische Entzündungen deines Körpers gering halten willst. Regelmäßiger Nikotinkonsum kostet dich nicht nur Lebenszeit, sondern auch Lebensqualität. Ein Zug an der Kippe enthält 100 000 000 000 000 freie Radikale (10^{14}). Wer raucht, wird nicht nur früher krank, er altert auch schneller, unter anderem durch Chronic Inflammation. Raucher zünden die gefährlichen Gesundheitsfeuer quasi selbst an und schütten immer wieder Benzin in die kleinen züngelnden Flammen.

Raucher schütten Benzin in die Flammen.

Selbst das tägliche Glas Rotwein fördert durch den enthaltenen Alkohol chronische Inflammation. Das bestätigte unter anderem eine internationale Studie der britischen Universität Cambridge. An der Studie hatten 600 000 Menschen aus 19 Ländern teilgenommen. Die Forscher verglichen die Gesundheit der Probanden mit ihren Trinkgewohnheiten, um daraus Rückschlüsse auf die Lebenserwartung zu schließen. Die Analyse der Daten zeigte, dass schon der tägliche Konsum von geringen Mengen Alkohol schädlich ist. Zum Feierabend gern ein kühles Bier, zur Pizza einen Rotwein und zum Dessert den Schnaps. Räumt ja angeblich den Magen auf, stimmt nur leider nicht. Alkohol ist ein Zellgift und wirkt sich ungünstig auf alle Organe des Körpers aus.

Weitere Faktoren, die in unseren Zellen Schwelbrände entfachen, sind **Umweltgifte** (Pestizide in Nahrungsmitteln, Luftverschmutzung), **chronischer Schlafmangel, Stress**[1] und die **UV-Strahlung**. Aber auch die **Aktivität unserer Gene**, die chronische Entzündungen fördern, nimmt im Laufe des Lebens leider zu.

Je älter wir sind, desto empfänglicher sind unsere Zellen für chronische Entzündungen.

Selbst wenn du an der Oberfläche noch keine Veränderungen bemerkst, können stille Entzündungsprozesse bereits im Hintergrund ablaufen und langsam Feuerholz aufschichten. Das ist zum Beispiel der Grund, warum wir im Alter eine Grippe oder andere Erkrankungen in der Regel deutlich schlechter wegstecken als in jungen Jahren.

Auch das Körpergewicht nimmt im Laufe unseres Lebens zu. Wir geraten in späteren Lebensphasen nicht nur optisch schneller aus der Form. Besonders die »bad guys« der Adipokine des **viszeralen Fettgewebes** gießen quasi Öl ins Feuer und fachen chronische Entzündungen noch mehr an. Unsere Fettzellen blähen sich immer weiter auf, wie gierige Ratten in einem Fressrausch. Sie drücken sich gegenseitig die Luft zum Atmen ab, indem sie sich die Blutzufuhr abschneiden. Aufgrund dieser Sauerstoffunterversorgung entsteht ein Haufen Zellschrott, der, wie schaufelweise verkohlte Grillasche nach einer ausgelassenen Party, von unserem Immunsystem mühsam entsorgt werden muss.[2] Je älter wir also sind, desto empfänglicher werden unsere Zellen für chronische Entzündungen und desto mehr Brandschutz und Brandschutzbeauftragte sind nötig, damit wir gar nicht erst die Feuerwehr rufen müssen.

Chronische Inflammation feuert Erkrankungen an, die uns ganz schön alt aussehen lassen (Auszug):
- Übergewicht/Adipositas
- Herz-Kreislauf-Erkrankungen
- Stoffwechselstörungen (Diabetes Typ 2, Fettstoffwechselstörung, ...)
- Krebserkrankungen
- Fatigue
- Depressive Verstimmungen/Depression
- Dementielle Syndrome
- Vorzeitige Hautalterung (Faltenbildung, Elastizitätsverlust, Pigmentstörungen)

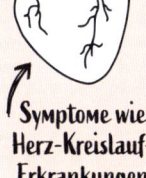

Symptome wie Herz-Kreislauf-Erkrankungen lassen uns alt aussehen

Das Feuer entfachen und schüren wir aber nicht nur von außen. Es gibt auch innere Faktoren, die Brände in unserem Körper legen und sie dann anstacheln wie ein gezielter Windzug. Diese gefährlichen Anzünder heißen »freie Radikale«.

Freie Radikale entstehen automatisch täglich in unserem Stoffwechsel. Durch einen ungesunden, oder um im Bilde zu bleiben »brandgefährlichen« Lifestyle können sie noch gefördert werden. Jede Zelle unseres Körpers benötigt Sauerstoff, um ihren Dienst an unseren Stoffwechselprozessen und Körperfunktionen aufrechtzuerhalten. Ein geringer Teil des Sauerstoffs wird jedoch zweckentfremdet und in freie Radikale umgewandelt, die zu oxidativem Zellstress führen. Auch durch chronische Entzündungen wird dieser oxidative Stress verstärkt. Hört sich nicht nur anstrengend an, sondern bringt unsere Zellen ans Limit. Die reaktiven Sauerstoffverbindungen kennen keine Gnade. Sie sind so hyperaktiv, dass sie mit allem reagieren, was ihnen vor die Füße fällt.

Sie zündeln unentwegt. Ihre Feinde sind dabei sämtliche Zellstrukturen, die sie attackieren, bis die Zelle letztendlich in die Knie geht.

Doch wo Schatten sind, da ist auch Licht. Freie Radikale haben nämlich nicht nur negative Eigenschaften, sondern unterstützen unseren Körper zum Beispiel bei der Abwehr schädigender Bakterien, Viren und Krebszellen. Aber immer wieder greifen die radikalen Moleküle auch körpereigenes Protein, Zellwände und unser Erbgut an. Und das sieht man auch an unserer Haut, die sich zunächst mit Irritationen und Pigmentflecken gegen die Angriffe wehrt. Kommen jedoch zu viele »Anzünder« zusammen (Schlafmangel, Stress, Umweltfaktoren oder eine industriell dominierte, ungesunde Ernährung), die unsere kollagenen und elastischen Fasern attackieren, kapitulieren unsere Hautzellen vor den zahlreichen Brandstiftern und machen irgendwann schlapp. Freie Radikale lassen uns zudem nicht nur optisch alt aussehen. Sie stehen auch in Verdacht, Allergien und Hauterkrankungen wie Akne, Psoriasis, Neurodermitis oder Rosazea zu verschlechtern.[3]

Zellen benötigen Sauerstoff.

Ein Teil des Sauerstoffs wird in freie Radikale umgewandelt.

Das führt zu Zellstress.

Wichtig ist, dass du jetzt nicht in Unruhe gerätst, weil du gelegentlich ein Glas Schampus schlürfst, am Strand gern mal ein Bierchen trinkst und dir dabei im vergangenen Jahr auch noch einen fetten Sonnenbrand eingefangen hast. Nicht der eine Sonnenbrand im Leben führt zu Hautkrebs oder einem ausgedörrten Runzel-Gesicht, und auch das Glas Schampus hin und wieder verursacht keinen flächendeckenden Waldbrand. Chronische Entzündungsprozesse entwickeln sich, wenn eine Ansammlung mehrerer solcher Noxen (ein Ereignis, ein Stoff oder eine Substanz, die unserem Organismus Schaden zufügt) über einen längeren Zeitraum besteht.

Nehmen wir zur Veranschaulichung mal ein extremes Beispiel: Eine Person, die am Glimmstengel hängt, mehrfach pro Woche Alkohol trinkt und sich überwiegend von transfettsäurehaltigem Junkfood ernährt, während sie versucht, mit dem uneingecremten Körper jeden Sonnenstrahl aufzufangen, wird in der Regel faltiger sein und mehr Cellulitis haben als ein Nichtraucher, der überwiegend ausgewogen isst, am Wochenende mal zwei Gläser Wein genießt und seinem Körper ab und an Vitamin D durch die Sonne gönnt. Entscheidend ist, dass die entzündungsfördernden

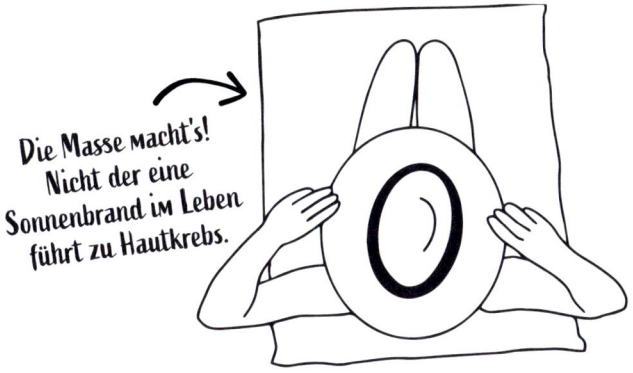

Die Masse macht's!
Nicht der eine
Sonnenbrand im Leben
führt zu Hautkrebs.

Faktoren nicht überhandnehmen. Aber genauso wie es verschiedene entzündungsfördernde Faktoren von innen und außen gibt, so bestehen unterschiedliche Möglichkeiten, chronische Entzündungsprozesse zu minimieren oder sogar zu stoppen.

Manche Brandbeschleuniger können wir meiden. Wir können unsere Haut vor Sonnenbränden schützen, mit dem Rauchen aufhören und unseren Alkoholkonsum minimieren. Bei anderen Faktoren wird es jedoch schwieriger. Wenn deine Wohnung an einer verkehrsreichen Straße liegt, besteht nicht unbedingt die Alternative, alle Koffer zu packen und SOFORT aufs Land zu ziehen. Auch frisches Obst und Gemüse sollten wir auf jeden Fall weiter essen, selbst auf die Gefahr hin, dass es trotz vermeintlich »guter« Qualität vielleicht doch mit Pestiziden behandelt wurde. Das Wichtigste, um chronische Entzündungen zu vermeiden, zu reduzieren oder zu löschen, ist eine abwechslungsreiche cleane Ernährung, in der unsere »Brandbeschleuniger« keine Chance mehr haben, immer mehr Brennstoff über kleinen Funken aufzuschichten, aus denen sich dann lodernde Flammen entwickeln können. Eine besondere Rolle spielen Omega-3-Fettsäuren (Öle, fetter Fisch, Nüsse; siehe Kapitel »Fett macht nicht immer fett«), Gewürze und Kräuter sowie Milchsäurebakterien (siehe Kapitel »Shit happens«).

Manche Brandbeschleuniger können wir meiden.

Cleane natürliche Nahrungsmittel schützen vor chronischen Entzündungen.

Cleane Nahrungsmittel mit hohem antioxidativem Potential und hochwertige Fette reduzieren entzündliche Prozesse, bremsen vorzeitige Alterungsprozesse und helfen gegen zu viel Speck auf den Rippen.

Dazu gehören beispielsweise das Gewürz Kurkumin aus der gelben Kurkumawurzel, Polyphenole in Grünem Tee[4] sowie verschiedene Milchsäurebakterien (Laktobazillen) in Probiotika wie Joghurt.

Die wichtigsten Gruppen natürlicher Entzündungskiller (Auszug)
- Vitamine (Vitamin A, B2, C, E)
- Mineralstoffe (Selen, Zink)
- Fettsäuren (Omega 3)
- Sekundäre Pflanzenstoffe (Carotinoide, Polyphenole, Anthocyane)

In einem Experiment fütterten Forscher »in die Jahre gekommene« weibliche Mäuse mit Joghurt. Ihr Fell zeigte deutlich mehr Glanz und wirkte von der Struktur jünger als das der joghurtlosen »Nager-Damen«. Der Effekt wurde mit reduzierten Entzündungsprozessen der Haut in Verbindung gebracht.

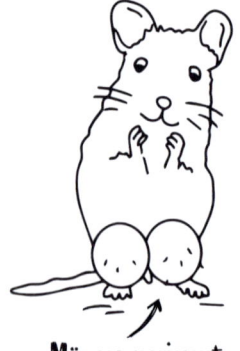

Bei den männlichen Mäusen wurde das gleiche Experiment durchgeführt. Bei den Mäuserichen, denen die Milchsäurebakterien gefüttert wurden, zeigte sich eine weniger stark ausgeprägte altersbedingte Schrumpfung der Hoden. Sie hatten also auch im Alter noch größere »Klunker«. Zudem zeigten sich bei den Mäuse-Senioren ein höherer Testosteronspiegel, eine schlankere Körperform, dichtere Haare und pralle Muskelbäuche. Aber bevor nun die Männer kiloweise Joghurt in sich hineinlöffeln: Ganz so einfach ist das Mäuse-Experiment natürlich nicht auf uns Menschen zu übertragen.

Mäuseexperiment mit Milchsäurebakterien beschert ungeahnte Kräfte.

Lass dich nicht entmutigen, wenn du denkst, du tust doch schon alles für deine Gesundheit, und trotzdem nimmst du nicht ab, deine Haut kapituliert und dir fehlt Kraft. Bleib am Ball, denn du verhinderst einen Großbrand, der außer Kontrolle gerät. Greif gerade in Stresssituationen verstärkt zu den folgenden Nahrungsmitteln und hilf deinem Zellstoffwechsel, die Flammen zu löschen.

Cleane entzündungshemmende Nahrungsmittel

- Kurkuma, Ingwer, Fenchel (ätherische Öle gegen Entzündung)
- Knoblauch, Zwiebeln (Schwefelverbindungen: Allicin & Quercetin)
- Blaubeeren, Himbeeren, Brombeeren (Anthocyane)[5]
- Grünes Blattgemüse (Vitamin C, Chlorophyll)
- Probiotische Lebensmittel (Milchsäurebakterien)
- Fettreiche Fische, Nüsse, Samen, Lein-, Raps-, Walnussöl (Omega-3-Fettsäuren)
- Rucola, Radieschen, Meerrettich (Senfölglycoside)
- Rohkakao (Flavonoide)[6]

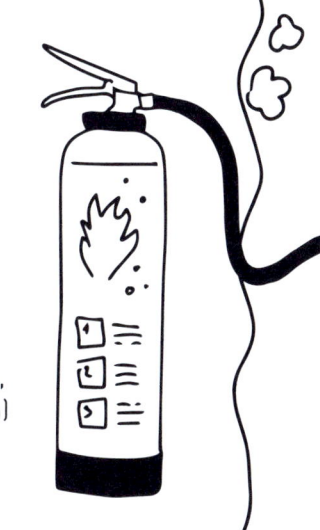

MEIN FAZIT: Eine cleane Ernährung ist die beste Medizin gegen chronische Entzündungsprozesse in deinem Körper. Das spürst und siehst du bereits nach kurzer Zeit von innen und außen. Deine Figur mit Crash-Diäten oder einseitigen Ernährungsprogrammen in Form zu bringen, wird nicht nur dauerhaft scheitern, sondern stille Entzündungen deiner Zellen fördern. Einseitige Diäten und Hauruck-Konzepte bedeuten Stress für deinen Körper, und Stress legt Feuer. Setze nicht primär auf Cremes oder ästhetische Behandlungen beim Doc, um deine äußere Form zu verändern oder wiederherzustellen, denn das ist nur Fassade. Kratzt man am Lack, bröselt die Farbe. Setze auf innere Stärkung durch eine cleane Ernährung, um langfristig natürlich schlank zu sein und Alterungsprozesse zu verlangsamen. Wahre Schönheit kommt von innen.

Der Lack ist ab? Schönheit kommt von innen.

Alles was wir **essen,** beeinflusst die Dinge, die wir **fühlen.**

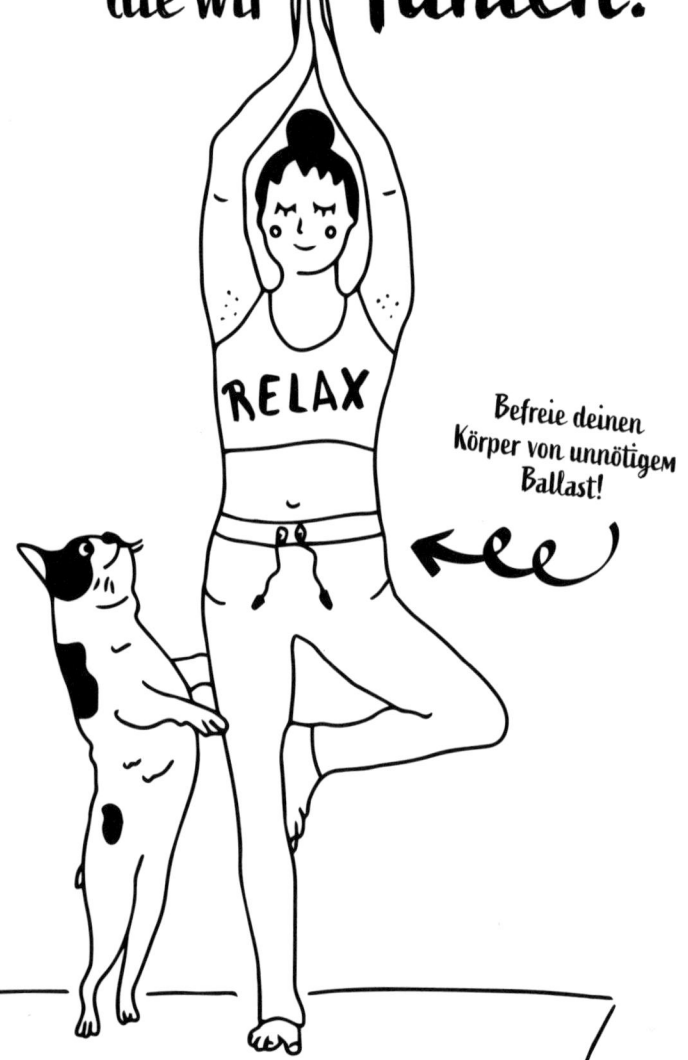

Befreie deinen Körper von unnötigem Ballast!

Birne, Apfel und Spargeltarzan

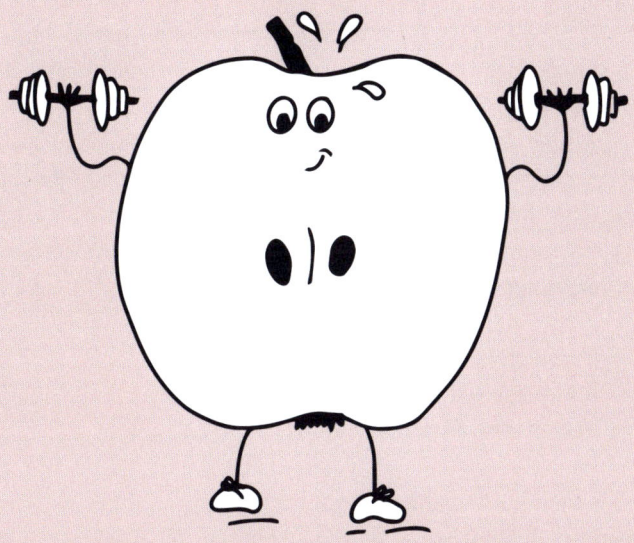

Die verschiedenen Körpertypen.

Die Redewendung »Du kannst Äpfel nicht mit Birnen vergleichen« trifft auch in Bezug auf unsere Körper zu. Denn: Jeder von uns is(s)t anders. Um zu verstehen, warum der eine Mensch eher am Bauch, ein anderer eher an Hüften und Schenkeln Fettpölsterchen ansetzt, schauen wir uns die verschiedenen Somatotypen (Körperbautypen) an.

Die Theorie über die Körpertypen geht zurück auf den US-amerikanischen Psychologen und Mediziner Dr. William Sheldon. In den 1950er-Jahren machte er 4000 Nacktfotos von Studierenden und ordnete sie aufgrund seines subjektiven Eindrucks den drei Körpertypen »endomorph«, »mesomorph« und »ektomorph« zu. Die Begriffe stammen aus den Bezeichnungen des dreiteiligen Keimblattgewebes, aus dem wir Menschen entstehen: Endoderm (Innenschicht), Mesoderm (Mittelschicht), Ektoderm (Außenschicht). Sheldon stellte einen Zusammenhang zwischen der Entwicklung der Keimblätter und dem späteren Körperbau her. Diese Theorie über die Somatotypen hatte er aber nicht selbst aufgestellt. Bereits zu Beginn des 20. Jahrhunderts entwickelte der deutsche Psychiater Ernst Kretschmer drei ähnliche Körpertypen und nannte sie »Pykniker«, »Athletiker« und »Leptosome«.[1] Umgangssprachlich bezeichnen wir die drei Somatotypen heutzutage auch als Birne, Apfel und Spargel.

> *Es ist wenig zielführend, dass du irgendwelchen Schönheitsidealen nacheiferst!*

- Pykniker = Endomorpher Typ = Birne
- Athletiker = Mesomorpher Typ = Apfel
- Leptosom = Ektomorpher Typ = Spargel

Neben den drei verschiedenen Körperbautypen gibt es natürlich auch gemischte Varianten in unterschiedlichen Ausprägungsgraden. Die Einteilung der Körpertypen soll unter anderem dazu dienen, für jeden Menschen ein angepasstes Ernährungs- und Trainingsprogramm zu erstellen. Denn je nach Körpertyp funktionieren Muskelaufbau und Stoffwechsel in unterschiedlicher Weise.

Welchem Typ du entsprichst, ist vor allem von genetischen Faktoren abhängig. Du kannst dein »Grundgerüst« also nicht verändern. Arbeiten kannst du allerdings an deiner Form, deinem Körpergewicht und Aussehen, ebenso an deiner Leistungsfähigkeit, so dass du als Spargel, Birne oder Apfel eine gute Figur machst.

Verfügst du über eine qualitativ hochwertige Bausubstanz, also einen gesunden Körper, wird es dir mit Leichtigkeit gelingen, ihn so zu verändern, dass du dich darin richtig gut fühlst – egal, welchem Somatotyp du angehörst. Ist deine Bausubstanz mangels Kontrolle und Pflege von schlechter Qualität, wird es schwer, natürlich schlank und gesund zu sein. Auf unebenem, brüchigem Grund baut es sich schlecht und Einsturzgefahr droht auch, wenn der Zement von schlechter Qualität ist, Balance und Statik nicht stimmen. Entscheidend ist, dass du verstehst, welche Besonderheiten deinem Somatotyp zugrunde liegen und wo du ansetzen musst.

Jeder Körpertyp ist individuell und hat somit andere Bedürfnisse.

Die drei Somatotypen

Der Apfeltyp

Der Apfeltyp hat einfach riesiges Glück, denn er vereint die besten Eigenschaften des endomorphen und ektomorphen Menschen. Der Apfel zeichnet sich durch eine muskulöse Körperstruktur, einen geringen Fettansatz und ein gutes Muskelaufbaupotenzial aus.

Durch seine breiten Schultern und die schmalen Hüften wirkt er sportlich. Äpfel haben es leicht, Muskelmasse aufzubauen. Der Apfel neigt jedoch dazu, bei dauerhaft positiver Energiebilanz Fettpölsterchen am Bauch (viszerales Fett) aufzubauen. Das macht den Apfel immer ein wenig runder und kann ihn ab einem gewissen Level unproportioniert aussehen lassen. Wie wir bereits gelernt haben, ist viszerales Fett nicht nur ein optisches Problem, sondern wird mit chronischen Entzündungsprozessen in Verbindung gebracht. Die Ernährung des Apfeltyps sollte proteinreich (bevorzugt pflanzlich) sein und komplexe Kohlenhydrate beinhalten.

Der Spargel(-Tarzan-)typ

Der Spargel ist typischerweise dünn, schlaksig und groß. Er weist einen geringen Körperfettanteil und wenig Muskelmasse auf. Der Spargeltyp hat eine zarte Statur mit kurzem Oberkörper und schmalen, langen Extremitäten. Spargel-Typen fällt es aufgrund ihres schnellen Stoffwechsels schwer, an Körpergewicht und Muskelmasse zuzunehmen. Daher lautet meine Empfehlung

55

für den Spargeltarzan: qualitativ hochwertige Nahrungsmittel mit einer hohen Nährstoffdichte.

Der Birnentyp

Die Birne hat es ernährungsphysiologisch schwerer als der Apfel und der Spargel. Birnen neigen zur Gewichtszunahme und müssen stets auf ihre »Linie« achten. Ihr Körper ist breit gebaut, das Gesicht rund und der Hals kurz. Die Extremitäten sowie die gesamte Statur sind eher gedrungen. Birnentypen bauen zwar schnell Muskelmasse auf, wegen ihres langsamen Stoffwechsels erfolgt der Aufbau von Körperfett aber noch

schneller. Birnentypen sollten viel Ausdauertraining machen, um den Körperfettanteil zu senken, und nur wenig einfache Kohlenhydrate verzehren, dafür jedoch viele Proteine pflanzlicher Herkunft. Will der Birnentyp Körpergewicht abnehmen, muss er auf ein Energiedefizit achten und sich an seine Nahrungsportionsgrößen halten.[2]

Keine Ausrede: Jeder Körpertyp kann natürlich schlank & schön sein, auch die Birne.

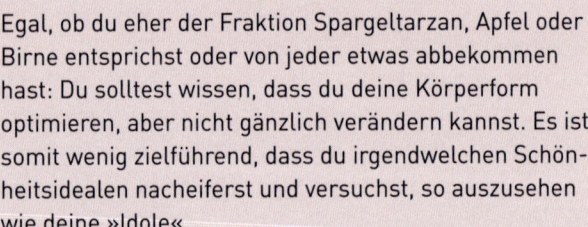

Take Home Message

Egal, ob du eher der Fraktion Spargeltarzan, Apfel oder Birne entsprichst oder von jeder etwas abbekommen hast: Du solltest wissen, dass du deine Körperform optimieren, aber nicht gänzlich verändern kannst. Es ist somit wenig zielführend, dass du irgendwelchen Schönheitsidealen nacheiferst und versuchst, so auszusehen wie deine »Idole«.
Du bist du, und das ist gut so.

Unser Erfolgskonzept

Clean Eating macht dich schlank und schön.

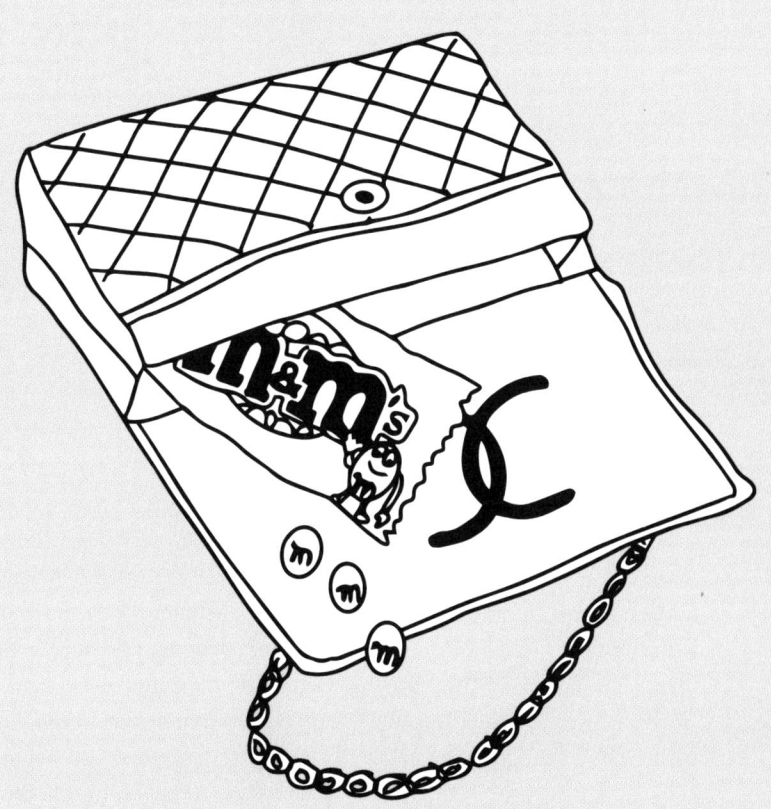

Cleane Ernährung – Was kommt dir als Erstes in den Sinn? Öko-Diät, aufwendig, teuer, kompliziert? Dafür habe ich größtes Verständnis, denn ich stand diesem Lifestyle auch erst kritisch gegenüber, bevor ich die vielen Vorteile anstelle der Vorurteile gesehen habe.

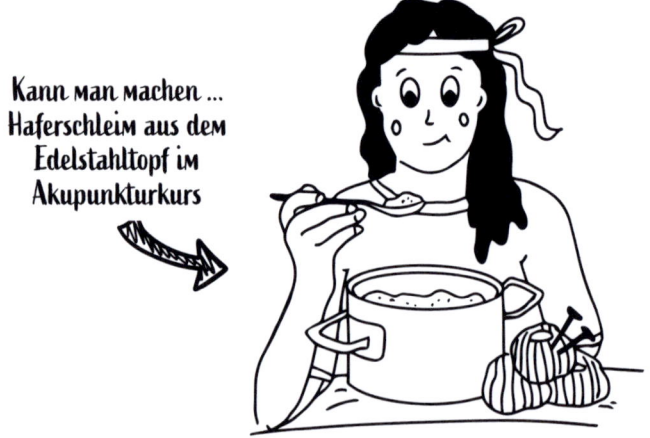

Kann man machen ...
Haferschleim aus dem
Edelstahltopf im
Akupunkturkurs

Sobald mir nur ein Müsli unter die Augen kam, hatte ich sofort eine skurrile Szene aus meiner Weiterbildungszeit im Kopf:

Ich sitze in meinem Akupunktur-Repetitorium im Immendorff-Haus, mitten in einem Düsseldorfer Szeneviertel. Die Akademie hat in dem ehemaligen Wohnhaus des exzentrischen, 2007 verstorbenen Künstlers Räume angemietet. Darunter auch das Master-Badezimmer, circa 100 qm, mit einer riesigen Badewanne im Zentrum des Raumes, in der mit Sicherheit 15 Menschen ihr Unwesen treiben könnten. Aber das nur am Rande. Da ich drei Wochen später meine »Aku«-Prüfung ablegen möchte, höre ich dem Dozenten aufmerksam zu, bis ich unsanft gestört werde. In der Reihe vor mir klappert es plötzlich, als würde Starkoch Alain Ducasse seine komplette Kochtopfsammlung aus den Regalen befördern. Vor mir sitzt eine Kollegin, deren Erscheinung an die frühen Kellys erinnert. In aller Ruhe packt sie einen schweren Edelstahltopf aus ihrem Jute-Rucksack aus, hebt den Deckel ab und futtert Holzlöffel für Holzlöffel genüsslich eine große Portion Haferschleim, der aussieht wie, sorry, schon mal gegessen. Für mich das pure Gegenteil von »appetitlich«. Brav aufgefuttert, verwechselt sie noch die Akupunktur- mit Stricknadeln und klappert fröhlich im Unterricht vor sich hin.

Damals dachte ich wirklich, ich sei im falschen Film. Ich gehöre definitiv nicht zur selben Fraktion. Meine Reaktion? Ich hole erst mal einen Plastikbeutel meiner geliebten M&M's aus der Handtasche. So viel zum Thema »cleaner Lifestyle«. Heutzutage würde ich zwar immer noch nicht auf einer Fortbildung einen Edelstahltopf aus meiner Handtasche holen oder während eines Vortrages stricken. Aber Porridge – nichts anderes als Haferbrei – ist mittlerweile mein Lieblingsfrühstück. Ich liebe Geschmack, Aussehen und Wirkung und weiß, dass cleane Nahrungsmittel echte Beautyfoods sind, die nichts mit einseitigen Diäten oder strikten Vorschriften zu tun haben. Clean Eating macht uns natürlich schlank und schön!

Was ist Clean Eating? Viel mehr als eine langweilige Grünzeug-Diät!

Clean Eating bedeutet übersetzt einfach: »reines/sauberes« Essen. Gemeint ist damit: Im Mittelpunkt der Ernährung stehen vor allem frische, unverarbeitete Lebensmittel, die schonend zubereitet werden. Dazu gehören naturbelassene, saisonale und regionale Produkte. Gleichzeitig werden industrielle Geschmacksverstärker, Farb- und Konservierungsstoffe sowie künstlich zugesetzte Aromen, Zucker und andere Süßungsquellen stark reduziert oder in

Clean Eating bedeutet Nahrung in ihrer reinsten Form.

der strikten Variante – nicht aber bei uns! – komplett ausgeschlossen. Ziel ist es, die nährstoffreichsten Nahrungsmittel zu identifizieren und sie möglichst häufig in deine alltäglichen Ernährungsgewohnheiten einzubauen. Von industriell stark weiterverarbeiteten Produkten solltest du weitestgehend die Finger lassen (Ausnahme: das 80:20-Prinzip). Sie machen weder schlank noch schön, sondern schaden unserer Gesundheit.

Die »cleane Ernährung« stammt ursprünglich aus dem Fitnessbereich und ist in dieser Szene bereits seit über fünfzig Jahren bekannt. Insbesondere Bodybuilder nutzen den Effekt, um ihren Körper zu definieren. Richtig »en vogue« wurde Clean Eating 2007 durch Tosca Reno, die mit Büchern zum Thema »Eat clean« wesentlich zur Globalisierung dieses Lifestyles beitrug. In den letzten Jahren hielt Clean Eating auch im ernährungsmedizinischen Bereich Einzug. Wir haben beobachtet, dass nicht nur Übergewicht, sondern auch viele Erkrankungen durch eine cleane Ernährung positiv zu beeinflussen sind.

Darüber hinaus entspricht cleanes Essen auch unserem Zeitgeist, denn immer mehr Menschen machen sich Gedanken zum Thema Nachhaltigkeit, um unseren Lebensraum zu schützen. Wir hinterfragen, woher unsere Lebensmittel stammen und wie nahrhaft sie sind. Ein Trend, der meiner Meinung nach in die richtige Richtung geht.

Clean Eating ist also keine langweilige, verstaubte, einseitige Grünzeug-Diät für haferschleimessende Stricklieseln, sondern eine zeitgemäße und vielseitige Ernährung, mit der du dich gesund, schlank und schön fühlen wirst. Es geht nicht darum, sich mit Clean Eating auf Size 0 runterzuhungern. Das wäre weder sexy noch gesund. Attraktiv ist ein fitter Körper anstelle einer unterversorgten, klapprigen Bohnenstange. Mein Clean-Eating-Konzept passt in erster Linie zu Menschen, die ihre Gesundheit fördern wollen. Die Pfunde purzeln dann von ganz allein, schon vor dem Hintergrund, dass industrielle Fertiggerichte mit häufig hohem Salz-, Fett- und Zuckergehalt kein regelmäßiger Bestandteil des cleanen Lifestyles sind. Und auch wer unter zu niedrigem Gewicht durch Probleme bei der Nahrungsverwertung leidet oder »normgewichtig« ist, ist hier richtig aufgehoben.

> **Es geht nicht darum, sich mit Clean Eating auf Size 0 runterzuhungern.**

Zunächst möchte ich dir die Basics meines Konzepts näherbringen und dir dafür »*Doc Diessners Zehn Gebote*«, einen Leitfaden meines und hoffentlich bald unseres cleanen Lifestyles an die Hand geben. Denn wichtig ist, von Anfang an die Grundprinzipien des Clean Eating zu verstehen. In den nachfolgenden Kapiteln gehen wir gemeinsam mehr in die Tiefe der einzelnen Makro- und Mikronährstoffe und ihrer zugehörigen Lebensmittelgruppen. Das hilft dir zu verstehen, was man is(s)t und welche Effekte die cleanen Nahrungsmittel auf unseren Körper haben. Ein essenzieller Punkt, der dich langfristig glücklich machen wird, ohne deine Nerven und deinen Körper durch absolute Entbehrung ständig an die Grenzen der Belastbarkeit zu bringen. Mein Clean-Eating-Konzept ist keine strenge Diät mit Verboten und Reglementierungen, sondern ein Lifestyle mit einem implementierten Leitfaden zur Orientierung, um deine Gesundheit zu stärken und Körpergewicht zu reduzieren.

Ich möchte dir Antworten auf viele Fragen liefern: Aus welchen Quellen kann ich gesunde Lebensmittel schöpfen? Was kann ich essen und trinken, um schlanker zu werden und meine natürliche Schönheit zu unterstützen? Wie kann ich cleane Ernährung in meinen Alltag einbauen? Welche Nahrungsmittel sind Balsam für meine Haut und fördern eine gute Verdauung? Was landet in meinem Einkaufskorb, und welche Gerichte gönne ich mir im Restaurant? Denn natürlich kannst du auch weiterhin essen gehen und dich trotzdem natürlich gesund und schlank schlemmen. Du erfährst, welche Vorteile – aber auch Risiken – mit den einzelnen Nahrungsmittelgruppen, Nahrungsergänzungsmitteln und gehypten Superfoods verbunden sein können. Step by step lernst du, dein eigenes Clean-Eating-Konzept nach deinen Zielen und ganz nach deinem Geschmack zusammenzustellen. Dabei erhebe ich keinen Anspruch auf Vollständigkeit, denn es ist unrealistisch, jedes Lebensmittel von sämtlichen Seiten beleuchten zu wollen. Wenn dich eine Thematik noch genauer interessiert: umso besser! Recherchiere weiter. Man lernt nie aus! Mein Buch liefert dir einen perfekten Einstieg und das nötige Wissen, um deine Ernährungsgewohnheiten zu überdenken und selbstständig an deine individuellen Bedürfnisse und an deine Vorlieben anzupassen.

Das ist also direkt die gute Nachricht: Du darfst dich weiter von Muffins, Burgern, Müsli und Pommes rot-weiß ernähren, wenn dir danach ist. Super Aussichten, was? Es sind nur gesündere Varianten und andere Herstellungsprozesse deiner Favoriten, die du bald mit wenig Aufwand selbst zubereiten wirst. Ich nehme dir also nichts weg, ich gebe dir etwas hinzu. Mein Clean-Eating-Konzept ist kostengünstig, abwechslungsreich und einfach in deinen Alltag zu integrieren. Du musst keine Millionärin sein, um dich gesund zu ernähren, und auch nicht fünf Stunden täglich den Kochlöffel schwingen. Wer hat denn schon die Zeit dazu? Ich auch nicht, glaub mir.

Clean Eating ist also einfacher, als man denkt. Als ich anfing, speziell für dieses Buch zu recherchieren, um noch mehr Ansichten kennenzulernen (Man lernt nie aus!), habe ich gelesen, dass viele Ratgeber die Clean-Eating-Thematik eröffnen mit: »Gesund abnehmen durch cleanes Essen wie bei Oma und Opa.«

Aus meiner Sicht ist die Aussage überhaupt nicht zeitgemäß, viel zu pauschal und stimmt so einfach nicht. Natürlich haben unsere Vorfahren viel weniger industrielle Zusätze zur Verfügung gehabt. Oma und Opa hatten einfach nicht viel mehr als Rohstoffe, aus denen sie sich etwas Essbares zubereiten konnten . Das verstanden sie ohne Frage und daran ist auch nichts verkehrt.

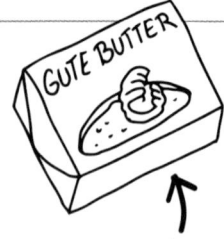

Nicht alles ist Gold, was glänzt, war aber früher wertvoll.

Natürliche Nahrungsmittel waren damals die Grundzutaten, und sie sind selbstredend auch heute die Basis einer gesunden cleanen Ernährung. Aber bei all der Glorifizierung der früheren Ernährungsgewohnheiten vergessen wir, dass Oma und Opa wenig über die gesundheitsfördernden, aber auch schädlichen Wirkungen ihrer Lebensmittel wussten. So brutzelten und buken sie fröhlich drauflos. Massenweise ungesunde gesättigte Fette waren die toxischen »Zusatzstoffe« unserer Großeltern. Ich erinnere mich gut an meinen achten Geburtstag. Da kommt meine Oma mit einem verpackten Stück Butter an und überreicht es mir feierlich. Damals war ich ein wenig irritiert über das »fette« Geschenk. Heute verstehe ich, dass »die gute Butter« zu Zeiten des Zweiten Weltkrieges, als meine Großmutter selbst acht Jahre geworden war, eine ganz andere Bedeutung hatte.

Oma weiß, was schmeckt, aber Pestizide gab es auch früher schon.

Die symbolische Geste zu meinem Geburtstag war aber keine Ausnahme. Oma geizte nicht mit Fett im Essen. Vom ausgelassenen Speck in Eintöpfen über fettige Mettwürstchen in »leichteren« Suppen bis hin zu Buttercremetorte am Sonntag. Bei Oma lief es wie geschmiert. Nur irgendwann leider nicht mehr in ihrem Körper. Das Trügerische waren die fettigen Ablagerungen in ihren Gefäßen, die im Laufe der Zeit zu Herzproblemen führten. Darüber hinaus wuchs bei Oma und Opa die Fettleibigkeit proportional zum Wirtschaftswunder. Früher war es die Arteriosklerose durch andauernde ungesunde Fett-Infernos, heute sind es die Krebserkrankungen durch chemisches Essen und Haushaltszucker. Es wäre also zu einfach, die Ernährung unserer Großeltern als gutes Vorbild zu betrachten. Wir können uns nicht die Rosinen herauspicken und gleichzeitig vergessen, dass auch Oma und Opa mehr aus ihrer Ernährung hätten rausholen können.

Um gesund abzunehmen und zu leben, musst du jetzt nicht den Beruf des Biobauern ergreifen und auch kein Darlehen aufnehmen, um dir deinen eigenen Schrebergarten mit Gewächshaus zu leisten, in dem du dir Tomaten, Gurken oder Möhren züchtest. Wenn du Spaß daran hast, Obst und Gemüse selbst anzubauen, mach das. Es ist aber keinesfalls eine Grundvoraussetzung, um clean zu leben.

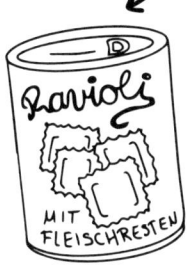

Aus meiner Sicht ist es am wichtigsten, naturbelassene Nahrungsmittel, also den zentralen Baustein der früheren Ernährung, mit unserem heutigen Wissen über gesundheitsfördernde Effekte zu verbinden. Best of both worlds.

Was so simpel klingt, geht uns nicht mehr so leicht von der Hand. Weil die Industrie uns längst unsere Mahlzeiten im wahrsten Sinne des Wortes vorkaut, wurde auch die Zubereitung der Nahrung im Laufe der vergangenen Jahrzehnte immer mundgerechter, immer schneller. Fertig- und Convenience-Produkte sollen uns Zeit ersparen und die Arbeit erleichtern. Und trotz des Wissens ist Junkfood für uns leider zu herrlich »einfach«, weil fertig. »Sorry, aber leider geil.«

Was aber mache ich mit einem Rettich, und wie backe ich mir bitte ein Vollkornbrot? Viele von uns können weder mit frischem Grünzeug kochen noch unterscheiden, welche Lebensmittel den Körper nähren und welche ihm schaden. Wie auch, wenn in den Supermarktregalen Massen an Dosenravioli und Soßenpulvern stehen, voll mit Geschmacksverstärkern, Stabilisatoren, Transfettsäuren und Nanobeschichtung.

So haben wir trotz – oder gerade wegen – all dem wissenschaftlichen Fortschritt im Rahmen der westlichen Industrialisierung verlernt, uns von frischen gesunden Lebensmitteln zu ernähren. Das muss sich ändern! Unser Ziel ist, nährstoffreiche Nahrungsmittel zu erkennen und mit unserer Nahrung wieder richtig umzugehen. Dazu ist es nie zu spät und wertige Ballaststoffe, Vitamine, Mineralien und Spurenelemente kommen nicht aus der Konservenbüchse. Sie kommen aus der Natur.

Mein Clean-Eating-Konzept setzt auf einen ausgewogenen Mix gesunder und nährstoffreicher Lebensmittel. Neben dem neuesten ernährungsmedizinischen Wissensstand sind weiterhin gültige und etablierte Empfehlungen der Deutschen Gesellschaft für Ernährung (DGE) integriert. Pro Tag wird zum Beispiel zu mindestens fünf Portionen Obst und Gemüse geraten, wobei frisches Gemüse mit drei Portionen täglich die Basis darstellt.

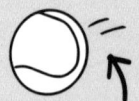

DIE ERNÄHRUNGSPYRAMIDE

20–30 Minuten
Sport und Bewegung
2–3 Mal pro Woche

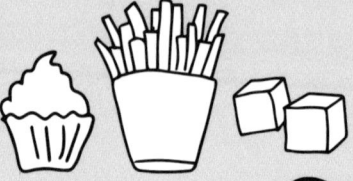

Süße und fettige Sünden sind auch (mal) erlaubt

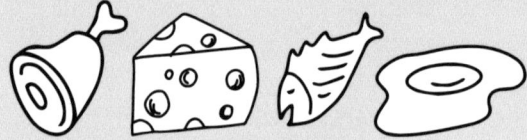

Fisch, Fleisch, Eier und Milchprodukte
ab und an in Maßen

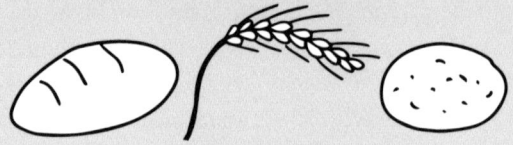

Getreideprodukte mehrmals täglich

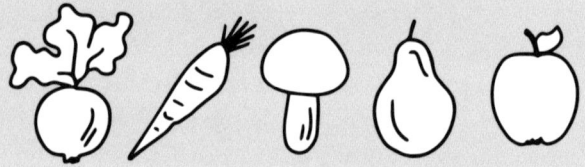

3 Portionen Gemüse und 2 Portionen Obst am Tag

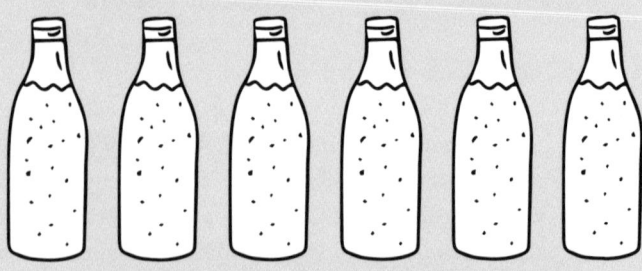

2–2,5 Liter am Tag trinken (Tee oder Wasser)

Richtest du dich nach dem altbewährten, aber noch immer aktuellen Pyramidensystem, dann erhält dein Körper auch während der Gewichtsreduktionsphase alle Nährstoffe in einer gesunden Verteilung. Auf diese Weise gibst du deinem Körper weiterhin, was er benötigt, um optimal zu funktionieren. Ein weiterer Vorteil des Pyramidensystems: Hast du dein gewünschtes, gesundes Gewicht erreicht, bleiben die Ernährungsgewohnheiten gleich. Umgestellt werden nur die Portionsgrößen.

Dich erwartet ein gesunder Mix nährstoffreicher Lebensmittel, also mach dir keinen Stress!

Selbstverständlich ist das »Fünf am Tag«-Prinzip nicht dogmatisch zu sehen. Es handelt sich um eine Empfehlung zur besseren Orientierung. Mach dir also keinen Stress, wenn es heute nur mal ein Apfel zwischendurch gewesen ist. So wie auch eine Gelegenheitsschokolade völlig okay ist, darf's auch beim Obst und Gemüse mal ein bisschen mehr oder weniger sein. Es geht im Pyramidensystem darum, dass du regelmäßig gesunde natürliche Nahrungsmittel in deinen Alltag einbaust.

Bei meinem Clean-Eating-Konzept gehen wir jedoch gemeinsam noch weiter ins Detail, als es mit der Pyramide möglich ist, denn wir spezifizieren das altbekannte Prinzip im Laufe der Kapitel zum Beispiel mit »Local Heroes«, unseren heimischen Superfoods. Sie punkten mit extra hohen Mikronährstoffgehalten, sodass uns schon kleine Portionen sehr gut versorgen. Du wirst sehen, gesunder Genuss bleibt dein treuer Begleiter. Und der Hunger draußen.

Erwünschte Nebenwirkungen

Ein wesentlicher Faktor, warum sich mein Clean-Eating-Konzept von Diäten absetzt, liegt darin, dass die cleane Ernährung sich nicht nur auf das Gewicht positiv auswirkt. Erinnere dich an das Kapitel »*Du bist, was du isst*«. Wenn du dich täglich von industriellem Junk ernährst, spürst du es nicht nur an deinem Hüftgold, sondern auch an deiner Gesundheit. Clean Eating verändert dich von der Socke bis zur Locke – von innen und von außen. Schon nach wenigen Wochen

Clean Eating verändert dich von der Socke bis zur Locke.

wirst du dich nicht mehr morgens beim Blick in den Spiegel fragen: »Oh no, wer guckt mich denn da an?!« Und auch Achterbahnfahrten, die dich über den Tag von einem Leistungstief über einen kurzen Zuckerrausch hinab ins nächste Tal befördern, gehören der Geschichte an. Du wirst stolz feststellen, mit wie viel Energie und bester Stimmung du durch den Tag marschierst. Du brauchst abends keine Tafel Schokolade mehr, um dich scheinbar glücklich zu fühlen. Du ziehst deine Zufriedenheit, deine Power jeden Tag neu aus deinem leistungsfähigen Körper und fühlst dich besser und attraktiver. In solchen Momenten ist es auch kein Problem, wenn du noch ein paar Pfund abspecken möchtest, weil du schon spürst, wie sehr du von deinem neuen gesunden und cleanen Lebensstil profitierst.

So viel bietet dir Clean Eating:

KÖRPER	CLEAN-EATING-EFFEKT (AUSZUG)
Körpergewicht	Purzelnde Pfunde
Haut & Bindegewebe	Strahlender Teint, weniger Hautunreinheiten, hoher Feuchtigkeitsgehalt, Linderung bei Nesselsucht, Neurodermitis, Rosazea, Psoriasis, straffes Bindegewebe
Schlaf	Besserer Tiefschlaf, ausgeruhter Tagesstart, Steigerung der Leistungskraft
Haare & Nägel	Wallende Mähne, kräftige Nägel
Augen	Wache, klare Augen, Verringerung von Lidödemen/Tränensäcken
Zähne	Vermeidung von Karies
Gehirn	Bessere Konzentration & Ausdauerleistung, ausgeglichene Stimmung, feinerer Geschmackssinn, natürliches Sättigungsgefühl, weniger Heißhungerattacken
Verdauungstrakt	Normalisierung der Verdauung, Verminderung von Reizmagen-/Reizdarmbeschwerden, chronisch entzündlichen Darmerkrankungen, Blähungen, Sodbrennen & Flatulenzen
Gesamter Körper	Vorbeugung ernährungsbedingter Erkrankungen, Verbesserung des Immunsystems

Wir versorgen unseren Körper mit Doc Diessners Clean-Eating-Konzept also mit allem, was wir benötigen, um gesund, natürlich schlank und glücklich zu sein. Dein Immunsystem und dein Schlaf werden sich verbessern. Chronischen Erkrankungen beugst du mit natürlichen Nahrungsmitteln vor. Alles, was wir essen, beeinflusst auch die Dinge, die wir fühlen. Dazu zählt ebenfalls dein natürliches Sättigungsgefühl. Du wirst nach kurzer Zeit in der Lage sein, angemessene Nahrungsportionsgrößen einschätzen zu können. Cleane Nahrung ist frei von allem, was deinen Körper und Geist beschwert, und damit die beste Prävention. Um das zu verstehen, gebe ich dir zehn einfache Grundprinzipien mit, an denen wir uns immer wieder orientieren können. An guten und erst recht an weniger guten Tagen.

Take Home Message

- Clean Eating ist keine Diät, sondern eine Ernährungsumstellung ohne Verzicht und Verbote.

- Doc Diessners Clean-Eating-Konzept verbindet altbewährte vollwertige Nahrungsmittel mit neuen wissenschaftlich belegten Erkenntnissen.

- Cleane Nahrungsmittel unterstützen deine Gesundheit und beugen ernährungsbedingten Krankheiten und vorzeitiger Hautalterung vor.

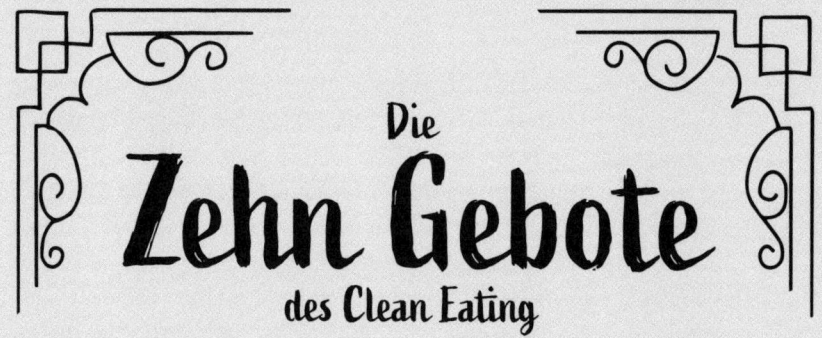

Die
Zehn Gebote
des Clean Eating

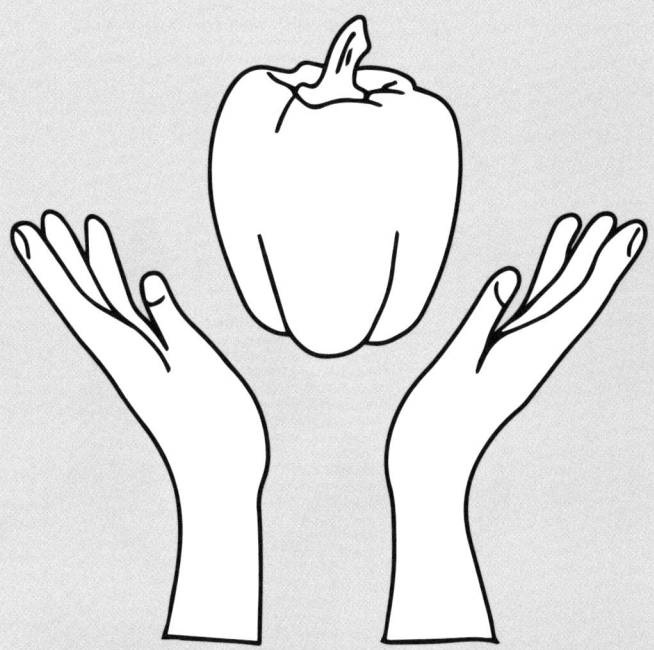

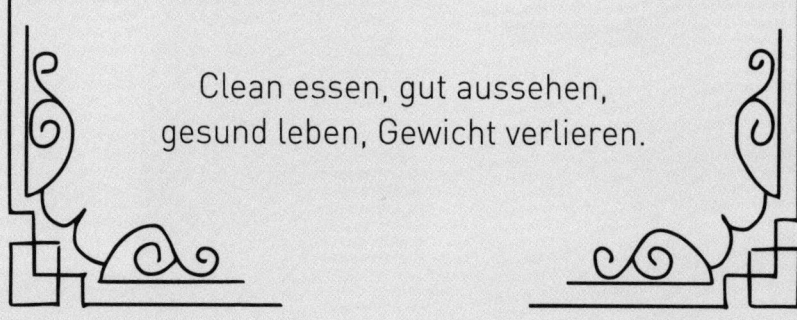

Clean essen, gut aussehen,
gesund leben, Gewicht verlieren.

In meinem Praxisalltag finde ich es immer wieder erstaunlich, welchen frappierenden Einfluss Nahrungsmittel auf die Gesundheit meiner Patientinnen und Patienten haben. Und wie sie sich auch auf mich selbst und meine Leistungskraft auswirken. Sogar unsere Stimmung wird maßgeblich von dem beeinflusst, was wir zu uns nehmen. Von daher ist eine ausgewogene cleane Ernährungsweise nicht nur für unsere physische Gesundheit und unser Aussehen wichtig. Mit meinen zehn Geboten wirst du über die Ernährung deine körperliche und geistige Leistungsfähigkeit steigern. Stagniert die Anzeige der Waage mal, spielt die Haut verrückt oder fällst du in alte Gewohnheiten zurück: Don't panic – nicht verzweifeln! Fokussiere dich wieder auf die folgenden Zehn Gebote. Rückschläge und kleine Hänger sind ganz normal und gehören zum Leben. Mit Doc Diessners Clean-Eating-Konzept setzen wir auf langfristige Erfolge: Jetzt geht's um dich und deine Gesundheit.

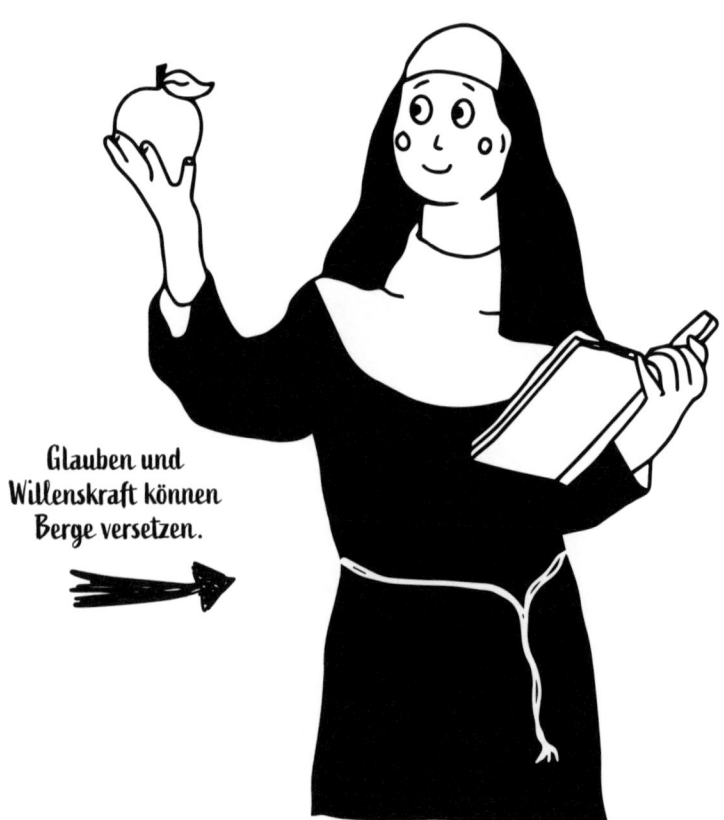

Glauben und
Willenskraft können
Berge versetzen.

1. Lerne cleane Lebensmittel kennen.
Entlarve falsche Freunde und Diät-Mythen: Ich zeige dir, was wirklich schön und schlank macht.

2. Iss regelmäßig, statt zu hungern.
Fünf feste Mahlzeiten am Tag für mehr Sicherheit und weniger Gelüste.

3. Setze auf eine vollwertige Mischung mit meiner Schlank & Schön-Formel.
Kombiniere komplexe Kohlenhydrate, fettarme Proteine und gesunde Fette.

4. Kenne das Maß deiner Portionen.
Es kommt eben doch auf die Größe an: Auch bei »gesund« gibt's ein »Zu-viel«.

5. Achte auf die Herkunft und Qualität deiner Nahrung.
Wähle saisonale und regionale Lebensmittel.

6. Sei kreativ, probiere (dich) aus.
Experimentiere mit neuen cleanen Nahrungsmitteln für abwechslungs-reiche Genüsse.

7. Trink dich schön.
Täglich 2 bis 2,5 Liter Wasser und Kräutertee.

8. Liebe dich selbst, erst dann deinen Nächsten.
Pflege achtsam deinen Körper – von außen und innen.

9. Vermeide Stress: Vergleiche dich nicht mit anderen.
Sei wachsam, verändere Schritt für Schritt deine Ernährungsgewohn-heiten und setze dir individuelle Ziele.

10. Gönn dir auch mal was!
Dauerverzicht bringt nichts: 80:20 regelt's für dich.

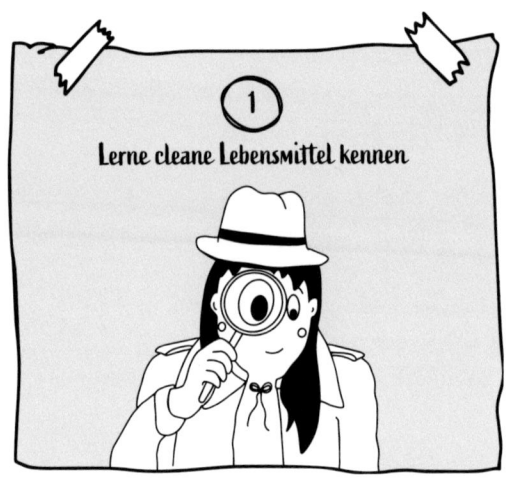

Entlarve falsche Freunde und Diät-Mythen:
Ich zeige dir, was wirklich schön und schlank macht.

Das wichtigste Grundprinzip und deshalb auch das erste Gebot meines Clean-Eating-Konzepts besteht darin, möglichst **viele natürliche, unverarbeitete Nahrungsmittel** in deine alltägliche Ernährung einzubauen. Kaufe frische Lebensmittel und koche selbst. Nur dann hast du die 100-prozentige Kontrolle darüber, was du zu dir nimmst. Zu den cleanen Nahrungsmitteln zählen alle frischen Obst- und Gemüsesorten, Nüsse und Samen, Fisch und Meeresfrüchte, Fleisch und wenig verarbeitete Milch- und Vollkornprodukte.

Obst & Gemüse

Grünfutter, Obst und Gewächse aus dem Kräutergarten sind unsere Hauptlieferanten für Ballaststoffe, Vitamine, Spurenelemente und Mineralstoffe. Bevorzuge dabei die frischen regionalen und saisonalen Varianten, um die größtmögliche Nährstoffdichte zu erhalten. Auch Tiefkühlgemüse ohne Zusätze ist eine gute Wahl, wenn die Qualität stimmt. Der Vorteil von Tiefkühlware ist, dass sie direkt nach der Ernte schockgefroren wird und dadurch sogar häufig einen höheren Gehalt an Mikronährstoffen aufweist als frisches Obst und Gemüse, das durch Lagerung und lange Transportwege nicht selten Mikronährstoffe verloren hat.

Obst und Gemüse einzufrieren ist die schonendste Art der Konservierung. Das gilt allerdings nicht für Konserven oder Gläser, da die Lebensmittel bereits so lange vorgekocht wurden, dass sich nichts Lebendiges mehr darin befindet. Tiefkühlgerichte, in denen Gemüse enthalten ist, sind in der Regel auch nicht clean, da sie häufig Transfettsäuren, Konservierungsstoffe, Geschmacksverstärker und andere chemische Zusätze enthalten. TK-Blattspinat ist also clean, TK-Blattspinat in Gorgonzolasoße oder mit dem »Blubb« nicht. Lebensmittelanalysen zu Tiefkühlwaren findest du unter anderem auf der Website von oekotest.de. Iss Obst und Gemüse (Bio! Dazu kommen wir später noch.) am besten mit Schale, denn darin und direkt darunter befinden sich die meisten wertvollen Inhaltsstoffe. Auch Trockenobst ist in gewissen Mengen erlaubt. Achte darauf, dass die getrockneten Früchte naturbelassen, also weder geschwefelt noch gezuckert sind.

Getreide & Pseudogetreide

Wähle stets die Vollkornvarianten und daraus hergestellte Produkte. Beispiele sind Dinkelvollkornnudeln, Naturreis, Frühstücksflocken, Vollkornbrote oder -brötchen. In diesen sind die wertvollen Ballast- und Mikronährstoffe des vollen Korns noch enthalten. Frag auch beim Bäcker nach Inhaltsstoffen, denn nicht jedes Brot mit »dunkler« Kruste ist automatisch ein Vollkornprodukt. Die dunkle Farbe besteht häufig aus einem »Karamellsirup-Fake« oder einer Kruste aus Malzextrakt. Ein Vollkornbrot muss mindestens einen Vollkorngetreideanteil von 90 Prozent aufweisen, ein Mehrkornbrot hingegen nur die Voraussetzung erfüllen, dass es lediglich aus mindestens drei verschiedenen Kornarten besteht, nicht aber aus Vollkornmehl.

Nüsse & Samen

Hier ist es einfach: Alle Nüsse und Samen, die unbehandelt und frei von Zusätzen sind, gehören in unser Clean-Eating-Konzept. Heißt auch: Gesalzene Erdnüsse im Honig-Senf-Mantel sind kein Bestandteil unserer täglichen Ernährung, sondern eine Ausnahme.

Hülsenfrüchte

Zu den pflanzlichen Proteinspendern gehören unter anderem Linsen, Kichererbsen, Erbsen und Bohnen sowie daraus hergestellte Produkte. Meinen Favoriten kennst du bereits: Linsennudeln. Im gekochten Zustand unterscheiden sie sich in ihrer Konsistenz kaum von Pasta aus Hartweizengrieß.

Fleisch, Fisch & Milchprodukte

Um clean zu leben, musst du kein Veganer und auch keine Vegetarierin sein. Tierische Lebensmittel sind in Maßen durchaus erlaubt. Auch hier gilt: Industrielle Produkte, die vollgepumpt sind mit chemischen Zusätzen – wie ein Thunfischsalat aus dem Kühlregal oder die abgepackte Salami – gehören zu den Ausnahmen (80:20-Prinzip).

Eine umfassende Aufstellung über cleane Nahrungsmittel findest du über den QR-Code im Kapitel »Bleib clean im Supermarkt«.

Finger weg von falschen Freunden!

Meide im Gegenzug industriell stark verarbeitete Lebensmittel. Industrielle Produkte sind trotz ihrer Klappt-immer-Garantie und zuverlässigen Haltbarkeit nicht deine Freunde. Sie enttäuschen dich zwar niemals in ihrer Verlässlichkeit, denn sie werden immer gleich zubereitet, sehen gleich aus, schmecken gleich und haben eine gleichbleibende »Qualität«. Egal, wo du bist auf der Welt: Ein Cheeseburger von Mc D wird immer dieselben Eigenschaften aufweisen, an deinem Wohnort genauso wie auf den Fidschi-Inseln. Industrieprodukte haben langfristig aber einen schlechten Einfluss auf dich. Das weißt du bereits. Sie sind, wenn überhaupt, falsche Freunde. Je länger die Zutatenliste, desto verarbeiteter ist das Produkt.

> **Kaufe frische Lebensmittel und koche selbst! Ein Cheeseburger von Mc D wird überall auf der Welt gleich schmecken.**

MERKE: Alle industriellen Lebensmittel, die mehr als fünf Zusätze beinhalten, passen nicht in unser Clean-Eating-Konzept.

Doch Ausnahmen bestätigen die Regel: nicht nur beim 80:20-Prinzip, sondern auch wenn es um industrielle Produkte geht. Vollkornpasta, Naturreis, Öle, Weinsteinbackpulver, Natron und Naturjoghurt (in Maßen, siehe Kapitel »Mythos Milch«) haben keine nachteiligen Wirkungen auf Gesundheit und Figur. Lies die Zutatenlisten! Inhaltsstoffe, die beim Aussprechen deine Zunge verknoten, sind definitiv nicht clean. Du wirst nach und nach wissen, welche Nahrungsmittel sich positiv auf dein Gewicht und deine Gesundheit auswirken und welche deinem Körper schaden. Clean Eating verleiht dir eine Lebensmittel-Sensibilität im Alltag.

Einige toxische Kreationen der industriellen Lebensmittel-Landschaft:

INDUSTRIE-PRODUKT	MÖGLICHE ERKRANKUNG (AUSZUG)
Raffinierter Zucker (Haushaltszucker)	Allergien, Nahrungsmittelunverträglich- keiten, chronische Entzündungen, Infekt- anfälligkeit, Schwächung des Immun- systems, Krebserkrankungen, Fatigue, Stoffwechselerkrankungen, Binde- gewebsschwäche, Hautunreinheiten, Fettleibigkeit, vorzeitige Hautalterung
Auszugsmehle	Adipositas, Darmerkrankungen, chronische Entzündungen, Allergien, Nahrungsmittelunverträglichkeiten, Verschlechterung rheumatischer Er- krankungen, Asthma, Blähungen
Industriell verarbeitete Fette (Transfette)	Viszerales Fett (Bauchfett), Krebserkran- kungen, chronische Entzündungen, Fettstoffwechselstörungen, Herzinfarkte, Schlaganfälle, Adipositas, Bluthoch- druck, Diabetes Typ 2, Arteriosklerose, Alzheimer, chronisch entzündliche Darmerkrankungen, vorzeitige Alte- rungsprozesse
Industrielle Zusatz- stoffe (Konservie- rungsmittel, Farb- stoffe, Trennmittel, Geschmacksverstärker)	Allergien, Pseudoallergien, Krebserkran- kungen, Konzentrationsstörungen, Hyperaktivität, Osteoporose, ADHS, Blut- hochdruck, Migräne, Alzheimer, depres- sive Verstimmung, Adipositas, Leaky-Gut
Fleisch, Kuhmilch, Kuhmilchprodukte aus Massentierhaltung	Übergewicht, Fettstoffwechselstörungen, chronische Entzündungen, Hautirrita- tionen, Allergien, Nahrungsmittelun- verträglichkeiten, Histaminintoleranz, Krebserkrankungen, Verdauungsbe- schwerden, Infektanfälligkeit

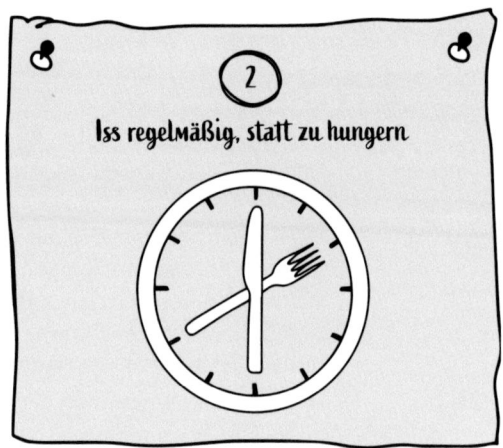

**Fünf feste Mahlzeiten am Tag für mehr
Sicherheit und weniger Gelüste.**

Ich habe glücklicherweise eine Mutter, die uns täglich mit drei regelmäßigen Mahlzeiten versorgt hat. Auch in der Schule musste ich nicht zum Kiosk, um mir einen Pausensnack zu kaufen. Es gab immer belegte Brote und Obst. Ich wuchs also mit mehreren über den Tag verteilten Mahlzeiten auf. So wusste meine Mutter immer, was wir Kinder aßen und dass es uns an nichts fehlte. Kenntnis und Kontrolle sind zwei entscheidende Faktoren, wenn es um unsere Ernährungsgewohnheiten geht. Auch ein Unternehmer ist nur erfolgreich, wenn er weiß, was er tut, und stets die Kontrolle über sein Geschäft behält. Ein weiterer Erfolgsfaktor ist, Dinge, die gut laufen oder mit denen du dich gut fühlst, immer wieder zu tun. Frei nach dem Motto: Der stete Tropfen höhlt den Stein. Das gilt auch für deine Mahlzeiten.

Noch besser als drei große Mahlzeiten sind fünf etwas kleinere. Verteile deine Mahlzeiten also auf bis zu fünf Portionen täglich in möglichst gleichen Zeitabständen.

Hier ein beispielhafter Tagesplan:
07.30 Uhr: Frühstück
10.30 Uhr: Erste Zwischenmahlzeit
13.30 Uhr: Lunch
16.30 Uhr: Zweite Zwischenmahlzeit
19.30 Uhr: Abendessen

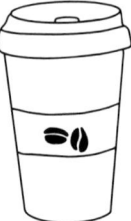

Die Uhrzeiten sind natürlich nicht in Stein gemeißelt, du kannst sie deinem Tagesablauf anpassen. Dabei spielt es auch keine Rolle, ob du werktags schon um 6 Uhr frühstückst, am Wochenende aber erst um 10 Uhr deine erste Mahlzeit zu dir nimmst. Entscheidend ist, dass die Abstände zwischen den Mahlzeiten weitestgehend gleich sind. Das hält deinen Blutzuckerspiegel und dein Energielevel konstant und verhindert Heißhungerattacken, die zu lästigen Jo-Jo-Effekten führen.

In jedem Fall gilt: Starte deinen Tag **immer** mit einem Frühstück, um deine Energiereserven nach der Nacht wieder aufzufüllen. Es ist wissenschaftlich nachgewiesen, dass Menschen, die regelmäßig ihren Tag mit einem Frühstück beginnen, über den weiteren Tagesverlauf weniger »schlechte« gesättigte Fette zu sich nehmen. Weitere Studien zeigen, dass Frauen, die täglich ein Frühstück aus vollwertigen Cerealien essen, im Durchschnitt 4,1 Kilogramm weniger wiegen als Frauen, die morgens fasten.

Klar könnte man sich überlegen: »Lass ich das Frühstück weg, habe ich weniger Kalorien auf dem Tagestacho!« Rein rechnerisch korrekt, aber unser Körper ist eben keine Rechenmaschine. Erfolgreiches Abnehmen ist von vielen Faktoren abhängig, da reicht keine buchhalterische Erbsenzählerei.[1]

Ob du alle Zwischenmahlzeiten täglich isst, entscheidest du nach deinem natürlichen Sättigungsgefühl. Snacks sind in meinem Konzept eine Option, kein Muss. Fühlst du dich am Nachmittag noch ausreichend gesättigt vom Lunch, dann macht es keinen Sinn, aus »Pflichtgefühl« einen Snack herunterzuwürgen. Es gibt auch Menschen, die mit drei Hauptmahlzeiten pro Tag auskommen.

Ich selbst bin keine Anhängerin von nur drei Mahlzeiten, da die meisten von uns ohnehin zwischendurch und häufig unbewusst zu Kleinigkeiten greifen. Ob das gesund ist für unser Verdauungssystem und unseren Stoffwechsel, sei mal dahingestellt; wir tun es trotzdem. Wenn man diese Gewohnheit strikt verbietet, kreisen die Gedanken ständig um den Verzicht. Unserem Verhalten im Alltag entspricht diese Strategie einfach nicht. Bei einer langfristigen Ernährungsumstellung ist es wichtig, dass sie so nah wie möglich an unser natürliches Verhalten angepasst ist. Es ist somit sinnvoller, sich mit einem gesunden cleanen Snack gut zu fühlen, als sich zu grämen bis zur nächsten Hauptmahlzeit und dann kurz davor doch zum Schokoriegel zu greifen. Snacks müssen überhaupt nicht aufwendig sein. Ich nehme häufig etwas Obst, einen Kokosjoghurt oder Studentenfutter mit in die Praxis.

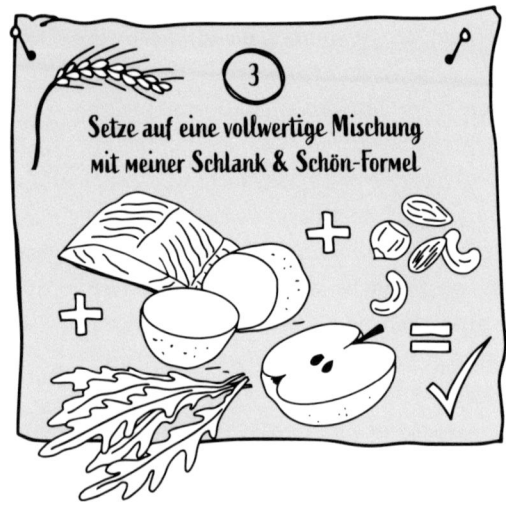

**Kombiniere komplexe Kohlenhydrate, fettarme
Proteine und gesunde Fette.**

Aus medizinischer Sicht hat unsere Ernährung vor allem den Sinn, dass unser Körper mit allen Nährstoffen versorgt wird, damit seine Funktionen »wie am Schnürchen« laufen. Kohlenhydrate, vorwiegend pflanzliche Proteine und hochwertige Fette sind dabei die Hauptnährstoffe, die unser Körper in guter Qualität benötigt. Um deinen täglichen Bedarf an diesen Makronährstoffen zu decken und dauerhaft Körpergewicht zu reduzieren bzw. halten, setze jede deiner Hauptmahlzeiten aus meinen BIG FIVE einer cleanen Ernährung zusammen. Diese Kombination hält dich lange satt, stabilisiert den Blutzuckerspiegel und beugt Rückfalltendenzen vor.

Es gibt unzählige Diäten, die einen der Makronährstoffe verbannen und dafür die anderen beiden hypen. Das Prinzip funktioniert aber auf Dauer nicht, wenn du abnehmen möchtest, denn unser Körper braucht alle drei Bausteine in ausreichender Menge. Der optimale Anteil der drei Makronährstoffe am täglichen Gesamtkalorienbedarf lässt sich ziemlich genau festlegen: 50 bis 55 Prozent sollten aus Kohlenhydraten, 20 bis 25 Prozent aus Proteinen und 25 Prozent aus hochwertigen Fetten be-

Die BIG FIVE meiner cleanen Ernährung

Komplexe Kohlenhydrate
Schluss mit der Low-Carb-Hysterie: Wähle die richtigen Kohlenhydrate = Right Carbs.

Gesunde Fette
Greife vorwiegend zu ungesättigten Fettsäuren aus pflanzlichen Quellen, meide gesättigte Fettsäuren und industriell erzeugte Transfette.

Proteine
Vorzugsweise pflanzlicher Herkunft.

Mikronährstoffe
Deinen Bedarf deckst du am besten mit regionalem und saisonalem Gemüse, Obst, Kräutern und Vollkorngetreide.

Wasser
Oft verwechseln wir Durst mit Hunger (7. Gebot), gerade wenn wir wenig getrunken haben und der Körper dehydriert ist. Trinke zunächst ein Glas Wasser oder ungesüßten Kräutertee und prüfe dann noch mal, ob du wirklich Hunger hast.

stehen. Das sind doch mal richtig gute Nachrichten. Zu jeder Mahlzeit Carbs! Im Kapitel »Right Carbs statt No Carbs« nehmen wir die so häufig verdammte Makronährstoffgruppe genauer ins Visier. Denn Carbs sind nicht gleich Carbs. Komplexe Kohlenhydrate, unsere »Right Carbs«, finde ich richtig sexy.

Der Proteinanteil sollte bei deiner täglichen Kalorienzufuhr im Durchschnitt ein Viertel betragen, je nach Aktivitätslevel. Ein Maurer, der körperlich schwer schuftet, hat, um seine Muskelfunktionen aufrechtzuerhalten, einen höheren täglichen Proteinbedarf als ein Sesselpupser im Büro, dessen einzige körperliche Aktivität darin besteht, seine Finger über der Tastatur kreisen zu lassen. Bei unserem Bürohengst sind aber vor allem in der ersten Tageshälfte die grauen Zellen ordentlich gefordert, sodass er gut daran tut, bereits morgens seine Kohlenhydratdepots zu füllen.

Gute Nachrichten: zu jeder Mahlzeit Carbs

Beispiele für einen guten Start in den Tag
- Overnight-Oats mit Himbeeren und gehackten Mandeln
- Porridge aus Haferflocken, Mandelmilch, Banane, Kakao-Nibs
- Gemüseomelette mit einer Scheibe Vollkornbrot
- Vollkornbrötchen mit Guacamole, dazu 1 Glas frisch gepresster Orangen- oder Grapefruitsaft

Grundsätzlich sollte unsere cleane Ernährung möglichst pflanzenbasiert sein. Das heißt aber auch, dass tierische Produkte nicht gänzlich ausgeschlossen sind, wenn du auf die Qualität und Herkunft der Lebensmittel achtest. Das ist der große Vorteil an einem cleanen Lifestyle: Jeder wählt eine passende Form, variiert ein wenig, probiert aus, optimiert und kombiniert, um die persönlichen Ziele zu erreichen. Wer Hochleistungssport betreibt und eine höhere Proteinversorgung benötigt, fügt pflanzliche Proteinpulver ohne Süßungsmittel oder Zusatzstoffe, etwa Hanfprotein oder Sojaflocken, hinzu.

Hochwertige Fette gehören mehrfach täglich auf deinen Speiseplan. Gesunde Fette pflanzlicher Herkunft befinden sich in kaltgepressten Ölen aus Leinsamen oder Raps, aber auch in Nüssen, Samen und Avocados sind sie enthalten.

Meine Schlank & Schön-Formel für einen gesunden, attraktiven Körper
50 bis 55 % komplexe Kohlenhydrate
20 bis 25 % pflanzliche Proteine
25 % hochwertige Fette

Bei der Makronährstoffverteilung meiner Schlank & Schön-Formel handelt es sich um Richtwerte, die du nicht pedantisch täglich erreichen musst. Wie man so schön sagt: Es muss unterm Strich passen. Ob's am Ende dann mal 53, 26 und 21 Prozent sind, interessiert unseren Körper nur wenig. Der ist damit beschäftigt, die neue Nahrung zu verwerten und sich über die gute Energie zu freuen. Und das wird er dir auf vielen Ebenen auch zeigen.

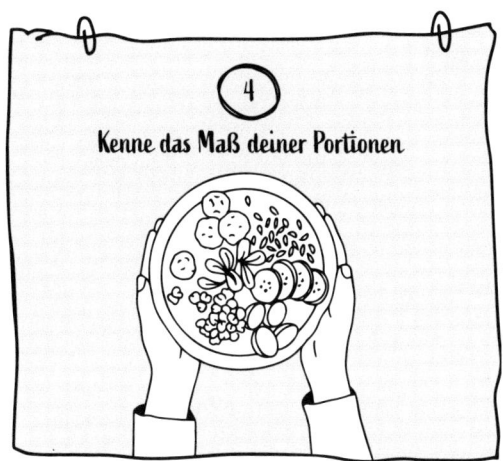

**Es kommt eben doch auf die Größe an:
Auch bei »gesund« gibt's ein »Zuviel«.**

Portionsgrößen sind unser Kompass, wenn wir Körpergewicht verlieren wollen. Für die Gewichtsreduzierung und Kontrolle ist es sehr wichtig, selbst ein Gefühl für das Maß der Portionen zu entwickeln. Vielen Menschen ist aber genau das abhandengekommen im hektischen Alltag. Schnell noch ein belegtes Brötchen an der Tanke, ein paar Kekse im Büro und einen Apfel zwischendurch. Ab nach Hause, Kühlschrank auf, ein Stückchen Käse zur Einstimmung auf das bevorstehende Abendessen. Und dann wird gekocht, damit es mal »was Richtiges zu beißen« gibt. Nur gespachtelt wird doch wieder nebenbei, während der Fernseher läuft.

Ich habe mal beim Lernen für eine Klausur fünf Schokoladeneis am Stiel hintereinander gegessen. Lief zunächst runter wie Öl. Das Kalorien-, Zucker- und Fettdesaster bemerkte ich erst, als mir im Anschluss übel wurde und die Pumpe arbeitete wie nach einem Marathon. Dass »viel nicht immer viel hilft«, gilt aber nicht nur für unser Essen »auf die Hand«. Täglich den Salat in Rapsöl zu ertränken bringt deine Gesundheit durch das Zuviel an eigentlich gesunden ungesättigten Fettsäuren auch nicht weiter. Wir benötigen zwar gesunde Fette, und niemand muss sich vor dem lebenswichtigen Makronährstoff Fett fürchten, aber: Was zu viel ist, ist eben zu viel. Deshalb gebe ich dir im Kapitel *»Viel hilft nicht immer viel«* einfache Tipps, wie man ein besseres Gefühl für Nahrungsportionsgrößen entwickelt, ohne jedes Gramm auf die Goldwaage zu legen und jede einzelne Kalorie abzuzählen. Das zermürbt auf Dauer und verschiebt unseren Fokus auf völlig falsche Aspekte unseres cleanen Lifestyles.

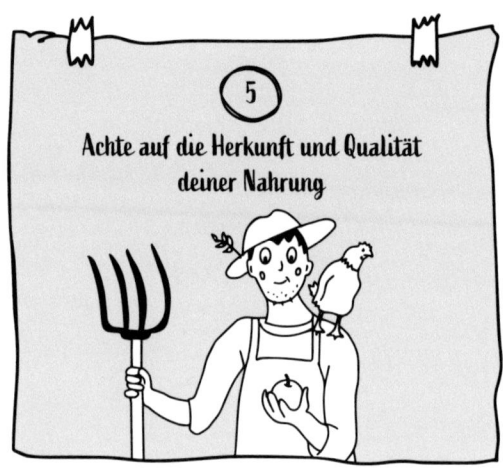

Wähle saisonale und regionale Lebensmittel.

Schon das 1. Gebot hat uns ja klar gemacht, dass saisonales Obst und Gemüse, am besten noch aus der Region, förmlich ins Auge und in den Einkaufskorb springen. Frisch und reif geerntet, versorgen sie uns bestmöglich mit Nährstoffen und schonen gleichzeitig die Umwelt, denn lange Transportwege und Kühlketten bleiben aus. Für meine Zwischenmahlzeiten liebe ich frisches Obst. Es macht mich nicht müde und erfordert keine aufwendigen Vorbereitungen in meinem Arbeitsalltag.

Aber aufgepasst: Obst, Gemüse und Kräuter aus konventionellem Anbau weisen häufig eine hohe Pestizidbelastung auf. In Nahrungsmittelanalysen fällt immer wieder auf, dass sich ganze Chemiecocktails auf den Oberflächen unserer eigentlich gesunden Lebensmittel nachweisen lassen. Für das einzelne Pflanzenschutzmittel gibt es zwar gesetzlich vorgeschriebene Grenzwerte, jedoch macht die Kombination verschiedener Pestizide die Sache toxischer und somit gefährlicher. Und das gilt nicht nur für die Schale, sondern leider auch fürs Innenleben. Also keine Entwarnung für diejenigen, die ihr Obst und Gemüse schälen.[2]

Laut Auskunft der Verbraucherzentralen zeigen aktuelle Nahrungsmitteluntersuchungen, dass Obst und Gemüse aus der EU insgesamt weniger belastet sind als Lebensmittel aus Drittstaaten.[3] Äpfel, Birnen, Kartoffeln und Paprika gehören zu den am stärksten mit Pestiziden behandelten »frischen« Nahrungsmitteln.

Auch frische Kräuter aus Übersee, zum Beispiel aus Thailand, weisen eine insgesamt hohe Pestizidbelastung auf. Da es für Kräuter keine verpflichtenden Herkunftsangaben gibt, frag beim Einkauf nach, woher die Kräuter kommen und ob sie aus ökologischem Anbau stammen.

Die fünf Obst- und Gemüsesorten mit der höchsten Pestizidbelastung:[1]

Obst: Erdbeeren, Äpfel, Birnen, Nektarinen, Weintrauben

Gemüse: Sellerie, Spinat, Tomaten, Paprika, Kartoffeln

Drehen wir das Rad noch etwas weiter, dann erkennen wir, dass die Pestizidbelastung nicht nur Grünzeug und Obst oder einige Kräuter betrifft. Auch gezüchtete »Nutz«-Tiere nehmen die Schadstoffe über ihr Futter auf. Und wer steht am Ende der Nahrungskette? Genau, wir Menschen. Um die Pestizidbelastung deiner Lebensmittel möglichst gering zu halten, kaufe Gemüse, Obst, Getreide und Fleisch, wann immer du Gelegenheit dazu hast, aus biologischen Quellen. Nimm beim Einkauf die Herkunft und Qualität deiner Nahrungsmittel mehr als genau. Nur die Bezeichnungen »bio(logisch)« und »öko(logisch)« sowie Varianten wie »aus kontrolliert biologischem Anbau« oder »ökologischer Landbau« sind gesetzlich geschützt. Nahrungsmittel, die diese Siegel tragen, erfüllen zu 95 Prozent die Kriterien der EG-Öko-Verordnung. Vorsicht bei ähnlich klingenden Siegeln oder Aufschriften wie »aus traditioneller Herstellung«, »schonend zubereitet« oder »aus kontrolliertem Anbau«. Diese Begriffsbezeichnungen sind nicht biozertifiziert.[4]

Summa summarum sind Bioprodukte für unsere Gesundheit immer besser als konventionell angebaute Nahrung, da sie frei von Pestiziden und anderen Pflanzenschutzmitteln sein sollten: Eine Garantie gibt es auch bei Bioobst und -gemüse vor allem aus weit entfernten Ländern nicht. Dafür fehlt es an ausreichenden Kontrollinstanzen. Wenn du auf Nummer sicher gehen möchtest, kaufe so viele Produkte wie möglich beim Bauern im Hofladen, auf Märkten oder beim Metzger. In der Regel wird in Kleinbetrieben noch strenger auf nachhaltigen Anbau beziehungsweise artgerechte Tierhaltung geachtet. Frag aber nach, was wirklich aus eigener Produktion stammt.

Weitere Vorteile von Nahrungsmitteln aus biologischem Anbau sind: Obst und Gemüse bekommen mehr Zeit zum Reifen. Nutztiere erhalten gleichzeitig hochwertigeres Futter und dürfen in weitläufigeren, im Idealfall artgerechten Lebensräumen und im Freien aufwachsen. Das spiegelt sich in der Qualität der Lebensmittel logischerweise wider.

Aber aufgepasst: Hier steckt der Teufel im Detail

Dass Fertiggerichte und Junkfood für unseren Körper weder gesund noch nährreich sind, haben wir bereits festgestellt. Wie aber sieht es mit den biologischen Varianten aus? Ist abgepacktes Nasigoreng aus nachhaltigem Anbau besser für unseren Körper? Sind Bioprodukte automatisch clean?

»Cleanes Essen« bedeutet »frei von chemischen Zusatzstoffen«. Beim Clean Eating geht's daher nicht nur um die einzelnen Inhaltsstoffe von Produkten in ihrer Rohvariante, sondern um den gesamten Verarbeitungsweg eines Nahrungsmittels, vom Ursprung bis zum Verzehr. Eine »biologische« industrielle Weiterverarbeitung gibt es nicht. Es bedeutet nicht automatisch, dass ein Bioprodukt frei ist von Emulgatoren, Transfetten oder anderen Zusatzstoffen. Jedes Lebensmittel, das industriell verändert und zu einem anderen Produkt gemacht wurde, gilt nicht mehr als clean. Achte also auch bei Bioprodukten auf das Kleingedruckte.

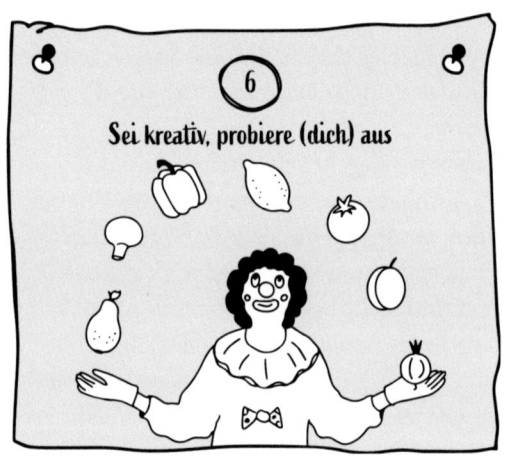

**Experimentiere mit neuen cleanen Nahrungsmitteln
für abwechslungsreiche Genüsse.**

Obwohl chemische industrielle Zusatzstoffe beim Clean Eating weitestgehend vom Teller geräumt werden, gibt es keinen Verzicht. Mit ein paar einfachen Handgriffen kannst du alles, was dir die Industrie zu bieten hat, aus cleanen Nahrungsmitteln auf köstlichere, gesündere und kostengünstigere Weise selbst zubereiten. Du musst nicht auf Cookies, Pizza oder Chips verzichten. Für (fast) jedes Produkt gibt es eine cleane Variante, die dich weder dick noch krank macht. Und das Beste: Alle Zutaten sind im Supermarkt um die Ecke erhältlich. Hier ein paar Tipps:

INDUSTRIEPRODUKT	CLEANE SELFMADE-VARIANTE
Pizzateig aus Weiß-mehl	Pizzateig aus Dinkelmehl, Blumenkohl, Kartoffeln oder Quinoa
Pasta aus Hart-weizengrieß	Gemüsepasta (Zucchini, Karotten), Pasta aus Hülsenfrüchten
TK-Pommes	Ofenpommes (alternativ: Heißluftfritteuse) aus Kartoffeln mit Olivenöl
Tomatensoße aus dem Glas	Tomatensoße aus stückigen Tomaten & Kräutern
Kartoffelchips	Gemüsechips, Süßkartoffel-/Kartoffel-chips aus dem Ofen
Buttermilch	200 ml Pflanzenmilch mit 1 TL Zitronen-saft verrühren
Saure Sahne	150 g Cashewkerne 4 Stunden einweichen, danach abspülen und im Mixer mit 125 ml Wasser, 1 TL Essig, 1 EL Zitronensaft, ¼ TL Salz und etwas Dijonsenf zu einer Creme verarbeiten
Vanillearoma	1-2 Vanilleschoten in der Mitte aufschlit-zen, in ein Glas legen, 250 ml Wodka (ja, richtig gelesen, Wodka) hinzugeben, einige Wochen ziehen lassen[5]

Auch für Currysoße, Ketchup, Bratensoßen und Mayonnaise gibt es cleane Rezepte, die ohne industrielle Zusatzstoffe auskommen und deutlich besser schmecken. Ersetze die chemischen Komponenten durch natürliche Nahrungsmittel wie Kräuter und Gewürze. Sei kreativ und experimentiere mit Lebensmitteln, die auch für dich neu sind. Je abwechslungsreicher deine Ernährung, desto mikronährstoffreicher.

Ein unersetzbares Küchengerät ist für mich mittlerweile die Heißluft-fritteuse. Anfangs war ich nicht gerade begeistert. Noch ein Gerät in der Küche, das man doch wieder nur zweimal benutzt. Nun liebe ich das Ge-rät heiß und innig. Wenn es spät wird in der Praxis, ist das für mich die perfekte Art, mir in kürzester Zeit zu Hause noch eine fantastische Bei-lage zu zaubern. Alles was ich brauche, sind ein paar Kartoffeln und gu-

tes Olivenöl. Während das Gerät arbeitet, kann ich duschen und bin pünktlich zum Essen wieder frisch für den Abend.

Über den QR-Code erhältst du mein cleanes Pommes-Rezept mit meiner Lieblingscurrysoße.

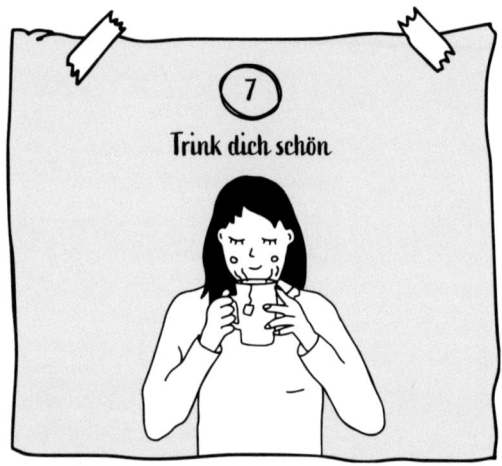

7

Trink dich schön

Täglich 2 bis 2,5 Liter Wasser und Kräutertee.

Ohne Wasser kein Leben. So einfach ist das. Wasser ist schlicht essenziell für uns und unser Überleben. Weil es jedoch nicht nur farb- sondern auch geschmacklos ist, greifen viele bei Durst lieber zu bunteren Varianten wie Softdrinks oder Säften. Für den Kick am Morgen oder gegen das Leistungstief am Mittag stehen Kaffee und monströs-bullige Energydrinks hoch im Kurs. Da sie häufig aromatisiert, gezuckert und mit künstlichen Zusatzstoffen verarbeitet sind, bleibt bei einigen Getränken nicht mehr viel Natürliches übrig. Statt des erhofften Muntermachers wird der Körper belastet – auch mit leeren Kalorien, die auf unseren Hüften landen.

Gleiches gilt für alkoholhaltige Getränke. Man kommt vielleicht leichter ins Gespräch, wenn man sich ein paar Gläschen hinter die Binde gegossen hat. Greifst du aber ständig zur Flasche, wirst du mit der Zeit aufgehen wie Spongebob, denn Alkohol macht einen Blähbauch, ein aufgedunsenes Gesicht und dick. Ein Gramm reiner Alkohol enthält nüchterne sieben Kilokalorien. Alkohol erhöht außerdem den Salzsäurespiegel im Magen und bringt deine Verdauung aus dem Gleichgewicht. Shit happens, sag ich da nur! Alkohol ist nicht dein Sanitäter in der Not.

Wer gesund abnehmen und fit bleiben will, trinkt täglich 2 bis 2,5 Liter Wasser, gerne im Wechsel mit ungesüßten Kräutertees. Wasser hält unseren Stoffwechsel in Schwung, sodass Körperzellen, Organe und das Gehirn mit Nährstoffen versorgt werden. Wasser und Kräutertee helfen deinem Körper außerdem bei der Entgiftung, da Schadstoffe ausgeschwemmt werden. Du spülst dein System quasi durch und stellst sicher, dass sich keine schädlichen Ablagerungen anhäufen. Und wie du aus meinen »BIG FIVE« weißt: Wer ausreichend trinkt, verwechselt Durst nicht mehr mit (Heiß-)Hunger.

Noch mehr Infos über Wasser, die cleanste Flüssigkeit der Welt, gibt's im Kapitel »*Getränke-Dschungel*«.

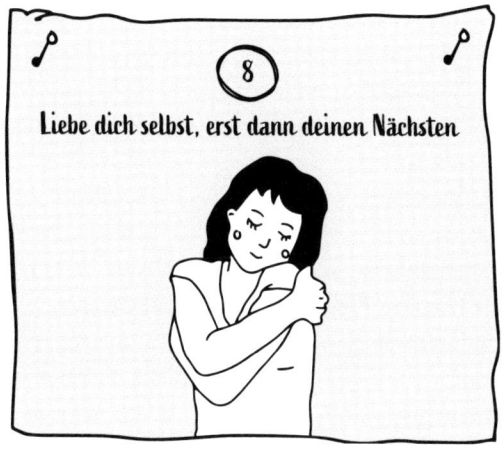

Pflege achtsam deinen Körper, von außen und innen.

Mein Clean-Eating-Konzept ist »ganzheitlich« ausgerichtet. Auch wenn ich den Begriff mittlerweile als inflationär und populistisch gebraucht sehe, ist eine allumfassende Lifestyle-Modifikation für deinen Abnehmerfolg unverzichtbar. Neben der Ernährungsumstellung und regelmäßigem Sport ist auch die sogenannte »Me Time« ein wesentlicher Bestandteil des Konzepts. Zeit für dich, um zu entschleunigen und dein vegetatives Nervenkostüm zu entspannen. Achtsamer mit den Signalen des eigenen Körpers umzugehen und sich in Ruhe »Gutes« zu tun, sind in unserer schnellen und lauten Welt entscheidende Faktoren für einen schlanken gesunden Körper und eine ausgeglichene Stimmung. Dass wir unserem Organismus Regeneration gönnen sollten, ist uns nach sportlichen Aktivitäten durchaus geläufig. Doch was für Trainingseinheiten gilt, ist auch für unsere anderen Lebensbereiche von großer Bedeutung.

Was passiert, wenn du das Gaspedal deines Autos permanent bis zum Anschlag durchtrittst? Kurzfristig wirst du immer schneller und schneller, bis du irgendwann deinen Motor geschrottet hast. Das Gleiche passiert mit deinem Körper, wenn kein ausgeglichenes Verhältnis zwischen An- und Entspannung besteht. Warum übergehen wir im Alltag so oft das Bedürfnis nach Regeneration und pflegen unseren Körper so wenig von innen? Natürlich fällt es dir leichter, abends schnell eine Feuchtigkeitsmaske ins Gesicht zu pinseln, als dir nach einem stressigen Arbeitstag erst mal eine halbe Stunde »Me Time« zu gönnen. »Außen hui und innen pfui« funktioniert aber auf Dauer nicht.

Menschen, die ihr Gaspedal ständig bis zum Anschlag durchtreten, kompensieren ihr Entspannungsdefizit häufig mit Junk. Durch ungesunde Ernährung, gepaart mit jeder Menge Stress und Überforderung (die wiederum zu einem höheren Verbrauch an Mikronährstoffen führen), altern sie schneller, werden fettleibiger und kränker. Vorsicht ist vor Burnout-Symptomen und Depressionen geboten, denn durch die schleichenden Prozesse werden sie oft erst erkannt, wenn das Kind schon in den Brunnen gefallen ist. Von solchen Problemen höre ich immer wieder in meiner Praxis und auch davon, dass die Menschen es nicht mehr schaffen, aus ihrem Hamsterrad auszutreten. Sie rennen und rennen förmlich bis zum Umfallen. Das belegen auch aktuelle Statistiken der Weltgesundheitsorganisation (WHO), die einen deutlichen Anstieg psychischer Erkrankungen, vor allem Depressionen und Angststörungen, in den vergangenen Jahren zeigen. Die WHO geht davon aus, dass weltweit circa 322 Millionen Menschen von Depressionen betroffen sind (2017). Das sind mehr als 4,4 Prozent der Weltbevölkerung und 18 Prozent mehr als zehn Jahre zuvor. Die Daten zeigen die Wichtigkeit von psychischer Gesundheit als wesentliche Voraussetzung für das individuelle Wohlbefinden, eine hohe Lebensqualität und Leistungsfähigkeit.[6] Regeneration ist einer der essenziellsten Faktoren eines gesunden Lifestyles. Wenn wir uns nicht täglich darum kümmern, laufen wir irgendwann auf der Felge.

Ein kurzer Check

- Leidest du in deinem Alltag unter Konzentrationsstörungen?
- Hast du Ein- oder Durchschlafprobleme?

- Fühlst du dich im Laufe einer Woche von Tag zu Tag abgeschlagener und fällst freitagabends in den Winterschlaf?
- Reagierst du schnell gereizt oder fühlst du dich innerlich unruhig?
- Fröstelst du, obwohl es draußen warm ist, und schwitzt wiederum auch bei Kälte?

Wenn du einige Fragen mit »Ja« beantwortet hast, solltest du deine Antworten als Aufforderung verstehen, deinem Körper mehr Entspannung zu gönnen. Ein Profifußballer weiß, wie lange sein Körper nach dem Training Ruhe benötigt. Im Zweifel bekommt er es vom Physio gesagt. Wir aber sind selbst unsere Therapeuten. Sei achtsam im Umgang mit deinen persönlichen Anforderungen und Ressourcen. Das ist der einzige Weg, um deine Leistungskraft zu erhalten oder wiederzuerlangen. Da helfen Gesichtscremes oder Botox eben nicht. Voraussetzung ist ein ausgeglichenes vegetatives Nervensystem. Nimmst du dir nicht ausreichend Zeit zur Regeneration, feuert der Sympathikus (Fight or Flight-Aktivator) deines vegetativen Nervensystems, was das Zeug hält, und unterdrückt damit seinen Gegenspieler und unseren Freund, den Parasympathikus. Besteht dieses Ungleichgewicht chronisch über einen längeren Zeitraum, wird die automatische Regulation beider Komponenten ausgehebelt, und du kannst einfach nicht mehr abschalten.

Mach's genauso wie nach einem Fitnesskurs: Plane eine tägliche Cool-Down-Phase mit ein. Dazu gehört, dass du dir für die Zubereitung und den Genuss deiner Mahlzeiten ausreichend Zeit nimmst. Koche nicht zwischen Tür und Angel und genieße bewusst die Nahrung, die du selbst zubereitet hast. Zur Unterstützung deiner Ernährungsumstellung und Förderung deiner Achtsamkeit sind Entspannungsverfahren geeignet. Die »gesündeste« Ernährung bringt nämlich nichts, wenn du dauerhaft auf Hochtouren läufst und überdrehst. Ich persönlich bin nicht so empfänglich für Autogenes Training oder Meditation. Durch das absolute Nichtstun stehe ich vollständig unter Strom. Das ist aber nur meine eigene Empfindung, vielleicht kannst du mit passiven Entspannungstechniken hervorragend abschalten. Gehörst du wie ich zu den aktiveren »Relaxern«, eignen sich zum Beispiel verschiedene Yoga-Formen, Pilates oder Qigong. Probiere es aus, um herauszufinden, was dich runterbringt.

Cool down! Nimm dir Zeit und fokussiere dich.

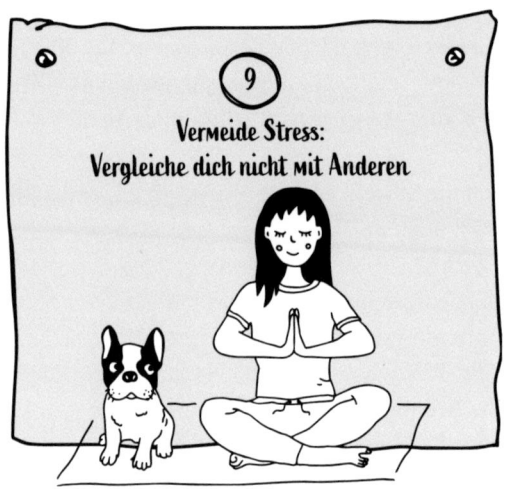

9

**Vermeide Stress:
Vergleiche dich nicht mit Anderen**

**Sei wachsam, verändere Schritt für Schritt deine
Ernährungsgewohnheiten und setze dir individuelle Ziele.**

Unser 9. Gebot baut genau auf diesem Ansatz auf. Retuschierte und perfekt in Szene gesetzte Gerichte mit angeblichem Gesundheitswert auf Insta oder Pinterest predigen nicht selten eine einseitige und ungesunde Ernährung. Hierdurch sollen Follower lernen, welche Nahrungsmittel verboten und welche zwingend erforderlich sind. Den Followern wird Verzicht und Zwang als gesundheitsfördernd verkauft. Ich esse keine Hefe. Applaus! Ich lebe glutenfrei, obwohl ich keine Glutenintoleranz habe. Super! Ich ernähre mich zuckerfrei! Grandios! Like, like, like! Wir lieben es, unseren »Vorbildern« nachzueifern und dafür gefeiert zu werden. Das kann dazu führen, dass sich das Leben nur noch ums Essen dreht.

Wer solchen Kanälen folgt, wird »belohnt«, wenn er/sie den Parolen der selbst ernannten Gesundheitsapostel glaubt und ihre »Empfehlungen« in den Alltag übernimmt. Die Verunsicherung aber wird immer größer durch Millionen von Ratschlägen und die unkontrollierte Verbreitung von Halbwissen. Die unnötigen Zwänge und Verbote schränken die Lebensmittelauswahl immer weiter ein und schüren Ängste vor Nahrung. Das führt auf Dauer zu Mangelerscheinungen, zunehmender Isolation und vor allem Stress. Die Konsequenzen erlebe ich leider hautnah in meinem Praxisalltag: Frust macht sich unter den Patientinnen und Patienten breit anstelle von Lust. Das Leben wird immer komplizierter.

Essen mit anderen? Kann ich nicht: Gluten im Brot, Zucker im Kuchen und Histamin im Käse. Essen im Restaurant? Unmöglich: Passt nicht in mein Ernährungskorsett. Essen in der Gesellschaft wird zum Martyrium. Hinzu kommt die Fixierung auf vermeintlich gute und andererseits verteufelte Nahrungsmittel, die alles andere als gesund ist.

Was tun? Nimm den Druck raus und glaub nicht alles, was bunte, bearbeitete Bilder dir zeigen. Setze achtsam auf wissenschaftlich belegte Fakten. Überprüfe Gesundheitsversprechen und beleuchte sie kritisch mit deinem Verstand. Informiere dich mit Fachliteratur oder sprich mit einem Ernährungsmediziner, wenn du unter Beschwerden leidest.

Und sei dir bewusst: Du wirst nicht aussehen wie ein Fitnessblogger, nur weil du dich laktose- oder glutenfrei ernährst. Vielleicht aber, wenn du ein Photoshop-Tutorial bei YouTube schaust. Lass keinen Druck durch unnötige Vergleiche mit anderen Personen aufkommen. Willst du Gewicht verlieren, dann kann es gut sein, dass es bei dir erst mal etwas länger dauert oder dass es stagniert, wenn ein gewisser Status erreicht ist. Lass dich dadurch nicht entmutigen, sondern bleib dran. Druck durch Vergleiche ist meistens kontraproduktiv. Setze dir gerade am Anfang kleine Ziele und führe die Veränderungen nach und nach ein. Jeder noch so kleine Schritt in ein gesünderes Leben wird dein äußeres Erscheinungsbild, deine Gesundheit und dein Wohlbefinden positiv verändern. Beginne am besten mit dem, was dir am leichtesten fällt. Weitere Tipps warten im Kapitel »Mach mit – bleib fit« auf dich.

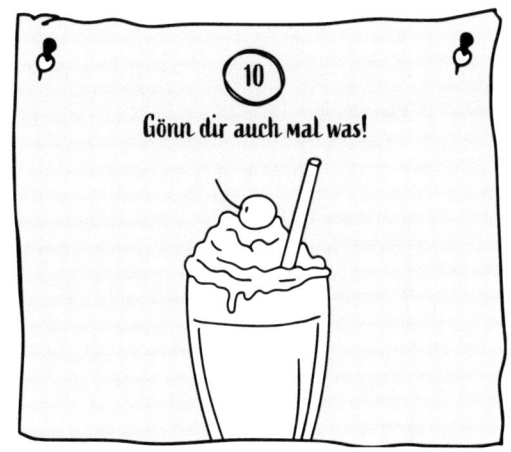

Dauerverzicht bringt nichts: 80:20 regelt's für dich.

Es ist immer wieder das Gleiche: Diäten werden begonnen, befolgt, abgebrochen, die nächste wird begonnen und versagt wieder. »Und täglich grüßt das Murmeltier«. Hierüber haben wir im Kapitel »*Sinn und Unsinn von Diäten*« bereits gesprochen: Jede Diät, die mit Verzicht und restriktiven Regeln einhergeht, bringt letztlich Misserfolg und Unzufriedenheit. Das macht krank und (ist) unattraktiv.

Daher mein Rat: Verändere deine grundsätzliche Haltung zur Nahrung. Genieße dein Essen! So wie eine einzige Salatgurke keine über Jahre bestehende ungesunde Ernährung kompensiert, so ruiniert auch eine Tüte Chips am Wochenende nicht Gesundheit und Figur. Ein ausbalanciertes Verhältnis bringt hier die gewünschten Erfolge.

Und übrigens: Nur weil etwas als gesund deklariert wird, heißt das nicht, dass du es auch essen musst. Hier sind wir beim Thema *Orthorexie*. Essen, auch wenn es noch so gesund ist, darf niemals zum Zwang werden, denn daraus können sich gefährliche Essstörungen entwickeln. Das gilt übrigens nicht nur für die cleane Ernährung, sondern für jede Ernährungsform, egal, ob du vegan lebst oder auf Low Carb schwörst. Ich kann zum Beispiel Fisch einfach nicht ausstehen. Ist einfach so, sag ich auch ganz ehrlich. Müsste ich zwischen Fisch und Blättern wählen, würde ich lieber einen Baum leer futtern, obwohl mir das schuppige Tierchen aus dem Meer wohl mehr und deutlich kompaktere Nährstoffe bietet. Es ist mir wichtig, an dieser Stelle festzuhalten, dass Essen und eine »gesunde« Ernährung, egal in welcher Form sie praktiziert wird, zwar wesentlich sind, aber niemals der alleinige Lebensinhalt sein sollten. Meine Clean-Eating-Philosophie ist ein Lebensgefühl, kein Zwang. Essen ist wunderbar und Genuss, bei dem sich niemand schuldig fühlen oder ständig überwinden muss.[7] Wenn vier Mahlzeiten lecker *und* gesund sind, sie uns mit allem versorgen, was unser Körper und unsere Geschmacksnerven von uns fordern, dann darf die fünfte Mahlzeit auch mal einfach ein geiler Nachtisch oder was Fettiges aus der Pommesbude sein, wenn dir danach der Sinn steht. Hier kommt das 80:20-Prinzip ins Spiel. Unterdrücken wir Gelüste konsequent und zu lange, besteht die Gefahr, dass irgendwann alle Dämme brechen. Jo-Jo-Effekte (siehe 2. Gebot) sind dann vorprogrammiert.

Essen ist Genuss ohne Reue. Das 80:20-Prinzip macht's möglich.

VIEL
hilft nicht
immer
VIEL

Die tückischen Fallen
der Portionsgrößen.

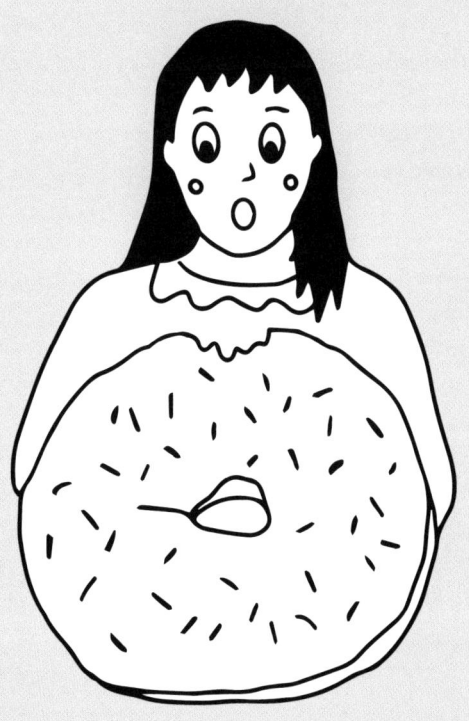

Meine Strategie, um dich von störenden Pfunden zu befreien und das Beste aus deinem Körper herauszuholen, ist alltagskompatibel und einfach in der Umsetzung.

Damit die Strategie funktioniert, ist es unerlässlich, deine Nahrungsmittelauswahl und Portionsgrößen anzupassen, um Körper und Gesundheit zu aktivieren. Jeder kann natürlich schlank und schön sein, ohne große Entbehrungen und Aufwand. Auch du. Das ist meine Überzeugung.

Im Prinzip ist die Ernährungsmedizin so simpel, dass es kracht. Wir fangen trotzdem einmal ganz vorne an: **Einfuhr und Ausfuhr.**

Vereinfacht gesagt ist die Einfuhrbilanz die Energie, die du täglich über deine Nahrung und Getränke zuführst. Die Ausfuhrbilanz ist die Summe an Energie, die dein Körper benötigt, um jede Bewegung, das Denken und Handeln zu vollziehen und obendrein noch sämtliche Körperfunktionen aufrechtzuerhalten.

Lebensmittel abwiegen und Kalorien zählen artet oft in Stress aus.

Liegt die Einfuhr über dem Verbrauch, was leider häufig der Fall ist, entsteht eine »positive« Energiebilanz. Für deine Gesundheit und deine Optik ist diese langfristig leider alles andere als positiv. Ein dauerhafter Überschuss an Energie führt zu einem konstanten Wachstum deines Allerwertesten und ist auf lange Sicht für die Entstehung von Krankheiten verantwortlich.

Die Lösung ist eigentlich denkbar einfach: Wir kehren die Energiebilanz um: Weniger Energie über kleinere Portionsgrößen und energieärmere Lebensmittel = natürlich schlank und schön.

»Energieärmere Lebensmittel« heißt: Es kommt nicht nur auf die Nahrungsmenge beziehungsweise die Portionsgrößen an, sondern auch darauf, was in deiner Nahrung steckt. Du kannst zum Beispiel jeden Tag einen riesengroßen Eimer gemischten Salat mit einer leichten Vinaigrette vertilgen und verlierst trotzdem Körpergewicht (ist wegen der Einseitigkeit nicht zu empfehlen, aber das steht auf einem anderen Blatt). Andersherum kann man auch bei cleaner und ausgewogener Ernährung zunehmen, wenn man zu viel an zwar gesunder, aber eben auch energiereicher Nahrung isst.

Ich hatte einmal eine Patientin, die nicht verstand, warum sie übergewichtig war. Ich nenne sie mal die »Nussknackerin«. Ihre Ernährung war im Prinzip so aufgestellt, dass man sie als »gesund« hätte bezeichnen können. Bis auf eine Ausnahme: Sie aß täglich **zwei** Tüten gemischte Nüsse, weil sie gehört hatte, Nüsse enthalten gesunde Fette. Stimmt so weit auch erstmal. **100 Gramm** gemischte Nüsse enthalten im Durchschnitt allerdings satte **617 Kilokalorien** und **56 Gramm Fett.** Die Patientin hat pro Tag zwei Beutel mit jeweils 100 Gramm Nüssen gegessen. Macht sage und schreibe 1234 Kilokalorien und 112 Gramm Fett. Eine unglaubliche Menge an Kalorien und eine tägliche Fettbombe nur durch Nüsse! Neben dem Übergewicht stellten sich natürlich auch Kiefergelenksbeschwerden und schmerzhafte Verdauungsstörungen ein. Das Beispiel zeigt, dass es auf das »Was« und auf das »Wie viel« ankommt.

Die »Nussknackerin« hat die Kalorien der Nüsse unterschätzt.

In den Zehn Geboten hast du erfahren, dass fünf über den Tag verteilte kleinere Mahlzeiten (drei Haupt- und zwei Zwischenmahlzeiten) zu den Grundprinzipien meines Clean-Eating-Konzepts gehören. Das heißt auch: Die Nahrungsportionen fallen etwas kleiner aus als bei einer Ernährung, die aus drei Mahlzeiten pro Tag besteht.

Die »optimale« Portionsgröße zu finden, fällt vielen Menschen aber gar nicht so leicht. Viele haben aufgrund der Ablenkungen im Alltag verlernt, ihr natürliches Sättigungsgefühl wahrzunehmen. Wie häufig schaufeln wir beim Fernsehen oder Streamen unbewusst und unkontrolliert massenweise Nahrung in uns hinein, als drohe ab dem nächsten Morgen die gesamte Snackindustrie mit Streik. Aber macht ja nix. Wofür befinden sich Knopf und Reißverschluss am Hosenbund?!

Doch was ist denn »eine Portion« überhaupt? Ein Radieschen oder eine Wassermelone? Eine Schale Obstsalat oder eine Avocado?

Wenn du dich wohlfühlst mit deinem aktuellen Körpergewicht, solltest du über »achtsames Essen« – unter Ausnutzung deiner fünf Sinne (Riechen, Fühlen, Sehen, Hören und Schmecken) – deine Wohlfühl-Portionsgrößen herausfinden. Du solltest dich nach deinen Mahlzeiten und Snacks energiegeladen fühlen und nicht so, als hättest du dir zehn Baldrianpillen eingeworfen.

Wichtig ist auch, dass du Smartphone und Tablet beim Essen weglegst. Konzentriere dich bewusst auf den Geschmack deiner Nahrungsmittel, genieße den Duft der herrlichen Aromen von Kräutern und Gewürzen, die du zum Zubereiten deiner Speisen verwendet hast, und achte auf dein Sättigungsgefühl. Will sagen: Wenn du satt bist, hör auf zu essen. Die Sonne scheint auch morgen, selbst wenn dein Teller noch halb gefüllt ist. Du bist ein erwachsener Mensch, niemand steht hinter dir und sagt: Iss deinen Teller leer. Den Rest kannst du für den nächsten Tag aufbewahren. Auf diese Weise lernst du, deine innere Stimme namens »Natürliches Sättigungsgefühl« wieder ganz bewusst wahrzunehmen.

Kleinere Portionen = knackiger Popo!

Die optimale Portionsgröße zur Gewichtsreduktion liegt auf der Hand

Willst du mit meinem Clean-Eating-Konzept nicht nur fitter und gesünder, sondern auch schlanker werden, dann reicht es vermutlich nicht, nur auf dein Sättigungsgefühl zu hören. Dafür eignen sich aber deine Hände, ein Esslöffel und eine Kaffeetasse als hervorragende Messparameter, um die richtigen Portionsgrößen zu ermitteln. Du hast richtig gelesen: Alles, was du brauchst, sind zwei Hände, eine Tasse (kein Becher!) und einen Esslöffel.

Mit einer Kaffeetasse kannst du hervorragend Cerealien, Pasta und Naturreis abmessen. Eine Tasse entspricht einer Portion Pasta und Naturreis – im gekochten Zustand! Cerealien messen wir einfach in ihrer »Rohform« ab, so wie sie aus Glas oder Verpackung kommen. Und damit aus der Tasse kein Becher wird, gibt's direkt eine fix abgewogene Menge von mir: 60 Gramm Haferflocken passen ungefähr in eine Kaffeetasse. Zum Abmessen flüssiger Fette nimmst du einen Esslöffel. Ein Esslöffel Öl entspricht einer Portion Fett. Für alles übrige Essbare verwendest du deine Hände: Eine Portion Gemüse entspricht zwei Händen voll, beim Obst ist es eine Handvoll oder ein Stück (mittlerer Größe). Eine Portion Fleisch oder Fisch entspricht der Größe deiner Handfläche (bitte auch hier nicht schummeln: nur die Handfläche – ohne Finger) und der Dicke deiner Handkante. Simpel, oder?

Auch wenn du deinen Teller nicht leer isst, scheint morgen die Sonne.

Doc Diessners Portionsgrößen für die schlanke Linie

KOMPLEXE KOHLENHYDRATE	PORTIONSGRÖSSE
Cerealien, Porridge, Flocken (unzubereitet)	1 Kaffeetasse
Vollkorngetreide/Pseudo-getreide (unzubereitet)	1 Kaffeetasse
Pasta (gekocht)	1 Kaffeetasse
Kartoffeln	2 Stück (mittelgroß) oder 2 Handvoll
Naturreis (gekocht)	1 Kaffeetasse
Vollkornbrot	1 Scheibe (mittlere Größe, Dicke deiner Handkante)
Vollkornbrötchen	1 Stück
Gemüse	2 Handvoll
Obst	1 Handvoll

PROTEINE	PORTIONSGRÖSSE
Hülsenfrüchte (gekocht)	1 Kaffeetasse
Saaten, Nüsse, Kerne	1 halbe Handvoll
Vollkorngetreide/Pseudo-getreide (unzubereitet)	1 Kaffeetasse
Milchprodukte	1 Kaffeetasse, 1 Handvoll
Hühnereier	1 Stück
Fisch, Fleisch	Portion entspricht der Größe deines Handtellers und der Dicke deiner Handkante

HOCHWERTIGE FETTE	PORTIONSGRÖSSE
Nüsse, Samen, Kerne	1 halbe Handvoll
Öl	1 Esslöffel
Kaltwasserfische	Portion entspricht der Größe deines Handtellers und Dicke deiner Handkante
Avocado	1 Stück

Finde die richtigen Nahrungsportionsgrößen.

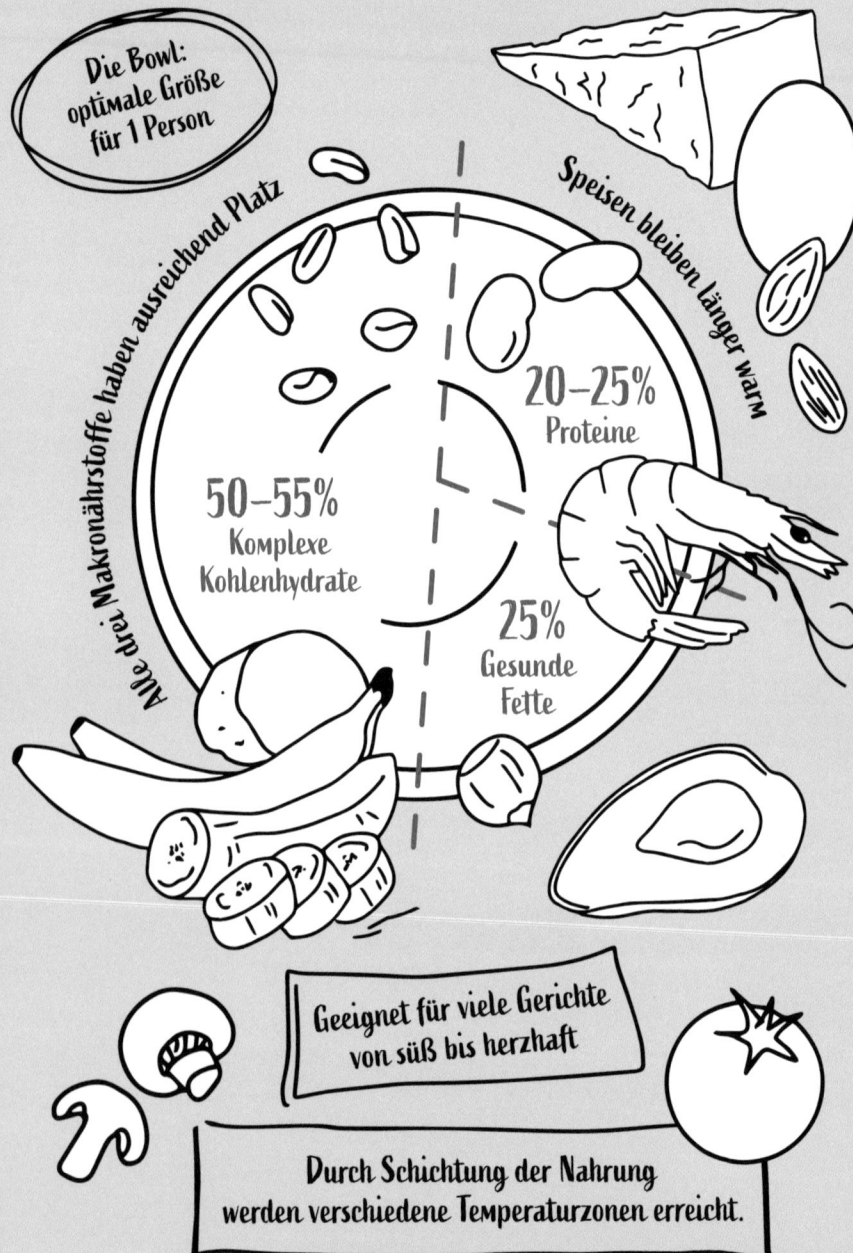

Die Bowl: optimale Größe für 1 Person

Alle drei Makronährstoffe haben ausreichend Platz

Speisen bleiben länger warm

20–25% Proteine

50–55% Komplexe Kohlenhydrate

25% Gesunde Fette

Geeignet für viele Gerichte von süß bis herzhaft

Durch Schichtung der Nahrung werden verschiedene Temperaturzonen erreicht.

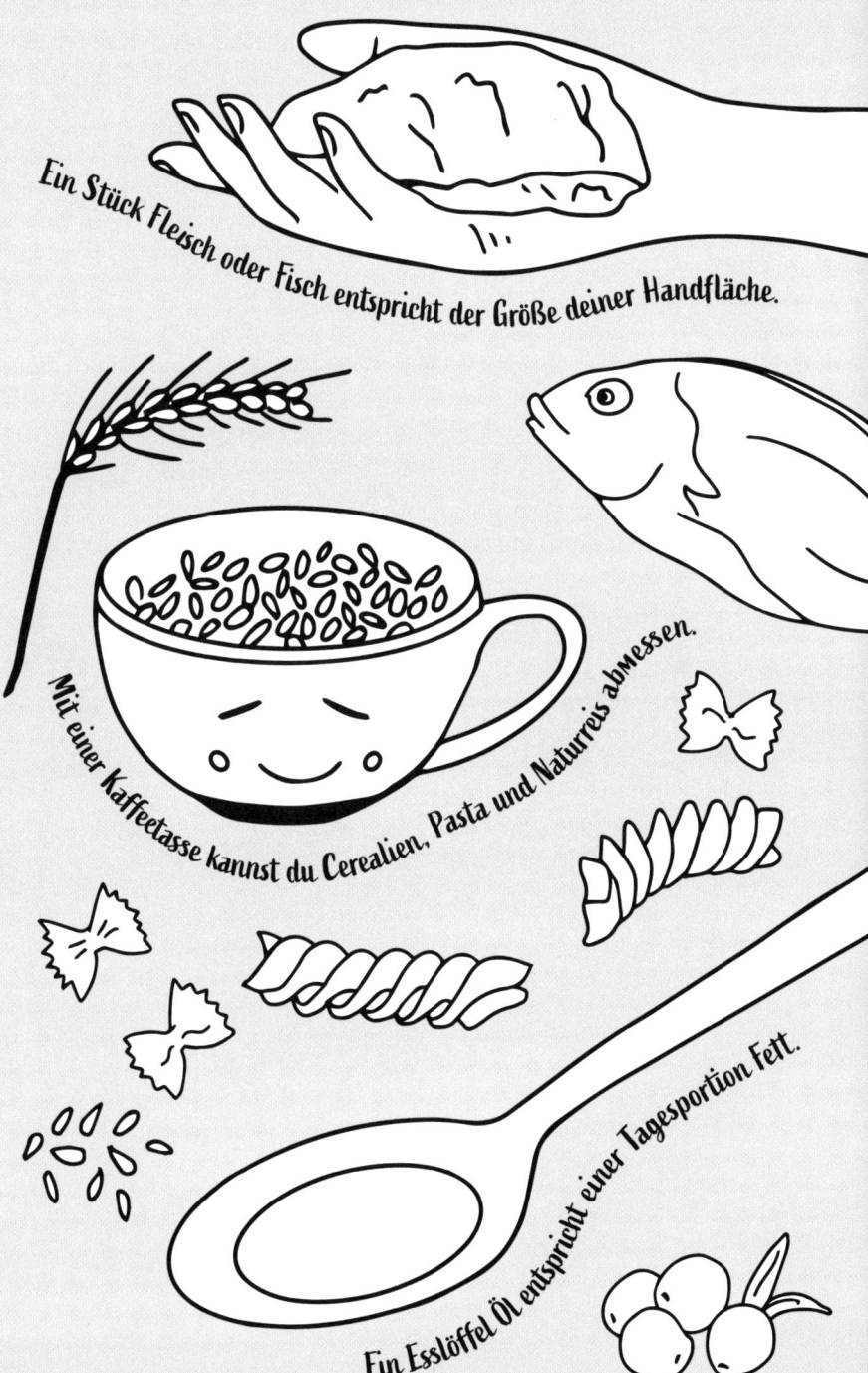

Ein Stück Fleisch oder Fisch entspricht der Größe deiner Handfläche.

Mit einer Kaffeetasse kannst du Cerealien, Pasta und Naturreis abmessen.

Ein Esslöffel Öl entspricht einer Tagesportion Fett.

Wenn du abnehmen möchtest, ist das exakte Abwiegen von Nahrung nicht nur alltagsuntauglich, sondern artet in Stress aus. Um die Größe deiner Portionen zu ermitteln, reichen deine »Hilfsmittel« als Anhaltspunkt. Ob du drei Scheiben Gurken oder zwei Gabeln Nudeln mehr oder weniger isst, macht den Kohl nicht fett, wenn du Körpergewicht verlieren willst. Der beste Zustand nach einer Mahlzeit lautet »möglichst lange gesättigt« und nicht »technisch k. o.«.

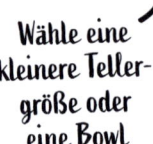

Wähle eine kleinere Tellergröße oder eine Bowl

Ein »psychologisches« Hilfsmittel ist die Tellergröße für deine Mahlzeiten. Wähle den Teller eine Nummer kleiner als gewohnt und richte deine Speisen appetitlich an – das Auge isst mit. Durch die Verwendung kleinerer Teller und Schalen erscheint dir deine Nahrungsportion größer, als sie eigentlich ist. Für deine Hauptmahlzeiten eignen sich auch Bowls. Die »Standards« haben die optimale Größe für eine Portion. Ich verwende Bowls mit einem Durchmesser von 17 bis 20 Zentimetern.

Take Home Message

- Iss achtsam und hör auf dein natürliches Sättigungsgefühl.
- Wenn du abspecken willst, halte dich an die vorgegebenen Portionsgrößen.
- Nutze deine Hände und deinen Verstand.
- Verwende kleinere Teller oder eine Bowl zum Anrichten deiner Mahlzeiten.

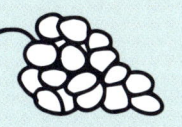
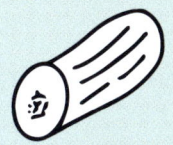

Das 80:20-Prinzip

Regeln sind dazu da, auch mal gebrochen zu werden.

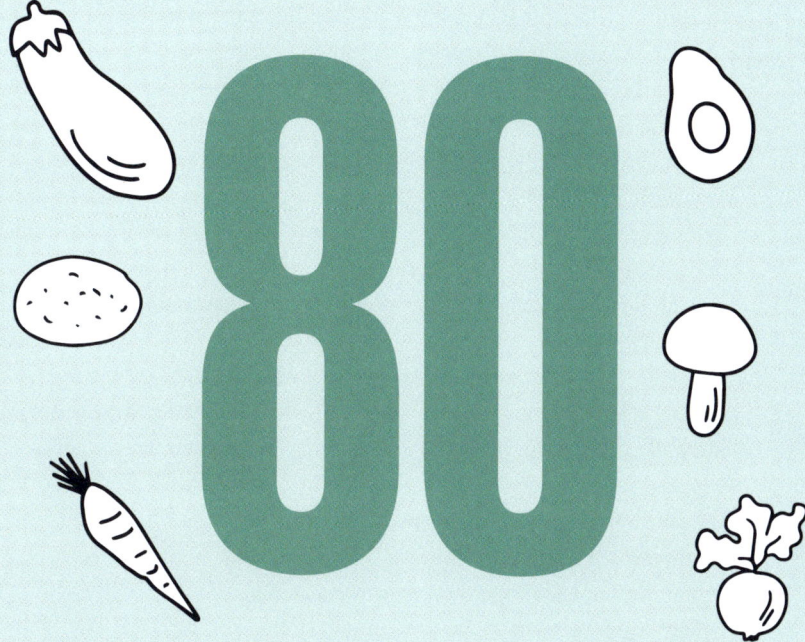

80

Rules are for Fools.

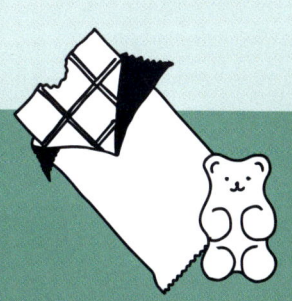

20

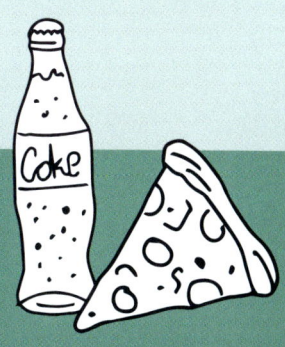

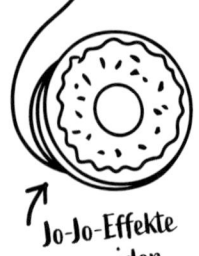

Hurra! Endlich mal gute Nachrichten, wenn es ums Abnehmen geht.
Du darfst sündigen!

Abnehmen und dabei auf nichts verzichten, wie geil ist das denn? Ich halte es tatsächlich mit dem Grundsatz: »Rules are for Fools«. Okay, mit einer klitzekleinen Einschränkung. Denn natürlich müssen wir uns bei einer Ernährungsumstellung auch an gewisse Regeln halten. Doch Regeln sind eben auch dazu da, ab und zu mal gebrochen zu werden.

Jo-Jo-Effekte vermeiden

Bei uns beinhaltet das 80:20-Prinzip genau diesen Ansatz. Denn je mehr wir uns verbieten, umso größer wird das Verlangen. Der Reiz der verbotenen Frucht geht immerhin schon auf das Paradies und den verführerischen Apfel zurück. Auch mir geht es da nicht anders. Ich habe Doc Diessners Clean-Eating-Konzept entwickelt, gerade weil ich *nicht* der Meinung bin, dass wir leben sollten wie Asketen. Wer wie besessen darauf fixiert ist, sich zu 100 Prozent »gesund« zu ernähren, is(s)t krank. Auch ich esse an anstrengenden Arbeitstagen ab und zu Schokolade oder trinke abends gerne mal mit Freunden ein Glas Wein.

Je mehr Einschränkungen und Verzicht wir uns auferlegen, umso höher ist das Risiko, alle guten Vorsätze über Bord zu werfen. Irgendwann fallen wir vollständig in unsere alten Verhaltensmuster zurück. Ernährungsmedizinisch sprechen wir von Rebound-Effekten. Das bedeutet, du nimmst ab und wieder zu, ab und zu, ab und zu … Der Frust steigt, und schlussendlich auch dein Gewicht. Und genau das wollen und werden wir mit meinem Konzept vermeiden: keine Chance für Jo-Jo-Effekte!

Ständiger Verzicht macht uns unglücklich. Und unglückliche Menschen werden leichter krank, haben ein schlechteres Immunsystem, herabgesetzte Stoffwechselfunktionen und neigen zu

Wir betrügen uns nicht, wenn wir hin und wieder eine Tüte Chips vertilgen!

unkontrolliertem Essverhalten. Da sind sie dann, die Heißhungerattacken. Immer wieder sehe ich in meiner Sprechstunde Patientinnen und Patienten, die sich an eine spezifische Ernährungsform regelrecht klammern und trotzdem übergewichtig oder gar adipös sind. Zu viel Verzicht kann am Ende genau das Gegenteil bewirken. Deswegen ist mir eine Botschaft ganz wichtig: Wir alle, natürlich auch wir Ärzte, sind keine Moralapostel. Ich werde nicht gleich den Zeigefinger heben, wenn du mal über die Stränge geschlagen hast. Wir sind alle nicht gefeit

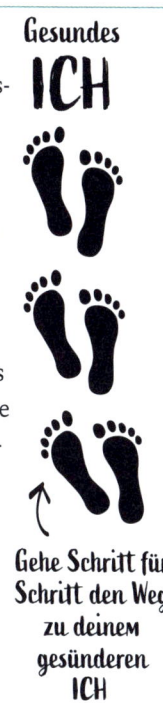

Gesundes ICH

Gehe Schritt für Schritt den Weg zu deinem gesünderen ICH

vor Überlastung, Kummer oder Erschöpfung. Und da die meisten von uns gelernt haben, dass Essen Trost und Belohnung bedeutet, stopfen oder schütten wir dann womöglich wahllos ungesundes Zeug in uns hinein. Hey, das ist auch mal okay! Und mal ehrlich ... glaubst du wirklich, du wirst dick, wenn du an 50 Tagen eines Jahres über die Stränge schlägst? Nein, wirst du natürlich nicht – wenn du dich die anderen 315 Tage unter Kontrolle hast und gesund ernährst.

Das 80:20-Prinzip zeigt, dass ein erfolgreicher Weg niemals im Verzicht, sondern in einer clever durchdachten Lebensweise liegt. Deinen Körper veränderst du dauerhaft nur und ausschließlich ohne strikte Verbote. Das habe ich bei meinem Clean-Eating-Konzept von Anfang an mit eingeplant. Mein Ziel ist es, dir nicht nur eine Sensibilität für die Qualität deiner Nahrung, sondern auch für dein Ernährungsverhalten zu vermitteln. Und dann geht es Schritt für Schritt zu einem gesünderen Ich.

Der Schokoladen-Mythos

Und noch mehr gute Nachrichten für alle Schokomäulchen: Schokolade ist nicht gleich Schokolade und in Maßen genossen sogar gesund. Hier kommt es auf die Art der Schokolade und ihre industrielle Weiterverarbeitung an.

In verschiedenen Studien wurde gezeigt:

- Kakao ist reich an Polyphenolen, die mit einer verbesserten Insulinsensitivität und Glukoseregulierung in Verbindung gebracht werden. Laut *The Journal of Nutrition* können Lebensmittel mit hohem Polyphenolgehalt eine schützende Rolle vor Diabetes Typ 2 spielen.[1]
- Der in dunkler Schokolade enthaltene Kakao mit den darin enthaltenen Phenolverbindungen kann laut *US National Institute of Health* zur **Stärkung des Immunsystems** führen und vorzeitige Alterungsprozesse bremsen.[2]
- Kakao ist eine der reichsten Antioxidantienquellen der Welt. Laut dem *American Journal of Clinical Nutrition* wurde der hohe Flavonoidgehalt von Kakao mit einem **verringerten Risiko für Herz-Kreislauf-Erkrankungen** in Verbindung gebracht.[3]

- Im Kakao befinden sich viele essenzielle Vitamine und Mineralstoffe wie Magnesium, Eisen, Kupfer, Mangan und Riboflavin, die der **Verbesserung verschiedener Körperfunktionen** dienen. Magnesium beispielsweise trägt zur Mineralisierung der Knochen bei und steuert die Muskelkontraktion und die Schmerzempfindlichkeit.

Roher Kakao, wie Kakaobohnen oder Kakao-Nibs, bietet die besten Eigenschaften.

- Kakao enthält einen hohen Anteil an Resveratrol.Untersuchungen haben gezeigt, dass Resveratrol die psychische Gesundheit unterstützen kann, indem es die Produktion von Endorphinen und Serotonin (stimmungsaufhellender Botenstoff) im Gehirn erhöht. Resveratrol hilft bei der **Kontrolle von Entzündungen** und **schützt dein Gehirn sowie dein Nervensystem**.
- Laut *Journal of Psychopharmacology* zeigte sich ein **positiver Effekt bei Angstpatienten** durch das regelmäßige Trinken eines antioxidantienreichen Kakaogetränks. Verglichen mit einer Kontrollgruppe fühlten sich die Patienten entspannter als diejenigen, die es nicht tranken.[4]

Selbst wenn du Körpergewicht abnehmen willst, musst du nicht ganz auf Schokolade verzichten, solltest sie aber nicht täglich als Snack in deinen Speiseplan einbauen. Wenn du dein Zielgewicht bereits erreicht hast, kannst du auch mal mehr genießen.

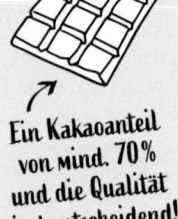

Ein Kakaoanteil von mind. 70% und die Qualität sind entscheidend!

Gesundheitliche Benefits bietet allerdings nur der rohe Kakao. Du solltest bei der Wahl deiner Schokolade zu wenig weiterverarbeiteten Varianten von hoher Qualität (ohne Kuhmilch und raffinierten Zucker) greifen. Der **Kakaoanteil** sollte mindestens **70 Prozent** betragen. Je dunkler deine Schokolade, desto mehr wertvolle Bestandteile sind noch enthalten. Auch die Rohvarianten wie Kakaobohnen oder Kakao-Nibs sind gute Alternativen.

Varianten des 80:20-Prinzips in Doc Diessners Clean-Eating-Konzept

Bei der Umsetzung kannst du flexibel aus verschiedenen Varianten wählen.

VARIANTE 1: Du ernährst dich zu 80 Prozent des Tages clean und zu 20 Prozent isst du, worauf du Lust hast. Du kannst dabei jeden einzelnen Tag in Mahlzeiten unterteilen. Wenn du fünf Mahlzeiten am Tag zu dir nimmst, kann eine davon »nicht clean« sein. Diese macht dann 20 Prozent deiner gesamten Tagesration aus. Das könnte zum Beispiel ein Riegel dunkle Schokolade am Nachmittag sein.

80 % Eat clean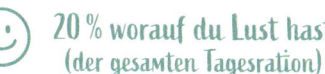

VARIANTE 2: Eine andere Methode ist, die Woche als Ganzes zu betrachten. Bei drei Hauptmahlzeiten pro Tag kommst du auf 21 in der Woche. Davon kannst du vier Mahlzeiten mit nicht cleanen Produkten essen. Gleiches gilt für deine Zwischenmahlzeiten.

21 Mahlzeiten pro Woche  4 Mahlzeiten nach Belieben

VARIANTE 3: Von Montag bis Freitag isst du clean und haust am Wochenende **ohne** Reue eine Tüte Chips und einen Burger weg.

Mo–Fr Eat clean    Am Wochenende ohne Reue sündigen

Kann eine Ernährungsmedizinerin solche Tipps geben?

Kann sie. Das Problem aller Abnehmstrategien ist nicht der Verzicht auf ungesunde Lebensmittel, sondern der Gedanke daran. Wir kreiseln in jeder Situation, in der wir sonst zu Junkfood oder ungesunden Snacks gegriffen haben, gedanklich um solche Produkte. Ein Kreislauf entwickelt sich, das Kopfkino beginnt, und wir wollen den Film zu Ende sehen: Heißhunger entsteht. Wir sind gefrustet durch unsere selbst auferlegte

Abstinenz – das Verlangen wird größer und größer – und zack: schon ist der Brownie im Mund verschwunden. Ernährung macht ab diesem Punkt keinen Spaß mehr, sie wird zur Qual. Genau hier setzt mein 80:20-Prinzip an. Präge dir den folgenden Satz bitte ganz genau ein, dann hast du das Grundprinzip von Doc Diessners Clean-Eating-Konzept verstanden:

Es geht nicht um eine strikte Diät, sondern um eine langfristige Ernährungsumstellung.

Eine hundertprozentig gesunde Ernährung ist auf Dauer nicht umsetzbar. Du lebst nicht als vollkommen isoliertes Individuum auf diesem Planeten, sondern bist glücklicherweise in ein soziales Gefüge eingebettet. Das bedeutet, dass ein Restaurantbesuch mit deinen Freunden oder ein Bierchen beim Grillen durchaus in dein Ernährungskonzept passen. Denn das gehört auch einfach mit zur Lebensqualität. Warum sollst du einer Ernährungsweise folgen, die von Beginn an nur auf Verzicht aufgebaut ist? Wenn du weißt, dass du dir zwischendurch mal einen Eisbecher oder eine Pizza gönnen darfst, bist du motivierter, dich die restliche Zeit wieder clean zu ernähren.

Glaubst du, du wirst dick, wenn du an 50 Tagen eines Jahres sündigst?

Um auf Dauer natürlich schlank, gesund und schön zu sein, muss man nicht »perfekt« essen. Je mehr cleane Lebensmittel du aber in deinen Speiseplan einbaust und je konsequenter du auf industrielle Zusatzstoffe verzichtest, desto geringer wird im Verlauf dein Verlangen nach Junkfood und Süßigkeiten. Denn schon in deinen ersten cleanen Wochen wirst du spüren, zu welchen Leistungen dein Körper fähig ist. Wie fit du dich fühlst und wie attraktiv du aussiehst. Um dir deine Ernährungsumstellung etwas zu erleichtern, gibt es für die Anfangsphase einige Tricks von mir, die dir helfen, dich auf Erfolgskurs zu halten.

1. Kühlschrank-Inventur

Ist besser so: Aus den Augen, aus dem Sinn!

Aus den Augen – aus dem Sinn! Befreie deinen Kühlschrank von industriell stark weiterverarbeiteten Lebensmitteln und miste sämtliche Süßigkeiten aus. Ersetze die Produkte mit gesunden Snacks. Sorge dafür, dass dein Vorrat immer mit genug cleanen Nahrungsmitteln gefüllt ist. So kommst du nicht in Versuchung, dich aus Mangel an gesunden Alternativen über einen Becher Eiscreme herzumachen.

2. Sport

Hast du an mehreren Tagen über die Stränge geschlagen, gleiche die erhöhte Energiezufuhr mit sportlichen Aktivitäten aus, um die überschüssigen Kalorien wieder loszuwerden.

3. Tagebuch

Du hältst dich an die Zehn Gebote des Clean-Eating-Konzepts, aber deine Pfunde wollen trotzdem nicht purzeln? Bastle dir ein Ernährungstagebuch, in dem du über eine Woche **alles** dokumentierst, was du isst und trinkst. Auch bei intelligenter Lebensmittelauswahl kann über falsche Portionsgrößen oder ein Übermaß an »gesunden Fetten« zu viel Energie zugeführt werden (siehe Kapitel »*Viel hilft nicht immer viel*«).

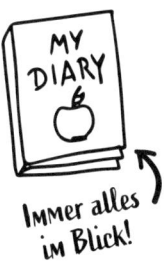

Immer alles im Blick!

4. Fokussiere dich!

Visualisiere deine Ziele und beschäftige dich im Alltag mit ihnen. Fokussiere dich, vor allem wenn du einen Hänger hast.

5. Do it!

Geh deine Ernährung nicht nur kopfgesteuert an. Wer ständig grübelt und zweifelt, ob er alles richtig macht, verliert schnell den Spaß daran. Im Prinzip weißt du sowieso, welche Entscheidung gut für dich ist. Fang einfach an und probiere aus.

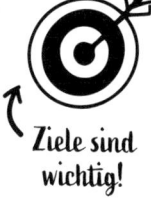

Ziele sind wichtig!

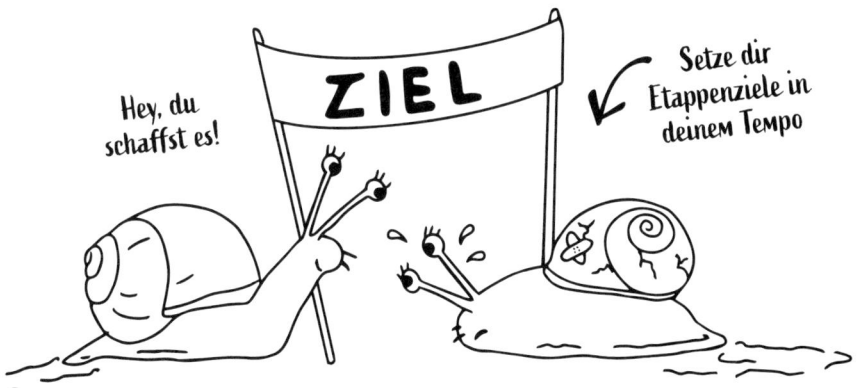

Hey, du schaffst es!

ZIEL

Setze dir Etappenziele in deinem Tempo

DAS 80:20-PRINZIP AUF EINEN BLICK

- Wähle eine der drei Varianten des 80:20-Prinzips, die am besten zu dir und deinem Lebensstil passt. Natürlich kannst du die Variante immer mal wieder wechseln – zum Beispiel von Woche zu Woche.

- Schlage **OHNE** schlechtes Gewissen hin und wieder auch mal über die Stränge.

- Hör auf die Signale deines Körpers. Er zeigt dir durch Symptome wie Völlegefühl, Sodbrennen oder Müdigkeit, wann es ungesund wird.

Tipp: Popcorn selbst clean zubereiten!

Mach mit - bleib fit

Erstma' chillen

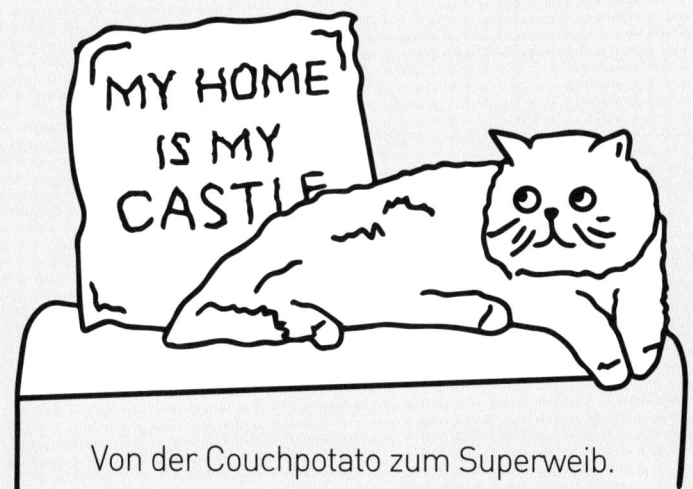

Von der Couchpotato zum Superweib.

»Eine Reise von tausend Meilen beginnt mit einem einzigen Schritt.«

Laozi, 6. Jahrhundert v. Chr.

Schönheit und Attraktivität sind Attribute, die für unser Wohlgefühl durchaus wichtig sind. Du liebst jedes Kilo Fett an dir und freust dich über deinen Haarausfall, weil endlich mal Luft an deine Kopfhaut kommt? Wenn du nach dem Motto »Ich will so bleiben, wie ich bin« lebst, herzlichen Glückwunsch! Du darfst … Viele wünschen sich aber hier und da etwas Optimierung und greifen deshalb zu kleineren oder größeren Hilfsmitteln. »Pimp up your Body« – ganz gemütlich und ohne Anstrengung. Fast alles scheint mittlerweile machbar. Und das Beste: Du brauchst nicht viel dafür zu tun, außer deine Geldbörse ein wenig zu erleichtern – aber du willst ja ohnehin abnehmen.

Schönheit und Fitness ohne großen Mehraufwand – geht das?

Cremes und Pasten, Conditioner und Leave-in-Kuren. EMS-Training und Rüttelplatte, Proteinpulver und Nahrungsergänzungsmittel. Alles für die glatte Hülle, für geschmeidiges Haar, einen definierten Körper und ein heißes Fahrgestell … Zusätzlich zu den üblichen »Kleinigkeiten«, die man eben so macht und einwirft, legen wir Ärzte für deine Attraktivität sogar noch einen drauf. Spritze und Skalpell, Botox, Hyaluron, Eigenblut als »Vampirelifting« und die Lasertherapie. Fettwegspritze, Adipozytenfreezing, Liposuktion (Fettabsaugung). Für jedes Problem die scheinbar passende Therapie. Doch sind diese »Treatments«, die unsere gemütliche Couchpotato-Mentalität so wundervoll unterstützen, der Masterplan für ein attraktives Aussehen? Kann man natürlich schlank und sexy sein, so ganz ohne eigenes Zutun?

Meine klare Antwort: NEIN!
Ohne dass du dich aus deiner Komfortzone bewegst, wirst du weder dauerhaft dein Gewicht reduzieren, noch deine Fitness oder Gesundheit steigern können.

Kennen wir alle: Man kommt geschafft und genervt von der Arbeit nach Hause, der Blick schweift in Sekundenschnelle zum kuscheligen Sofa. Workout oder Kochen? Tja. Im Schrank sind noch köstliche Erdnussflips, also Tüte auf, TV an. Der Abend scheint »gerettet ...« und alle guten Vorsätze fliegen über Bord. Doch wenn du dir acht Stunden am Tag deinen »Allerwertesten« am Arbeitsplatz breiter und breiter sitzt und nach Feierabend direkt mit Knabberzeug aufs Sofa wanderst, kannst du deine Haut cremen, bis die Ärztin kommt. Hilft nichts, dann sind die Schwabbelschenkel leider vorprogrammiert.

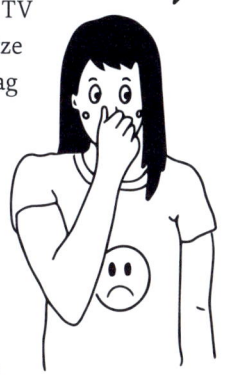

Wir Menschen sind so konditioniert, dass wir unentwegt nach einer fixen und einfachen Befriedigung suchen. Wir glauben, die schnelle Belohnung mache uns glücklich: eine Befriedigung, die uns ein Hochgefühl verschafft und Millionen Glückshormone ausschüttet. Leider gaukeln wir uns dieses »schnelle Glück« nur vor. Denn der Happyness-Faktor ist bereits nach wenigen Minuten verflogen. Nach dem Zuckerrausch wirst du müde, unkonzentriert und gereizt. Du entwickelst Pups-Alarm, als hättest du drei Stinkbomben gezündet. Vielleicht liegst du ja ganz gern allein auf der Couch?

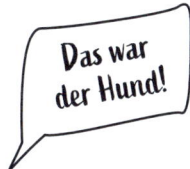

Damit noch nicht genug: Gibst du ständig deinen ungesunden Gelüsten nach, wirst du langfristig an Körpergewicht zulegen. Deine Leistungskraft nimmt ab, Hautbild und Gesundheit verschlechtern sich. Über diese »Nebenwirkungen« bist du dann wohl kaum glücklich. Das wissen wir eigentlich alle, trotzdem sind wir mittlerweile durch Werbung und soziale Medien so fremdgesteuert, dass wir oft gar nicht mehr sagen können, was unserer Gesundheit dienlich ist und was nicht. Immer wieder lesen wir grandiose Versprechungen, die unsere Gesundheit revolutionieren sollen. Und immer wieder nehmen wir uns vor: »Ab morgen verändere ich mein Leben! Nein, besser noch: Ich verändere direkt die ganze Welt!«

Um eine gesunde, ausgewogene Ernährung zu unserem Lifestyle zu machen, müssen wir unser durch soziale Medien, Diätkonzepte und falsche Werbeversprechen fremdgesteuertes Verhalten ablegen. Die tägliche »Revolution der Ernährungswelt«, die uns Ärzte »sprachlos« macht, ist wirklich zu schön, um wahr zu sein. Es gibt sie nicht.

Mit ein paar »Superfoods« und Nahrungsergänzungsmitteln erreicht niemand im Expresstempo den Status eines Topmodels. Lass dich nicht von den Strömungen mitreißen. Die Nahrungsmittel- und Pharmaindustrie lebt von Wellen, ebenso wie die ganze Ernährungslandschaft: Es kommt immer wieder eine neue auf uns zugerollt. Verebbt die »Paleo-Welle« gerade noch, rast schon die »Antioxidantien-Welle« heran, während sich bereits die nächsten Wogen im Ozean der Ernährungsmythen und -hypes auftürmen. Je nachdem, was sich gerade medial am besten vermarkten lässt und am unverbrauchtesten erscheint. Wahlweise schwappen immer wieder »Free-Ernährungsformen« zu uns heran: glutenfrei, zuckerfrei, laktosefrei, fettfrei, kohlenhydratfrei. Ich bin gespannt, wann »vitamin- und nährstofffrei« im Trend liegen.

Los geht's! Mach nicht schlapp!

Bei diesen ganzen Wellen, die aus allen Richtungen auf uns zurasen und an uns zerren, bleiben Verstand und Genuss häufig auf der Strecke. Durch das Überangebot an industriellen Produkten, die passive Verhaltensmuster unterstützen, verlieren wir den sicheren Halt unter den Füßen: unser »Bauchgefühl« für gesunde Ernährung. Man isst ja nicht nur, weil man Hunger hat. Wir versprechen uns etwas davon. Nicht nur Gesundheit, Attraktivität und Fitness, sondern auch die Freude an der Ernährung. Dass man gerne essen geht und gerne in Gesellschaft isst, wird bei all den Ernährungstrends und »Functional-Food-Produkten« selten berücksichtigt. Oder lädst du deine besten Freundinnen auf einen Proteinshake ein?

All die passiv geprägten Ernährungsstrategien passen auf Dauer nicht in unseren Alltag. Verbleiben wir weiter in unserer Komfortzone und greifen zu allem, was einfach und schnell verfügbar ist, ändert sich nicht viel. Vor allem nicht zum Positiven. Der innere Schweinehund ist dabei der größte Endgegner. Etwas für deine Gesundheit, dein Aussehen und deine Leistungskraft zu tun, ist zunächst **immer** mit einem erhöhten Aufwand verbunden. Du bist gefragt! Schönheit und ein schlanker Körper fallen nicht vom Himmel. Es braucht Motivation und anfangs auch Disziplin, um auf einer langfristigen »Erfolgswelle« zu reiten. Doch je länger du den Schub mitnimmst, desto weniger bringen dich Gelüste und ungesunde Strömungen vom Kurs ab.

Und so funktioniert's – dein Schlüssel zum Erfolg

Dein Schlüssel, deine Tür, dein Erfolg!

Es liegt in deinen Händen, dein Leben und deinen Körper zu verändern. Dazu gehört natürlich auch Durchhaltevermögen. Schließlich bist du nicht in zwei Wochen aus der Form geraten, und dein Bindegewebe hat nicht innerhalb von einem Monat locker gelassen. Aber hey, was sind schon ein paar Monate, wenn ein gesunder attraktiver Körper in Aussicht steht. Du gibst deinem Organismus die Chance, sich zu regenerieren und zu reinigen. Eine schöne Verpackung bringt nichts, wenn der Inhalt unattraktiv ist.

Sei motiviert und halte durch!

Die Grundvoraussetzung zur Veränderung ist deine Motivation. Dir sollte klar sein, dass du allein für den Erfolg deiner Ernährungsumstellung verantwortlich bist – niemand sonst. Arbeite aktiv an dir. In der Ernährungsmedizin sprechen wir an dieser Stelle von einer Verhaltensmodifikation. Kurzzeitige crashartige Veränderungen bringen nichts. Eine nachhaltige Änderung deiner Ernährungsgewohnheiten ist zunächst zwar anstrengender und aufwendiger als deine bisherige Lebensweise, davon solltest du dich aber nicht entmutigen lassen. Hast du deine ersten Ziele erreicht, wirst du später über die wenigen frustrierenden Momente und Rückschläge lächeln und dir sagen: »Es hat sich gelohnt!«

Wer etwas Besonderes in seinem Leben erreichen will, muss immer für seine Ziele arbeiten. Merke dir: Du bist der Hauptakteur. Es geht allein um dich, deine Ziele und deinen Erfolg, nicht um mich oder deine Freundinnen. Bist du gesund, dann hast du genug Power für deine Ziele und kannst so werden, wie du sein willst. Führst du dir das immer wieder vor Augen, steigt die Motivation, deine Lebensgewohnheiten zu verändern. Heute ist dein Tag, nicht erst morgen.

Mach dich schlau und beobachte die Signale deines Körpers!

Ein fundiertes Wissen über die Wirkung der Ernährung auf deinen Körper ist wichtig. Ich persönlich möchte immer wissen, warum sich Verän-

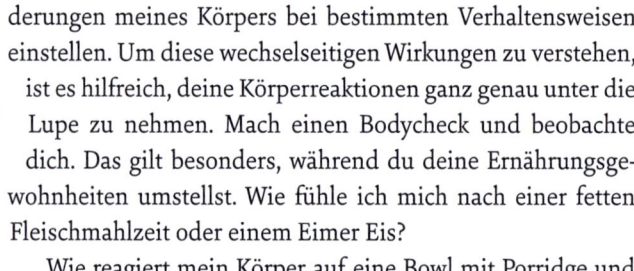

Wie fühle ich mich nach dem Essen? Mache den Bodycheck!

derungen meines Körpers bei bestimmten Verhaltensweisen einstellen. Um diese wechselseitigen Wirkungen zu verstehen, ist es hilfreich, deine Körperreaktionen ganz genau unter die Lupe zu nehmen. Mach einen Bodycheck und beobachte dich. Das gilt besonders, während du deine Ernährungsgewohnheiten umstellst. Wie fühle ich mich nach einer fetten Fleischmahlzeit oder einem Eimer Eis?

Wie reagiert mein Körper auf eine Bowl mit Porridge und frischen Früchten? Warum habe ich in einer Nacht Sodbrennen? Und wieso schlafe ich in der nächsten Nacht wie ein Baby? Je mehr Beobachtungen du machst, desto sensibler wirst du, wenn es darum geht, über die Auswahl deiner Nahrungsmittel das Beste aus deinem Körper herauszuholen. Denk darüber nach, was du tatsächlich an Inhaltsstoffen zu dir nimmst. Stell dir bildlich vor, welche Auswirkungen das Produkt auf deinen Körper und deine psychische Gesundheit hat. Nur wer versteht, wie sein Körper tickt, kann ihn verändern.

Wir müssen also den Hintern hochbekommen und unser Oberstübchen aktivieren! Klingt anstrengend? Sorry! Trotz modernster Erkenntnisse über Ernährung und innovativster Lebensmittelverarbeitung mit Vitaminzusätzen und High-Protein-Gedöns gilt leider weiterhin die alte Floskel: »Ohne Fleiß kein Preis.«

Die im folgenden Body-Check aufgeführten Fragen kannst du für dich selbst erweitern. Achte darauf, wie dein Körper und deine Fitness auf deinen aktuellen Lifestyle reagieren. Führe ein Ernährungstagebuch (siehe Kapitel »*Das 80:20-Prinzip*«). Schreib **alles** auf, was du tagsüber gegessen und getrunken hast und wie du dich anschließend fühlst. Nur so kannst du ermitteln, an welchen Stellen du ansetzen musst.

Achtung! Obwohl dein Körper bei meinem Clean-Eating-Konzept keinem Defizit ausgesetzt wird, kann es zu Beginn deiner Ernährungsumstellung zu sogenannten Entzugssymptomen wie Kopfschmerzen, Leistungsabfall und Müdigkeit kommen. Beispielsweise durch den weitestgehenden Verzicht auf Haushaltszucker und die ganzen chemisch verarbeiteten Lebensmittel. Dein Körper braucht ein paar Tage, um sich auf die neue Nahrungsmittelzufuhr einzustellen. Gib ihm die Zeit dafür. Trinke viel Wasser und ungesüßte Kräutertees. Deine Beschwerden werden schnell verschwinden.

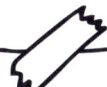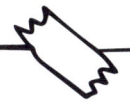

MEIN BODY-CHECK:
Wo kann ich ansetzen?

Wie fühle ich mich nach dem Verzehr von Süßigkeiten und Knabberzeug?
☐ fit wie ein Turnschuh   ☐ müde   ☐ unkonzentriert
☐ hyperaktiv   ☐ übellaunig   ☐ aufgebläht

Wie reagiert mein Körper langfristig auf Junkfood?
☐ Hautirritationen   ☐ Gewichtszunahme   ☐ Infektanfälligkeit
☐ Leistungsminderung   ☐ Verdauungsstörungen   ☐ gar nicht

Was macht Koffein mit meinem Körper?
☐ Topform   ☐ wach   ☐ nervös   ☐ depressiv
☐ Herzklabaster   ☐ Schlafstörungen

Was fühle ich am nächsten Morgen, wenn ich am Vortag Alkohol getrunken habe?
☐ hohe Leistungsfähigkeit   ☐ Abgeschlagenheit   ☐ Heißhunger
☐ Angst   ☐ Unwohlsein

Wie fühle ich mich nach dem Verzehr von Rohkost?
☐ supergut   ☐ aufgebläht   ☐ Bauchkrämpfe

Wie ist mein Schlaf nach einer fetten Mahlzeit am Abend?
☐ Murmeltier   ☐ Einschlafprobleme   ☐ Durchschlafstörungen
☐ unruhig   ☐ zu kurz

Denke mit – Finde deinen eigenen cleanen Lifestyle!
Adaptiere deine Ernährungsgewohnheiten so, dass sie zu dir passen und schließlich Teil deines Lebens werden. Ich spreche hier von Alltagskompatibilität. Stell deine Veränderungen so auf, dass sie dir leichtfallen und Spaß bereiten. Wie ich dir anfangs erzählt habe, litt ich früher unter Allergien, die teils ernährungsbedingt waren, und fühlte mich ständig müde und schlapp. Ich probierte zunächst einige »Diäten«, bevor ich auf Clean Eating gestoßen bin. So auch eine »Diät«, in der Kohlenhydrate

115

nur in ganz geringen Mengen erlaubt waren. Ich esse jedoch für mein Leben gern Pasta und Brot. Durch die ständige Abstinenz war ich gar nicht happy, fühlte mich durch die krassen Carb-Restriktionen von Tag zu Tag schwächer, fror und hatte ab mittags Konzentrationsschwierigkeiten. Meine Gedanken kreiselten nur noch um die »verbotenen« Kohlenhydrate – sofern ich überhaupt noch denken konnte. Schließlich ernährt sich unser Gehirn von Glukose.

Nach drei Wochen brach ich ab. Eine strenge Low-Carb-Ernährung ist nichts für mich. Sie nimmt mir ein großes Stück Lebensqualität und raubt mir nicht nur den letzten Nerv, sondern wertvolle Energie.

Seitdem ich mich clean ernähre, opfere ich meine Lebensqualität nicht mehr, weil das Konzept so vielseitig ist. Gute Kohlenhydrate (Right Carbs) sind natürlich erlaubt. Und wer abnehmen möchte, schafft es auch. Selbst wenn du zunächst nur eine Mahlzeit des Tages mit cleanen Nahrungsmitteln gestaltest, ist das ein guter Schritt in die richtige Richtung. Ob du dabeibleibst oder deine weiteren Mahlzeiten nach und nach ebenfalls umstellst, hängt von deinen Zielen ab. Du wirst deinen Rhythmus finden. Suche nicht nach flüchtigen Ideen oder Diätkonzepten, die gar nicht zu deinem Geschmack oder deinen Gewohnheiten passen. Das gilt nicht nur für deine Ernährung, sondern auch für deine Grundaktivität und Bewegung. Zu Beginn kann es hilfreich sein, dir fachkundige Unterstützung von einem Ernährungsmediziner einzuholen. Er oder sie wird mit dir gemeinsam Verhaltensmuster entwickeln, die in deiner persönlichen Alltagssituation gut umsetzbar sind. Gehst du zu 100 Prozent d'accord mit deinen Ernährungsgewohnheiten, dann wirst du Spaß daran haben, dich in Bewegung zu setzen, und langfristige Erfolge erzielen.

> **Meine Gedanken kreisten nur noch um die »verbotenen« Carbs. Hungern? Wollen wir nicht.**

Stoppe Heißhungerattacken mit körpereigenen Appetitzüglern

Schlage deinen Körper mit seinen eigenen Waffen: Nutze seine biochemischen Eigenschaften auf dem Weg zu deinen Zielen. Denn unser Körper hat hormonell gesehen eine gute Ausgangsbasis, um natürlich schlank und schön zu sein.

Östrogene – Hormone, die dir den Kopf verdrehen

Im Zyklus der Frau spielen vor allem Östrogene eine wichtige Rolle. Östrogene sind weibliche Geschlechtshormone. Produziert werden sie bei uns Frauen vor allem in den Eierstöcken, aber auch in der Plazenta und der Nebennierenrinde.[1] Die Wirkungen der Östrogene sind stark davon abhängig, in welcher Lebensphase man sich gerade befindet. In der Pubertät steht die Entwicklung der sekundären Geschlechtsmerkmale im Vordergrund, später dann die Wirkung auf den weiblichen Zyklus und die extragenitalen Effekte (zum Beispiel die Beeinflussung des Knochenwachstums). Die Knochen werden verstärkt mineralisiert, das Verschließen der Wachstumsfugen beschleunigt und damit das Längenwachstum gebremst. Das ist der Grund, warum Mädchen in der Pubertät häufig ganz plötzlich aufhören zu wachsen. Östrogene beeinflussen aber auch den Elektrolythaushalt unseres Körpers. Sie fördern die Aufnahme von Natrium und Wasser, was zu vermehrten Wassereinlagerungen führen kann. Dies kann ein Grund für die Gewichtszunahme bei Einnahme der »Pille« sein.[2]

Eine weitere Aufgabe der Östrogene ist es, uns während des Zyklus auf eine Schwangerschaft vorzubereiten. Passiert das nicht – was ja nun mal überwiegend so ist –, fällt der Östrogenspiegel plötzlich ab. Die Folgen kennen viele Frauen allzu gut: PMS (Prämenstruelles Syndrom) mit Heißhungerattacken auf Süßes und Fettiges, Stimmungsschwankungen und Lustlosigkeit. An genau dieser Stelle kannst du ansetzen und deinen Körper mithilfe deiner Ernährung »umprogrammieren«. Dabei ist dein Ziel ein möglichst konstanter Östrogenspiegel über den gesamten Zyklus. Fettreiche Nahrungsmittel, vor allem tierischen Ursprungs, können den Östrogenspiegel erhöhen. Auch die vermehrte Aufnahme von stark zucker- und salzhaltigen Lebensmitteln kann dazu beitragen und zur Verstärkung von PMS führen. Ballaststoffreiche Lebensmittel bewirken hingegen eine geringere Östrogenproduktion. Zudem wurde festgestellt, dass viel Obst die Stimmungsschwankungen lindert.[3] Was bedeuten diese Beobachtungen für uns? Ganz einfach: Sie bestätigen unser Clean-Eating-Konzept: Minimiere tierische Fette in deiner Ernährung und iss ballaststoffreich. Reduziere

Östrogene wirken je nach Lebensphase unterschiedlich.

Fettige, süße oder salzige Speisen können den Östrogenspiegel erhöhen.

117

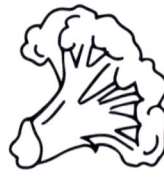

ausreichend Nahrung

deinen Verzehr von Haushaltszucker und von sehr gesalzenen Snacks. So kannst du starken Schwankungen deines Östrogenspiegels vorbeugen, verhinderst Heißhungerattacken und unschöne Wassereinlagerungen.

Leptin & Ghrelin verhindern Heißhungerattacken im Doppelpack.

Es ist schon verrückt: An manchen Tagen hast du einen Riesenhunger, an anderen möchtest du am liebsten so gut wie gar nichts essen. Dahinter stecken komplexe Stoffwechselvorgänge, die durch Hormone unseres Körpers gesteuert werden. Beteiligt sind vor allem die Neurotransmitter Leptin und Ghrelin. Hört sich komplizierter an, als es eigentlich ist: Leptin ist ein Stoffwechselhormon, auch Proteohormon genannt. Es wird in den Fettzellen (Adipozyten) unseres Körpers produziert. Haben wir unsere Adipozyten ausreichend mit Nahrung gefüttert, wird Leptin ausgeschüttet und über das Blut zum Gehirn transportiert. Ist viel Leptin im Blut, erfolgt ein Signal an das Gehirn: »Captain, Hungergefühl stoppen!« Daraufhin werden vermehrt appetitzügelnde und weniger appetitanregende Hormone ausgeschüttet: Du fühlst dich gesättigt.

viel Leptin

Ein weiterer Benefit des Hormons liegt darin, dass es den Stoffwechsel ankurbelt. Unsere Zellen können so die aufgenommene Energie schneller verstoffwechseln, also verbrennen. Ein toller Mechanismus? Prinzipiell schon, bis wir wieder mal auf »Diät« sind und unserem Körper weniger Kalorien zuführen. Unsere Fettzellen reagieren dann blitzschnell auf die energetische Dürre und vermindern die Produktion von Leptin, um unseren Appetit zu steigern. Dann ist es vorbei mit unserer Motivation. Hungern? Wollen wir nicht. Die guten Vorsätze sind über den Jordan, und wir stürzen uns auf alles, was uns zwischen die Finger kommt. Ein Grund, warum Diäten mit hoher Kalorienrestriktion nicht funktionieren. Eine weitere interessante Beobachtung ist, dass der Verzehr zuckerhaltiger Lebensmittel den Leptinspiegel herabsetzt.[4] Wir wollen also immer mehr von dem süßen Zeug, da unser Gehirn kein Signal mehr bekommt, das Hungergefühl zu stoppen.

Hunger gestoppt

Ghrelin ist im Grunde genommen der Gegenspieler von Leptin. Wird Ghrelin ausgeschüttet, verspürt man Hunger. Ghrelin ist somit ein Stoffwechselhormon, das die Nahrungsaufnahme steuert, indem es den Appetit anregt, und zwar immer dann, wenn du längere Zeit keine Nahrung zu dir genommen hast. Nach dem Essen sinkt wiederum die Ghrelin-Konzentration im Blut, wodurch die Sättigung einsetzt. Nimmst du von heute auf morgen viel weniger Nahrung zu dir, erhöht sich die Ghrelin-Konzentration, während die Leptin-Konzentration sinkt: Heißhungerattacken im Doppelpack. Du kannst also sowohl die Leptin- als auch Ghrelin-Ausschüttung über dein Essverhalten steuern und für eine Gewichtsreduktion nutzen.

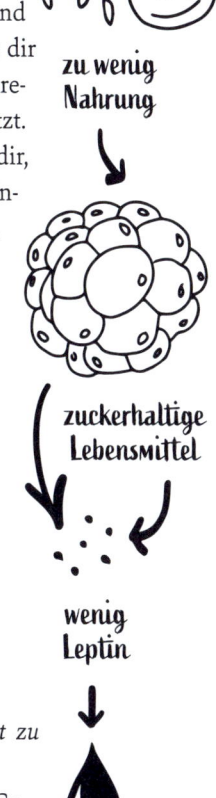

zu wenig
Nahrung

zuckerhaltige
Lebensmittel

wenig
Leptin

Heißhunger-
attacke!

MEIN FAZIT: Neben einer ballaststoffreichen, salz- und zuckerarmen Ernährung sowie Reduktion tierischer Fette solltest du Crash-Diäten mit hohem Kaloriendefizit vermeiden. Klüger ist ein geringes aber stetiges Energiedefizit, anstatt tagelang zu hungern.

Der Beichtstuhl: Schluss mit den Ausreden – sei ehrlich zu dir.

Ich habe einen anstrengenden Alltag. Gesunde Ernährung ist zu teuer. Mein Rücken zwickt. Mein Freund mag kein Gemüse.
Schluss mit den Ausflüchten! Ausreden zählen nicht. Gerade wenn du gefühlt rund um die Uhr im Einsatz bist und wenig »Me Time« hast, sollten Gesundheit und dein Wohlbefinden an erster Stelle stehen.

Diesmal ein Zitat von Oscar Wilde statt eines Sprichworts: »Sich selbst zu lieben ist der Beginn einer lebenslangen Romanze.« Also: Liebe dich selbst – und dann deinen Nächsten. Du bist deshalb keine schlechtere Partnerin, Kollegin oder Freundin. Im Gegenteil: Wie willst du anderen Menschen Liebe und Wertschätzung entgegenbringen, wenn du dich selbst nicht liebst? Wenn du dir keine Zeit für eine ausgewogene Ernährung nimmst und nicht in deinen Körper investierst, bist du häufiger gereizt, wirst weniger schaffen und

119

langfristig krank sein. Da freuen sich weder Freunde, Lebenspartner, noch Kinder oder Arbeitskollegen.

Was hast du zu beichten?

»Mein Tag ist anstrengend gewesen.«

»Ich habe keine Zeit.«

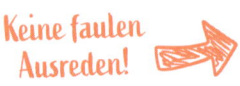

Keine faulen Ausreden!

»Ich fühle mich schlapp.«

»Gleich kommt meine Lieblingsserie.«

»Ich habe meine Tage.«

»Ich habe Streit mit meiner Kollegin.«

»Es ist doch nur ein Riegel Schokolade, danach ist Schluss.«

Take Home Message

- Fang heute an, nicht erst morgen.
- Führe ein aktives Leben und verlass deine Komfortzone.
- Sei wachsam: Beobachte deinen Körper, wie er auf Nahrungsmittel reagiert.
- Find deinen eigenen cleanen Lifestyle.
- Hol dir bei Bedarf für deinen Start fachkundige Unterstützung.
- Optimiere deine Ernährung über die körpereigenen Hormone.
- Liebe dich selbst und nimm dir Zeit für deine Gesundheit.

Shit happens

Fakten über eine gesunde Verdauung.

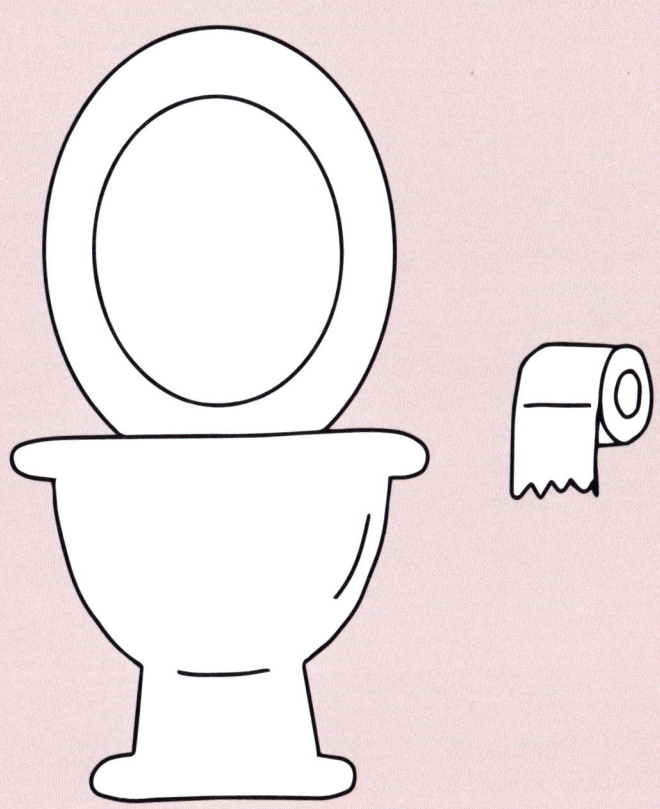

»Warum rülpset und furzet ihr nicht? Hat es euch nicht geschmecket?«

Martin Luther

Ein deftiger Satz, den Reformator Martin Luther angeblich bei einer Tischrede von sich gegeben haben soll. Während der Ausspruch wohl eher Mythos als Zitat ist, birgt er doch eine gewisse Wahrheit in sich. Dem Blähbauch nach einem üppigen Mahl mit einem »Pups-Kanon« Luft zu verschaffen und sich in die Kloschüssel zu erleichtern, empfinden wohl die allermeisten Menschen als entlastende Glücksmomente ihres Alltags. Über die Körperausscheidungen dann auch zu sprechen, fällt trotz unserer teils »enthemmten« Gesellschaft auch heutzutage recht schwer. Pupsen wird nur im Trash-TV bei Big Brother enttabuisiert oder nach Jahren in einer gefestigten (Liebes)-Beziehung.

Da fällt es deutlich leichter, von einem eitrigen Nasennebenhöhlen-infekt zu erzählen, als über die kürzlich durchgemachte Magen-Darm-Grippe oder abendliche Flatulenzen. Und jetzt ein ganzes Kapitel über unsere Verdauung? Ach, du Kacke …

Warum aber ist unser Verdauungssystem noch immer ein Tabu-thema, obwohl wir längst um die Wichtigkeit eines funktionierenden Magen-Darm-Traktes wissen? Unser Herz – systemrelevant. Wenn es nicht schlägt, können wir nicht leben. Unser Gehirn – wichtig! Ohne Hirnfunktion können wir nicht denken und handeln, existieren wir gar nicht. Und unser Darm ist nichts als Scham? Warum wird der Shit noch immer tabuisiert?

Funktioniert unsere Verdauung nicht einwandfrei, dann ist es unmöglich, dauerhaft natürlich schlank zu sein. Denn gut mit Nährstoffen

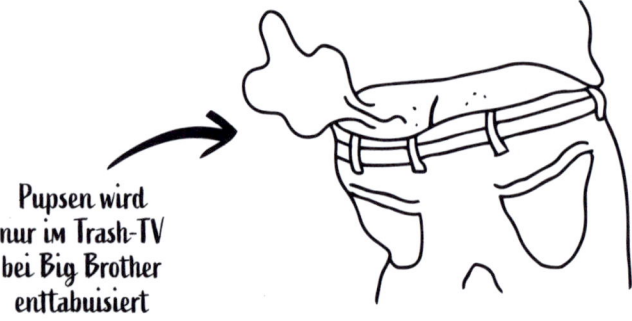

Pupsen wird nur im Trash-TV bei Big Brother enttabuisiert

versorgte Zellen sind das Geheimnis natürlicher Schönheit und Attraktivität. Wir setzen uns nicht aus Spaß an der Freude täglich auf den Lokus, sondern wollen unseren Körper von unnötigem Ballast befreien, um gesund und leistungsfähig zu sein. Musst du allerdings während der Defäkation (dein »großes Geschäft«) so fest pressen, dass du Sterne siehst, legst du Hasenköttel oder Atomhaufen in die Kloschüssel, dann läuft etwas falsch bei der Verarbeitung deiner Nahrung.

Oh holy shit, was ein Festschmaus!

Auch wenn Luther so wohl nie über das Rülpsen und Furzen gesprochen hat: Offenbar wurde der Darm nicht immer auf sein »stinkendes« Endprodukt reduziert. Gut so, denn unsere Körper funktionieren wie hochmoderne Recyclinghöfe, die unsere Nahrung an verschiedenen Stationen verarbeiten, uns mit Energie und Nährstoffen versorgen und das Überschüssige entsorgen. Die Verdauung ist ein zentrales Element. Nahrungsfette dienen als Brennmaterial, Proteine als Bausubstanz und zur Reparatur von Zellschäden. Kohlenhydrate liefern die Energie für die körperliche Aktivität und für unsere grauen Zellen, damit wir hin und wieder auch mal unser Gehirn einschalten können. Bei alldem ist der Darm ein Schutzschild für andere Organe, indem er einen Großteil der schädigenden Stoffe, die wir zu uns nehmen, ausscheidet und seine lebenswichtigen Kolleginnen und Kollegen gleichzeitig mit Nährstoffen versorgt. Doch wie kommen die Makronährstoffe überhaupt zum Ort ihrer Bestimmung?

Wissenschaftlich ausgedrückt, wird unsere Nahrung mithilfe enzymatischer Reaktionen in kleinste niedermolekulare Verbindungen aufgespalten. Unser Verdauungssystem zerlegt unsere Nahrung so weit, dass sie in Form von winzigen Teilchen in unsere Blutbahnen aufgenommen werden können, um unseren Zellen als Nahrung zu dienen. So werden auf der Passage durch unser körpereigenes Rohrleitungssystem aus Obst, Gemüse, Currywurst oder Nudeln schließlich Aminosäuren, Einfachzucker und Fettsäuren.

Die Reise unserer Nahrungsmittel vom Mund bis in die Kloschüssel

Unser Mund – der Vorarbeiter

Der erste Schritt unserer Verdauung beginnt bereits, bevor wir uns etwas zwischen die Kiemen schieben. Schon der Duft und der Anblick der köstlichen Speisen werfen die Motoren unserer Speicheldrüsen an. Auf Betriebstemperatur gebracht, produzieren sie eine Flüssigkeit mit Verdauungsenzymen und desinfizierenden Stoffen, die beim Kauen der Nahrung zugesetzt wird: Speichel. Die folgende Zerkleinerung der Mahlzeit gleicht den Vorgängen in einer Waschmaschinentrommel. Unsere Zunge tastet, walzt und zerdrückt gemeinsam mit unseren Zähnen den Nahrungsbrei in unserer Mundhöhle. So entsteht eine gleichmäßige Masse, die dann mit unserem Speichel – dem »Waschmittel« – vermengt wird.

Gründlich kauen ist gut für die Verdauung.

»Gut gekaut ist halb verdaut« ist eine Redensart, die definitiv nicht von Luther ist, dafür aber einfach stimmt. Nur wer sich Zeit für seine Mahlzeiten nimmt und gründlich kaut, entlastet die weiteren Stationen seines Verdauungssystems. Große, hastig heruntergeschluckte Nahrungsstücke werden im Nachgang oft nur unvollständig zerlegt, sodass einzelne Nährstoffe nicht oder nur teilweise vom Körper aufgenommen werden.

Längeres Kauen = bessere Verdauung &
Nährstoffaufnahme unserer Zellen

Die Speiseröhre – der Lieferservice zu tieferen Gefilden

Ist der Brei gut durchgewalzt, geht es mit dem Lieferservice »Speiseröhre« eine Etage tiefer in den Magen. Hier beginnt der »way of no return«. Alles, was unseren Mund Richtung Speiseröhre verlässt, geht immer eine Etage tiefer. Unangenehme Ausnahme: Der Brechreiz überfällt dich, weil dein Hähnchenbrustfilet zu lange im Kühlschrank lag … Die Speiseröhre besteht aus einem etwa 25 Zentimeter langen Muskelschlauch. Die Muskelfasern bewegen unseren Speisebrei in peristaltischen Wellen (wurmartige Bewegungen durch Kontraktion und Entspannung) abwärts in Richtung Magen. Das ist der Grund, warum wir auch im Liegen oder kopfüber beim Yoga im Handstand Speisen und

Getränke schlucken können. Am tiefsten Punkt angekommen, öffnet sich eine Tür: die untere Speiseröhrenklappe. Als ringförmiger Muskel verhindert die Klappe, dass Magensäure in die Speiseröhre hochläuft. Schließt diese Tür nicht mehr richtig, entsteht die »Volkskrankheit« Sodbrennen.

Unser Magen – der »shakende Chemikant«

Angekommen im Magen, wird die Nahrung durch das toxische Gemisch unserer Magensäure chemisch weiterverarbeitet. Magensäure ist eine enzymreiche Flüssigkeit, die sich unter anderem aus Salzsäure, Wasser, Pepsin, Pepsinogen, Bikarbonat, Muzinen, Intrinsic Factor sowie geringen Mengen an Lipasen zusammensetzt. Ganz schön chemisch, was? Ich versichere dir: Es besteht null Chance für unser Essen, diesen Weiterverarbeitungsprozess unbeschadet zu überstehen. Auch schädliche Bakterien werden durch unsere Magensäure teilweise abgetötet.

Nach der Zersetzung geht es für den Speisebrei mithilfe »shakender« Muskelbewegungen zum Pförtner des Magens (Pylorus), der Einlass in den Dünndarm gewährt. Wie lange Nahrung im Magen verweilt, kommt ganz auf ihre Eigenschaften an. Grundsätzlich gilt: Je fetthaltiger, desto schwerer liegt's im Magen.

NAHRUNGSMITTEL	VERWEILDAUER IM MAGEN
Getränke	Bis zu 1 Stunde
Kuhmilch, Kartoffeln, Reis, Obst, Gemüse	Bis zu 2 Stunden
Fisch, Weißbrot, Sahne, Eier	Bis zu 3 Stunden
Vollkornbrot, Geflügel	Bis zu 4 Stunden
Hülsenfrüchte, Fleisch, fetter Seefisch	Bis zu 5 Stunden
Fettige Gerichte: Pizza, Fertiggerichte, Aal, Schweinshaxe	Bis zu 7 Stunden[1]

Unser Dünndarm – das zerlegende Rohrleitungssystem

In seiner ganzen Länge entfaltet, ist der Dünndarm eines erwachsenen Menschen bis zu sieben Meter lang. Direkt am Beginn unseres Rohres fließen bereits Gallensäuren und Bauchspeicheldrüsensekrete ein. Sie zersetzen den Speisebrei weiter in kleinste Einheiten. Durch die Schleimhaut gelangen die winzigen Nahrungsmoleküle dann in den Blutkreislauf, über die Pfortader weiter in die Leber.

Die Leber, unsere Entgiftungszentrale, erledigt täglich viele wichtige Aufgaben für uns. Am besten stellt man sie sich wie eine Art Logistikzentrum vor, denn: Sie verteilt die einzelnen Nährstoffe an die Orte ihrer Bestimmung, speichert und sortiert alles aus, was Müll ist. Läuft's in deinem Verdauungssystem rund, gelangen vom Dünndarm aus also nur noch unverdauliche Reste in den Dickdarm.[2]

Unser Dick- und Enddarm – Kläranlage und Entsorger

Im Dickdarm werden die verbleibenden Reste, vor allem Faser- beziehungsweise Ballaststoffe, unserer Nahrung durch Entzug von Wasser und Salzen angedickt. Zusätzlich bilden sogenannte Becherzellen einen Schleim, um die eingedickten Nahrungsreste gleitfähig zu machen. Für den restlichen Shit geht es dann weiter über die letzte Station, den Enddarm, ans Ziel der langen Reise: in unsere Kloschüssel.

Shit happens: Was ist schon normal?

Shit ist nicht gleich Shit. Dein Shit ist anders als mein Shit. Dein Shit ist vielleicht schon immer dunkelbraun gewesen, mein Shit hellbraun. Du legst zweimal pro Tag ein Häufchen in die Kloschüssel, ich nur einmal. Bist du jetzt gesund und ich krank? Oder ist meine Verdauung normal und deine nicht? Holy shit!

Der Shit der tausend Möglichkeiten

Was ist schon normal? ⟶

Mehrfach täglich – Täglich – Alle paar Tage – Wöchentlich – Dünn – Dick – Klebrig – Fettig – Wässrig – Fest – Flüssig – Geformt – Ungeformt – Köttelchen – Würstchen – Lehmig – Brei – Braun – Schwarz – Grün – Gelb – Grau.

Was bitte ist eine »normale« Verdauung? Mit dieser Frage werde ich immer wieder in meiner Praxis konfrontiert. Eine gute Frage, auf die es nicht die eine konkrete Antwort gibt. Denn es bestehen individuelle Schwankungen in der Farbe, Frequenz und Konsistenz. Wenn dein Stuhl schon immer eine dunkelbraune Farbe hatte, meiner aber eine hellere Braunnuance, können wir beide eine gesunde Verdauung haben. Auch

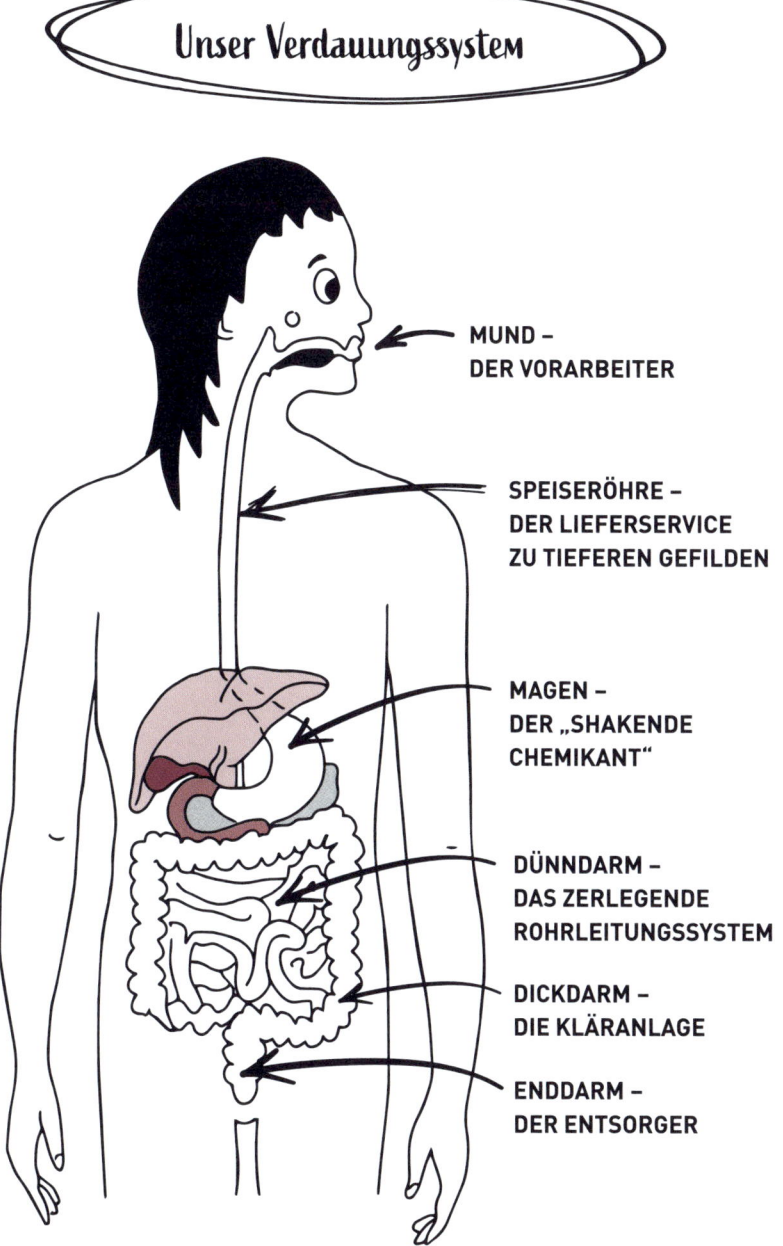

Unser Verdauungssystem

**MUND –
DER VORARBEITER**

**SPEISERÖHRE –
DER LIEFERSERVICE
ZU TIEFEREN GEFILDEN**

**MAGEN –
DER „SHAKENDE
CHEMIKANT"**

**DÜNNDARM –
DAS ZERLEGENDE
ROHRLEITUNGSSYSTEM**

**DICKDARM –
DIE KLÄRANLAGE**

**ENDDARM –
DER ENTSORGER**

■ Gallenblase ■ Leber ▨ Bauchspeicheldrüse ■ Zwölffingerdarm die Frequenz, also wie häufig du dein großes Geschäft erledigst, variiert von Mensch zu Mensch. Es gibt jedoch einige allgemeingültige Stuhlparameter, die für ein gesundes Verdauungssystem sprechen und andere, bei denen du hellhörig werden solltest. Eine »normale« Verdauung ist zunächst eine, die regelmäßig stattfindet. Bedeutet: Mindestens einmal pro Tag, denn für deinen Körper ist es wichtig, den angesammelten Müll zu entsorgen. Deine Stuhlkonsistenz sollte weich, aber dennoch geformt sein. Unverdaute Nahrung im Stuhl, kurzfristige Farb- und Konsistenzveränderungen stehen häufig in Abhängigkeit zu dem, was wir zuvor gegessen haben. Gehörst du jedoch zu den chronischen Hasenköttel-Legern, Atombomben-Werfern mit übelriechender Flitzekacke oder halten Veränderungen der Farbe, Konsistenz oder des Geruchs über mehrere Tage hinweg an, solltest du deiner Verdauung näher auf den Grund gehen. Solche »Geschäfte« sind nicht normal. Dokumentiere – ähnlich wie beim Führen eines Ernährungstagebuches – deine Stuhlgewohnheiten. Hierzu gehören all die zuvor genannten Parameter und die Veränderung des Stuhls in Abhängigkeit zu deiner Nahrung, eventuellen Medikamenten und deinem Bewegungsverhalten.

Das klingt jetzt nicht wirklich spaßig, aber nur so hast du die Chance, eine eventuelle Funktionsstörung zu identifizieren und möglicherweise mit ein paar wenigen Veränderungen der Ernährung deine Verdauung zu »normalisieren«. Klappt es nicht, und deine Beschwerden bedrücken dich weiter, entdeckst du Tierchen (Würmer) oder Blut in deinem Stuhl, dann solltest du deinen Arzt oder deine Ärztin des Vertrauens konsultieren. Generell ist der »Blick hinter die Kulissen« sinnvoll bei Stuhlunregelmäßigkeiten, häufigen Bauchkrämpfen, Sodbrennen, anhaltendem Völlegefühl, Blähbauch, Nahrungsmittelunverträglichkeiten, Infektneigungen, chronischen Hautveränderungen oder Erkrankungen, die mit einer Störung des Verdauungstraktes einhergehen können.

Besprich deinen Shit mit deinem Doc und mach dich nicht verrückt: Kleine Abweichungen von der »mikrobiellen Wunschfamilie« wird man bei jeder analysierten Stuhlprobe finden. Diese haben nicht zwingend einen Krankheitswert oder Behandlungsbedarf. Und bitte: Finger weg von Selbsttests aus dem Internet! Genauso wie es über tausend Gattungen von Darmbewohnern gibt, werden tausend verschiedene Testverfahren auf dem Markt angeboten. Deine Ärztin oder dein Arzt wird dir die passenden Untersuchungen anhand deiner Beschwerden vorschlagen und mit dir die Ergebnisse besprechen.

Was der Shit bedeutet

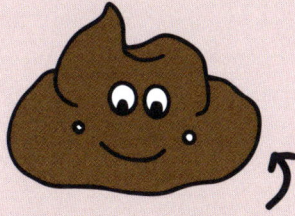

Geschmeidig und geformt:
Perfekt!

Weich, klumpig, häufiger:
Keine Panik.

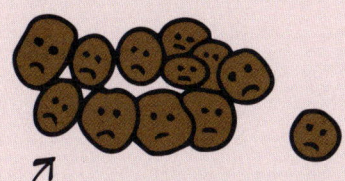

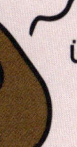

Hasenköttel, rissiges klumpiges Würstchen:
Mehr Wasser und Ballaststoffe.

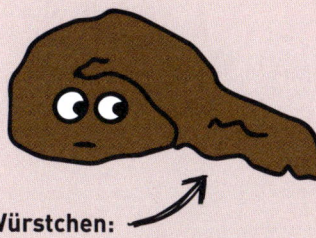

Übler Geruch/Gestank oder Durchfall:
Kann mal vorkommen.
Hält es länger an, ab zum Arzt!

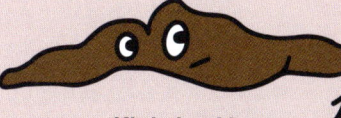

Klebrige Masse:
Fettverdauung kontrollieren

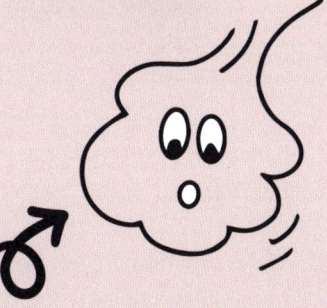

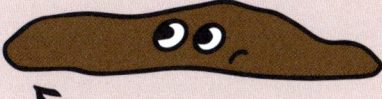

Viel Luft um nix: Verstopfung!
Mehr Bewegung und Ballaststoffe.
Wenn's nicht hilft, geh zum Arzt!

Dünnes Würmchen:
Darmverengung möglich,
Doc fragen!

Das große Krabbeln – die Bakterien-Community in unserem Darm

Wir wissen nun also, wie unser Verdauungssystem funktioniert und wie sich der Körper unsere Nahrung mithilfe der verschiedenen Stationen nutzbar macht. Nun wollen wir noch genauer hinschauen: Auf winzig kleine Arbeitstierchen, die es sich in unserem Verdauungssystem hübsch eingerichtet haben. Diese Vorstellung ist zugegebenermaßen erst mal unangenehm, die Anwesenheit unserer kleinen Mitbewohner jedoch lebenswichtig. Ich bin mir sicher, du wirst ihre Gesellschaft schätzen lernen. Schließlich hört man immer wieder mal von der »Darmflora« und wie wichtig sie für uns ist. Die Bezeichnung »Darmflora« gilt jedoch als nicht mehr zeitgemäß, da »Flora« eigentlich Pflanzenwelt bedeutet. Ich habe im Anatomiekurs an der Uni zumindest keine Pflanzen im Darm gefunden. Heutzutage sprechen wir daher vom Mikrobiom, dessen Zusammensetzung einen entscheidenden Einfluss auf unsere Gesundheit hat.

In unserem Verdauungssystem leben Billionen Mitbewohner.

Unser Verdauungssystem wird von Billionen kleiner Mitbewohner besiedelt: Bakterien, aber auch Pilze, Viren und Parasiten, die allesamt zum Gleichgewicht unseres Mikrobioms beitragen. Reden wir umgangssprachlich vom Mikrobiom, dann sind damit in erster Linie unsere Darmbakterien gemeint. Darf ich vorstellen: Laktobazillen, Enterobakter, Bakteroides, Bifidobakterien und viele mehr. Insgesamt rund 10^{12} Bakterien pro Milliliter Darminhalt! Macht eine riesige Bakterien-Community! Das sind in der Gesamtschau deutlich mehr Zellen und mehr genetisches Material, als wir in unserem ganzen Körper zusammen haben. Der Grund, dass unsere Untermieter so zahlreich vorhanden sind, liegt darin, dass immer wieder Nahrung reinkommt. Sie können ständig ohne großen Aufwand an unserem Festmahl teilnehmen. Zwischen ihnen und uns besteht eine innige Beziehung, die durch Geben und Nehmen wie im sozialen Miteinander stets ausgewogen sein sollte. Wir geben ihnen Nahrung, sie unterstützen uns bei unserer Verdauung.

Ihre Community entwickelt sich dabei je nach Input. Bei Tieren wurde nachgewiesen, dass sie eine identische Zusammensetzung der Darmbakterien aufweisen, wenn sie das gleiche Futter erhalten, auch wenn sie unterschiedlichen Spezies angehören. Das belegt: Nahrung ist sogar entscheidender als der Verwandtschaftsgrad.

Um dir das Unbehagen beim Gedanken an das große Krabbeln in deinem Darm weiter zu nehmen: Unser Körper profitiert von ihrer Gesellschaft und ihrer Artenvielfalt. Jedes Mikrobiom ist individuell und einzigartig. Der Grundbaustein wird während des Geburtsvorgangs durch die bakterielle Besiedelung der Vaginalflora – auch hier ist »Flora« eigentlich keine passende Bezeichnung – unserer Mütter gelegt. Dann kommen das Stillen und die Ernährung ins Spiel. Neben ihrer verdauungsfördernden Funktion schützen unsere bakteriellen Mitbewohner unseren Körper vor Schadstoffen und infektiösen Erregern, die uns krank machen. Sie fungieren als erster Schutzschild unseres Abwehrsystems gegen die Außenwelt. Die zweite Barriere wird von der darunter liegenden Mukosa, unserer Darmschleimhaut, gebildet. Ist unser Mikrobiom im Ungleichgewicht, kann es zu Schädigungen der Schleimhaut kommen. Sie wird durchlässiger für ungeliebte Eindringlinge und toxische Nahrungsbestandteile (Leaky Gut), die unter anderem unsere Immunzellen, die dritte Schutzschicht, schädigen können. Denn 80 Prozent unserer Immunzellen und somit der überwiegende Teil unseres Immunsystems befinden sich im Darm.

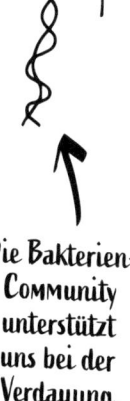

Die Bakterien-Community unterstützt uns bei der Verdauung.

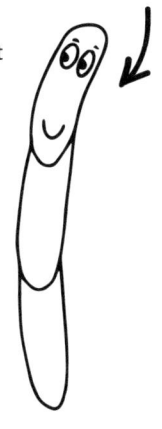

Was beeinflusst die Zusammensetzung unserer Bakterien-Community?

Schadstoffe in unserer Nahrung, Medikamente, Alkohol, einseitige Diäten, zucker- und fettreiche Ernährung, industrielle Zusätze wie Süßstoffe und Geschmacksverstärker, aber auch Stress können die Zusammensetzung unseres Mikrobioms wesentlich und negativ beeinflussen. Wird unser Verdauungssystem über einen längeren Zeitraum solchen Belastungsfaktoren ausgesetzt, verändert sich unser Mikrobiom und gerät aus dem Gleichgewicht. Es weichen die »guten & gesunden« Darmbakterien, zum Beispiel Bifidobakterien oder Laktobazillen, und die »schlechten Mitbewohner« wie Fäulniserreger, Histaminbildner und Pilze gewinnen die Oberhand.

Auch die schlechten Darmbakterien ernähren sich von dem, was wir

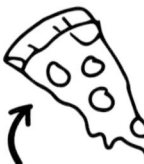

Schlechte
Darmbakterien
lieben einen
ungesunden
Lebensstil.

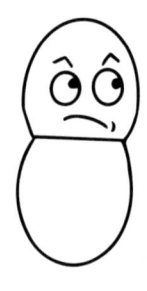

unserem Körper geben. Das führt einerseits dazu, dass für unsere Zellen nicht mehr viele Nährstoffe aus der Nahrung übrig bleiben. Zum anderen produzieren die schlechten Mitbewohner zufrieden und gut gesättigt eine ganze Menge Schadstoffe, die unsere Darmschleimhaut zerstören und auf diese Weise in unsere Blutbahnen gelangen. Daraus können sich chronische Entzündungen, Fettleibigkeit, Hautbildveränderungen und viele andere Erkrankungen entwickeln.

Wie anfangs erwähnt, können auch Medikamente, allen voran Antibiotika, unser Mikrobiom aus dem Gleichgewicht bringen. Häufig reagieren wir mit Durchfällen und merken so, dass etwas nicht stimmt. Ein Antibiotikum unterscheidet nämlich nicht zwischen gefährlichen Krankheitserregern und nützlichen Bakterien. Antibiotika können bis zu 90 Prozent aller Darmbakterien zerstören. Sie machen quasi »reinen Tisch« und putzen unser Darmrohr blitzeblank. Die Folgen sind neben einem geschwächten Immunsystem ein Potpourri an nachfolgenden Erkrankungen. Schon mal einen Vaginalpilz nach Einnahme eines Antibiotikums gehabt?

Weitere Medikamente, die unser Mikrobiom verändern können, sind Antidepressiva, Blutdruck- und Cholesterinsenker sowie die Antibabypille. Natürlich sollte man diese Medikamente nicht einfach absetzen. Aber wir können mit vielseitiger Ernährung gegensteuern. Denn um die guten Darmbakterien zu vermehren und zu stärken, müssen wir ihnen das richtige Futter anbieten.

Je vielfältiger unser Mikrobiom ist, desto besser schützt es uns. Einseitige Diäten haben keinen guten Einfluss auf unsere Darmbakterien. Porridge mit Banane zum Frühstück ist ein gesunder Start in den Tag. Wenn es bei dir aber auch mittags und abends auf dem Speiseplan steht, wachsen die Bakterien, die vor allem Haferflocken und Bananen mögen. Gleichzeitig verringern sich die Mitbewohner, die beispielsweise Gemüse, Vollkornbrot oder andere Obstsorten lieben, weil sie keine Nahrung erhalten. Unser Ziel aber lautet: Artenvielfalt!

Übermäßiger, einseitiger Verzehr bringt uns also aus dem Gleich- und Wunschgewicht. Das gilt vor allem für Lebensmittel wie Haushaltszucker oder Fleischprodukte. Wie wir im Kapitel »Führe uns nicht in Versuchung« noch genauer besprechen wer-

Ob gut oder
schlecht,
Antibiotika töten
fast alles.

den, ist Haushaltszucker leider zum täglichen Lebensmittel geworden, ob wir wollen oder nicht. In Kaffee oder Tee, mal mehr, mal weniger versteckt in Limonaden, Müsli, Broten und Fertiggerichten – ohne Zucker läuft einfach nichts in unserer industrialisierten Lebensmittelwelt. Wer nicht auf die Zutatenliste der Produkte achtet, häuft schnell eine ungesunde Menge pro Tag an.

Wie du weißt, bin ich kein absoluter Zucker- oder Fleischgegner, Ausnahmen sind weiterhin erlaubt! Es geht um den horrenden Konsum, der beim Haushaltszucker im Durchschnitt bei ungefähr **95 Gramm pro Person pro Tag** liegt – fast das Vierfache der von der WHO empfohlenen Tagesmenge von maximal 25 Gramm!

Ein hoher täglicher Zuckerverzehr ist nicht nur schädlich für unsere schlanke Linie und unsere Haut, er hat auch einen schlechten Einfluss auf unsere Darmbakterien. Bietest du dem Darm viel Zucker an, wachsen vor allem die Bakterien und Pilze, die das süße Pulver lieben. Neben dieser Mikrobiomverschiebung verlangsamen zuckerhaltige und industriell weiterverarbeitete Lebensmittel obendrein auch noch unsere Verdauung, da sie häufig Fett enthalten. Zur Zerlegung entzieht unser Darm den Lebensmitteln mehr Wasser als üblich. Stuhlunregelmäßigkeiten sind die Folge.

Wenn das Mikrobiom aus den Fugen gerät

Welche Auswirkungen ein aus den Fugen geratenes Mikrobiom haben kann, möchte ich dir an einem Beispiel von übergewichtigen Menschen zeigen. Vor allem Firmicutes-Bakterien stehen bei Übergewicht im Fokus. In Stuhluntersuchungen übergewichtiger Probanden hat sich gezeigt, dass diese eine besonders hohe Anzahl dieser Bakterienspezies aufwiesen. Firmicutes-Bakterien können aus eigentlich unverdaulichen pflanzlichen Stoffen (Polysacchariden) kurzkettige Fettsäuren bilden und damit noch mehr Energie aus Lebensmitteln gewinnen. So entsteht ein Teufelskreis.

Jedes Mikrobiom ist individuell und einzigartig.

Leidet eine Person unter Übergewicht und hat bereits ein verändertes Mikrobiom mit einem Übermaß an Firmicutes-Bakterien, dann nutzen diese das Essen noch mehr aus. Adipöse Menschen haben es also viel schwerer, abzunehmen, als eine fast normgewichtige Person, die nur

Firmicutes-Bakterien erschweren das Abnehmen.

ein paar Pfunde abspecken will, um ihr Wunschgewicht wieder zu erreichen. Der Prozess wird langwieriger, bis sich auch im Mikrobiom wieder ein Gleichgewicht einstellt und kein ungewolltes »Plus an Energie« mehr aus der Nahrung gezogen wird. Daher sollte man sich auch nicht entmutigen lassen, wenn das Abnehmen länger dauert als bei anderen. Gleiches betrifft Fleischfans, bei denen ebenfalls häufig eine Überbesiedelung von Firmicutes-Bakterien nachgewiesen wird. Ganz gleich, ob deine Ernährung zucker- oder fleischlastig ist: Jede einseitige Ernährungsform ist auf Dauer ungesund. Zahlreiche Studien haben gezeigt, dass vor allem eine cleane Ernährung sowie das tägliche Einbauen von prä- und probiotischen Nahrungsmitteln die Zusammensetzung des Mikrobioms optimiert und deine Untermieter im Darm jubilieren lässt.

Präbiotika sind Bestandteile aus Lebensmitteln, die wir in unserem oberen Verdauungstrakt nicht so richtig verdauen können. Unsere gesundheitsfördernden Darmbakterien im Dickdarm lechzen allerdings nach solchen Ballaststoffen wie Inulin und Oligofruktose. Zum Glück gibt's aus der Natur eine riesige Auswahl cleaner Präbiotika, die wir so häufig wie möglich nutzen sollten: morgens **Porridge mit Beeren**, mittags **Chicorée** oder **Artischocken**, abends eine leckere Gemüsepfanne mit **Knoblauch, Zwiebeln, Fenchel** und **abgekühlten Pellkartoffeln**. Auch ein gesunder Snack, zum Beispiel ein knackiger **Apfel**, ist ein absolutes Highlight für unsere guten Darmbakterien.

Die Natur gibt uns, was wir brauchen: Präbiotika.

Probiotika sind wiederum lebende Organismen und gehören zur Gruppe der Darmbakterien. Bekannt geworden sind auch sie längst durch die Marketing-Maschinerie – und dadurch fester Bestandteil in den Regalen von Drogerien und Apotheken. Dabei kommen Probiotika auch ganz natürlich in unserer Nahrung vor, etwa in vergorenen und fermentierten Lebensmitteln wie Kombucha, Kefir, Kimchi und Buttermilch. Auch milchsauer vergorene Salzgurken und Sauerkraut liefern unter anderem Milchsäure- und Bifidobakterien. Sie stärken unser Immunsystem und schützen uns so vor Krankheiten. Übrigens: Häufig lockt die Werbeindustrie mit zugesetzten Laktobazillen und

Bifidobakterien in »probiotischen Lebensmitteln« wie zum Beispiel Joghurt. Die Produkte sind aber meist überteuert und zu allem Überfluss noch mit Chemie vollgepumpt. Keep it simple! Du kennst nun schon einige natürliche Produkte, die keine Verarbeitung oder zugesetzte Stoffe benötigen.

Probiotika kommen auch in natürlicher Form in der Nahrung vor.

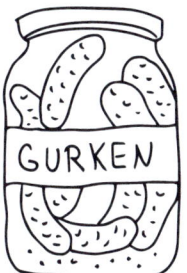

Wir sehen also, dass eine natürliche, cleane Ernährung auch für unser Verdauungssystem die beste Medizin ist. Ich halte generell nicht viel von Pülverchen und Pillen, wie du im Kapitel *Sexy Body aus dem Reagenzglas* lesen kannst. Viel wichtiger ist es, Ernährungsfehler zu beseitigen, anstatt sie mit Pulver und Pille kompensieren zu wollen, die niemals eine ausgewogene Ernährung ersetzen. Bei nachgewiesenem Defizit, bestehenden Erkrankungen, die durch ein gestörtes Mikrobiom unterhalten werden, oder nach der Einnahme von Antibiotika, kann der *vorübergehende* Einsatz von industriellen Probiotika jedoch durchaus sinnvoll sein. Grundsätzlich ist die wissenschaftliche Studienlage zu den »Darmbakterien aus dem Reagenzglas« aber noch nicht eindeutig geklärt.

Spieglein, Spieglein an der Wand

Fest steht, dass bestimmte Bakterienstämme wie Laktobazillen und Bifidobakterien einen positiven Einfluss auf unsere Haut ausüben. Überrascht? Unsere Mitbewohner beeinflussen jedes Organ unseres Körpers. Neben dem Blick in die Kloschüssel kann also auch der Blick in den Spiegel Hinweise liefern, dass in unserem Verdauungstrakt womöglich etwas nicht in Ordnung ist. Denn nicht nur unser Bauch und die Waage, sondern auch unsere Haut schlägt Alarm. Sie ist der Spiegel unserer Verdauung.

Erhält die Haut keine ausreichende Nährstoffversorgung, ist sie schlichtweg irritiert darüber. Erkrankungen wie Akne, Rosacea oder Nesselsuchtformen, aber auch eine vorzeitige Hautalterung mit Hängebacken können Beispiele sein für eine mangelhafte Nährstoffversorgung. Für eine cleane Haut sind nicht Cremes, Masken oder Reinigungsprodukte das Allheilmittel. Inhaltsstoffe wie Hyaluronsäure oder Ceramide, die wir eher in industriellen Hautpflegeprodukten erwarten, können durchaus von unseren Darmbewohnern selbst produziert werden und uns jünger und gesünder aussehen lassen. Dabei stellt jede Bakterienfamilie ihre speziellen »Wirkstoffe« her. Studien zeigen, dass »Lactobacil-

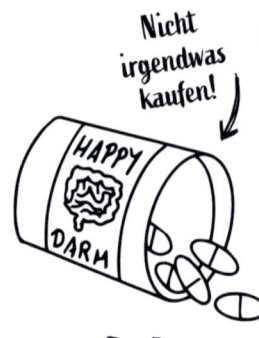

Nicht irgendwas kaufen!

Das Präparat sollte zum Beschwerdebild passen.

lus plantarum«, ein probiotisch wirksames Bakterium, die Elastizität und den Feuchtigkeitsgehalt unserer Haut nachweislich verbessert. Ein weiteres Mitglied der Laktobazillen namens »Lactobacillus paracasei« mindert Hautirritationen und Juckreiz.

Und damit nicht genug: Unser Mikrobiom schützt uns auch vor UV-Schäden. In verschiedenen Studien wurden Mäuse UV-Strahlung ausgesetzt. Eine Gruppe erhielt zuvor über einen längeren Zeitraum Bifidobakterien und Laktobazillen, die andere Gruppe der Nager ein Placebo. Die Mäuse, die mit Darmbakterien gefüttert wurden, produzierten nach der Bestrahlung weniger kollagenabbauende Enzyme, zeigten niedrigere Spiegel freier Radikale sowie messbar weniger Falten als die Placebogruppe.

Jetzt lauf aber bitte nicht sofort los und kauf dir wahllos irgendein Probiotikum in der Apotheke mit Bifidobakterien oder Laktobazillen. Denke daran: Jede Bakterienspezies produziert ihre eigenen Wirkstoffe. Insofern sollte das Präparat, wenn du dein Hautbild verbessern willst, unbedingt zu deinem Beschwerdebild passen. Wie du in der folgenden Auflistung siehst, lösen manche Mitbewohner auch gleich verschiedene Hautprobleme auf einmal. So kannst Du mehrere Fliegen mit einer Klappe schlagen.

HAUTBILD	MITBEWOHNER
Sensible Haut	Lactobacillus paracasei, Lactobacillus plantarum
Juckreiz, Urticaria	Lactobacillus rhamnosus
Produktion körpereigener Hyaluronsäure	Lactobacillus rhamnosus, Lactobacillus gasseri
Strahlende Haut mit »Glow-Effekt«	Lactobacillus acidophilus
UV-Schutz	Lactobacillus plantarum, Lactobacillus johnsonii, Bifidobacterium breve
Neurodermitis	Lactobacillus rhamnosus, Lactobacillus paracasei, Bifidobacterium breve, Bifidobacterium lactis[3]

Wie bereits erwähnt, bei einem Ungleichgewicht des Mikrobioms macht es durchaus Sinn, temporär mit industriellen Präparaten zu arbeiten. Man muss sich jedoch bewusst sein, wie die gekauften Produkte funktionieren: Sind laut Angabe rund 10 000 Bakterien in einer Dosis enthalten, dann siedeln sich nur ein paar wenige in unserem Darm an. Der Rest landet wiederum im Lokus. Mit der nächsten Einnahme steigert sich die Zahl dann etwas – und so geht es weiter. Die Therapie muss also über einen längeren Zeitraum von mindestens drei bis sechs Monaten durchgeführt werden, damit sie positive Effekte bringt.

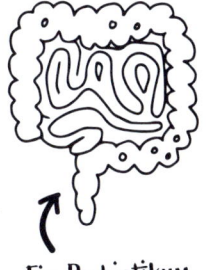

Ein Probiotikum sollte 3–6 Monate genommen werden.

Insgesamt können nur circa 2 Prozent der Darmbakterien von außen über Probiotika zugefüttert werden. Die Aufnahme zusätzlicher Familienmitglieder passiert eben nicht von heute auf morgen. Umso wichtiger ist es, wenn es um die Verbesserung deines Hautbildes geht, die guten Bakterien zu hegen und zu pflegen, die bereits in unserem Körper vorhanden sind. Grundsätzlich gilt auch hier: Wer abwechslungsreiche Lebensmittel mit prä- und probiotischen Eigenschaften zu sich nimmt, benötigt keine zusätzlichen Präparate.[3]

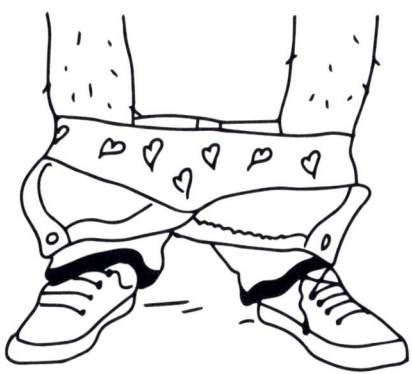

Meine TOP FIVE für einen guten Shit

Leinsamen
Die ballaststoffreichen Leinsamen enthalten wasserlösliche Schleimstoffe, die das Nahrungsvolumen vergrößern und die Verdauung anregen. Wichtig: Viel dazu trinken!

Abgekühlte Kartoffeln, Vollkornnudeln, Naturreis

Durch das Abkühlen der gekochten stärkehaltigen Beilagen entsteht resistente Stärke: bestes Futter für unsere Darmbakterien und eine schlanke Linie.

Chicorée

Das bittere Gemüse enthält jede Menge Inulin. Dieser Ballaststoff ist eine Leibspeise unserer geliebten Untermieter im Darm (Stichwort Präbiotika!).

Sauerkraut

In diesem Traditionsessen stecken jede Menge Milchsäurebakterien. Achtung: Das Sauerkraut darf nicht pasteurisiert sein.

Flohsamenschalen

Kaum ein Lebensmittel enthält so viele Ballaststoffe. Ein Teelöffel Flohsamenschalen in Quark, Joghurt oder Haferflocken gerührt, macht das Frühstück zum Festmahl für unseren Darm. Wie bei den Leinsamen gilt: Viel trinken!

Take Home Message

- Gut gekaut ist halb verdaut.
- Lege viel Wert auf das Futter deiner Untermieter durch eine cleane abwechslungsreiche Ernährung.
- Integriere täglich natürliche prä- und probiotische Nahrungsmittel in deinen Speiseplan.
- Schlucke nicht wahllos probiotische Präparate ohne Stuhluntersuchung und ärztliche Beratung.
- Wenn du Probiotika zufütterst, dann mindestens drei bis sechs Monate lang.

Right Carbs statt No Carbs

Liebesbrief an eine
verteufelte Makronährstoffgruppe.

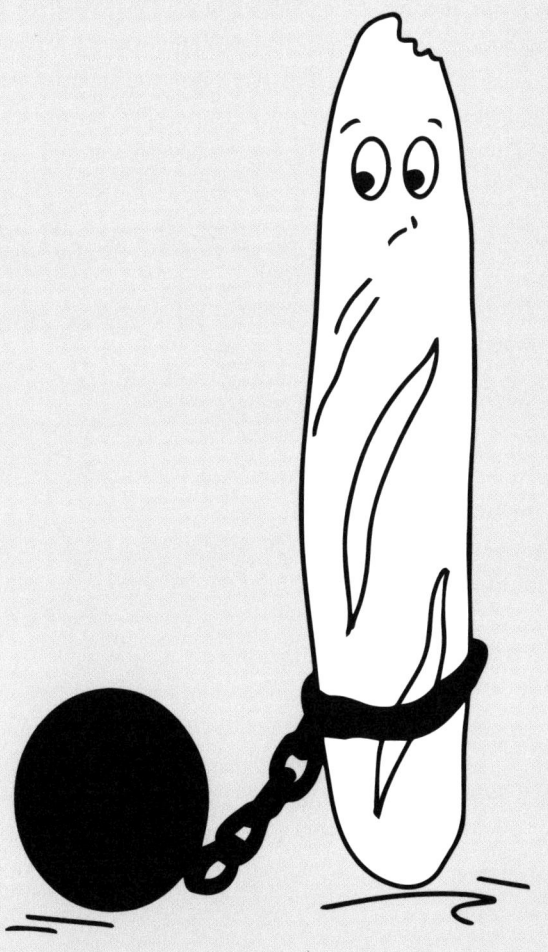

Ich falle jetzt mal mit der Tür ins Haus: Ich liebe einfach Kohlenhydrate. Warum ich dir das sage? Um die Hetzkampagne gegen diese Makronährstoffe endlich zu beenden.

Es ist kein Geheimnis, dass uns Dinge besser schmecken und sich besser anfühlen, wenn sie eigentlich verboten sind. Aber warum wird überhaupt behauptet, dass Kohlenhydrate ein No-Go sind, wenn wir natürlich schlank sein wollen?

Kohlenhydrate schmecken einfach köstlich, streicheln unsere Seele, und nach der Mahlzeit stellt sich (zumindest, wenn wir es mit der Portionsgröße nicht übertrieben haben) ein wohliges Gefühl in unserem Körper ein. Schon mal gespürt?

Das ist meine persönliche Seite der Liebesbeziehung zu den »Carbs«. Aber auch aus medizinischer Sicht gibt es 1001 wunderbare Gründe, Kohlenhydrate zu lieben, anstatt sie in Ketten zu legen. Davon mal abgesehen, dass es wirklich unreflektiert wäre, eine Makronährstoffgruppe aus deiner Nahrung vollständig zu verbannen, liefern uns Kohlenhydrate wertvolle Energie, um unser Tagewerk zu bestreiten.

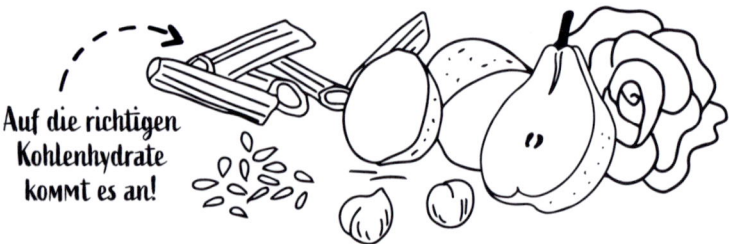

Auf die richtigen Kohlenhydrate kommt es an!

Wenn heutzutage jemand abnehmen will, wird häufig empfohlen, Kohlenhydrate zu reduzieren, da sie immer wieder für Übergewicht und Adipositas verantwortlich gemacht werden. Klar ist das eine Möglichkeit, die **Kalorienbilanz** nach unten zu drücken. Wenn allerdings die eingesparten Kohlenhydrate durch Fette ersetzt werden, kann der Schuss schnell mal in die andere Richtung gehen.

Immer wenn selbst ernannte Gesundheitsapostel mir weismachen wollen, dass der vollständige Verzicht auf oder die drastische Reduzierung von Kohlenhydrate(n) vorteilhafter für eine gesunde Gewichtsabnahme ist, heißt das für mich eigentlich nur: Hier fehlt Wissen. Solche »Experten« betreiben populistische Propaganda mit ihren Diätkonzepten. Sie wollen verkaufen und nutzen eine Nische, indem sie das Thema

»Gesunde Ernährung« undifferenziert betrachten. Ein totaler Irrweg. In einer ausgewogenen Ernährung ist es der komplett falsche Ansatz, auf eine Makronährstoffgruppe zu verzichten. Steckt übrigens schon in dem Adjektiv »ausgewogen« drin. Würde ja sonst »ausgeschlossene« Ernährung heißen. Natürlich schlank und attraktiv wirst du durch eine cleane vielseitige Ernährung und nicht durch Verteufelung sämtlicher Kohlenhydrate. Ich liebe mein morgendliches Porridge weiterhin (trotz Strickliesel-Image) und davon hält mich niemand ab.

Interessant ist, wie man überhaupt auf die Idee gekommen ist, zu behaupten, Kohlenhydrate machten krank und dick, obwohl sie wie Proteine auch nur 4 Kilokalorien pro Gramm liefern. Einer der Begründer dieser Nonsens-Diäten war der US-Amerikaner Robert Atkins. Der Kardiologe und Ernährungswissenschaftler gilt als Erfinder der berühmten und gleichnamigen Atkins-Diät. Seinerzeit vertrat er die These, es wäre gesünder, Sahne zu trinken, **Aus medizinischer Sicht gibt es 1001 Gründe, Kohlenhydrate zu lieben.** als Naturreis zu essen. Kann nicht gesünder sein? Ist es auch nicht! Ein millionenschweres Erfolgsrezept war die Atkins-Diät, die Mutter aller Low-Carb-Varianten, allemal. Erfolgsrezept jetzt nicht im Sinne eines dauerhaften Gesundheitsnutzens. Aber Atkins wurde damit reich und berühmt.

Die Aufnahme von Kohlenhydraten ist für unseren Körper zwar nicht überlebenswichtig, da sie nicht Bestandteil unserer Zellstrukturen sind. Unser Körper ist »im Notfall« in der Lage, seine Glukose aus Proteinen und Fetten zu beziehen. Das ist jedoch kein wünschenswerter Zustand, denn anders als Fette und Proteine können Kohlenhydrate von unserem Körper schnell verwertet werden und sind deswegen Hauptenergielieferant. Den größten Teil der Kohlenhydratenergie verwendet unser Organismus für seinen Grundumsatz, für Atmung, Herzschlag, Stoffwechsel und Hirntätigkeit. Unser Gehirn funktioniert ausschließlich mit Glukose. Keine Carbs, keine klugen Entscheidungen. Eine Studie der Tufts University (USA) zeigte, dass Menschen, die komplett auf Kohlenhydrate verzichteten, bei Gedächtnistests schlechter abschnitten.[1] Aus diesem Grund empfehle ich bereits zum Frühstück die Hälfte der Kohlenhydratmenge zu verspeisen. Damit gibst du deinem Gehirn und deinen Körperfunktionen die Energie aus den Carbs direkt zu Beginn des Tages.

141

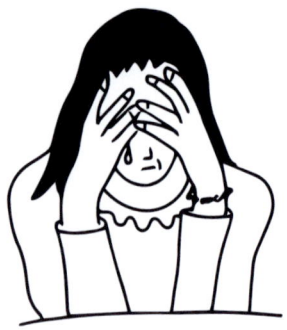

Das passiert mit deinem Körper, wenn du ihm Kohlenhydrate verbietest:

Miese Laune – Stimmungsschwankungen – Gereiztheit –
Hungergefühl – knurrender Magen – Leistungsabfall – Energiemangel –
Heißhungerattacken – Konzentrationsstörungen – Zittrigkeit –
Unterzuckerung – Nervosität – Schlafstörungen – Jo-Jo-Effekte

Na, noch Lust auf Low-Carb- oder Keto-Diät?

Carb ist nicht gleich Carb

Wie du weißt, war mein eigener Low-Carb-Versuch echt kein Vergnügen. Ich hatte das Gefühl, als hätte man mir den Stecker gezogen. Energielos und in die Ecke geschossen, weil offensichtlich nicht genügend Brennstoff für mich dabei war. Dass es dann schwer wird, in Tritt zu kommen, überrascht nicht.

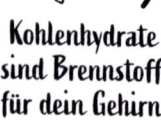

Kohlenhydrate sind Brennstoff für dein Gehirn.

Jede Zelle deines Körpers, ganz gleich ob Blut- oder Muskelzelle, deine Haut und dein Darm lieben die Carbs als Energiespender. Um unseren Körper aber mit den richtigen Kohlenhydraten zu füttern, unseren »Right Carbs«, sehen wir uns diese Makronährstoffgruppe ein bisschen genauer an, denn Carb ist nicht gleich Carb. Dass es immer um die richtige Auswahl und Mischung geht, gilt für unsere komplette Ernährung, so auch für Kohlenhydrate, Proteine und Fette im Einzelnen. Sie alle sind besonders und unterscheiden sich in ihrer Wirkung auf unseren Körper. Wir aber wollen natürlich die gesunden und besten für uns arbeiten lassen.

Einfache Carbs – »die Ausnahme«

Unterscheiden wir also zunächst zwei gänzlich verschiedene Formen von Kohlenhydraten: die einfachen und die komplexen Kohlenhydrate. Einfache Carbs (kurzkettige Kohlenhydrate) sind die Gegner von Gewichtsverlust und Gesundheit. Vereinfacht gesagt sind sie die schlechten Vertreter ihrer Zunft. Unser Körper verwertet sie am schnellsten und leichtesten zur Energiegewinnung. Sie sind in der Regel nicht clean (Ausnahme: Obst) und finden sich vor allem in stark verarbeiteten Lebensmitteln wie Fertigprodukten und Süßigkeiten mit Haushaltszucker oder Weißmehl.

Einfache Carbs liefern zwar schnelle Energie, da sie in Turbogeschwindigkeit zerlegt werden, in deine Blutbahnen drängen und zu einem sprunghaften Anstieg deines Blutzuckerspiegels führen. Der fällt aber genauso schnell wieder ab, wie er in die Höhe geschossen ist. Langes Sättigungsgefühl: Fehlanzeige! Dauerhaft Energie? Auch nicht. Maximal ein Zehn-Meter-Sprint, während wir im Alltag eher geistige Fünf-Kilometer-Strecken hinter uns bringen müssen. Wir verbannen einfache Kohlenhydrate natürlich nicht, weil wir unser 80:20-Prinzip verfolgen. Sie sollten jedoch Ausnahmen bleiben. Bis auf frisches Obst. Bei Früchten und in Maßen auch Trockenobst bitte zugreifen, trotz des Fruchtzuckers (siehe Kapitel »Führe uns nicht in Versuchung«)! Obst hat viele wichtige Mikronährstoffe mit im Gepäck.

Aber: Beim Obst ist die natürliche, also feste Form immer der flüssigen vorzuziehen.[2] Die enthaltenen Ballaststoffe im »Obst am Stück« bremsen die Kohlenhydrataufspaltung, wodurch der Blutzuckerspiegel nur langsam ansteigt. Aufgrund dieser Vorteile zählen wir Obst ebenfalls zu den Right Carbs.

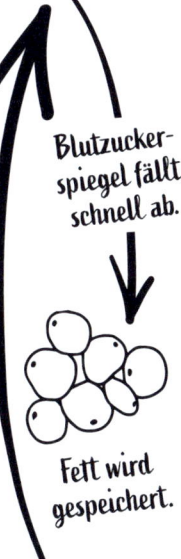

Insulin wird ausgeschüttet.

Blutzuckerspiegel fällt schnell ab.

Fett wird gespeichert.

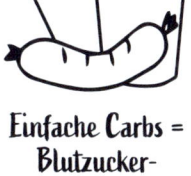

Einfache Carbs = Blutzuckerspiegel steigt.

Komplexe Carbs – »die Grundlage«

Komplexe (langkettige) Carbs sind unsere Right Carbs, mit denen du auf gesunde Weise natürlich schlank wirst.

Cleane Right Carbs stecken in:

- Vollkorngetreide & Pseudogetreide (Vollkornmehlen, Haferflocken, Vollkornnudeln, Naturreis, Vollkornflocken)
- Hülsenfrüchten (Linsen, Kichererbsen, Erbsen, Bohnen)
- Gemüse
- Obst

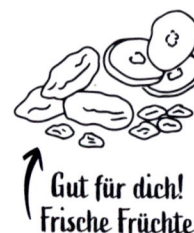

Gut für dich! Frische Früchte

Du kennst meine Schlank & Schön-Formel bereits. Insgesamt sollte der Anteil an komplexen Kohlenhydraten **50 bis 55 Prozent** deiner täglichen Nahrung ausmachen und bei circa **6 Gramm** pro Kilo Körpergewicht liegen.[3]

Komplexe Kohlenhydrate verhalten sich in unserem Körper völlig anders als ihre »einfachen« Kollegen. Sie versorgen uns nicht nur mit Energie und Mikronährstoffen, sondern auch mit besonders vielen Ballaststoffen. Hier liegt der entscheidende Unterschied: Right Carbs müssen aufgrund ihres hohen Ballaststoffgehalts und ihrer komplexen Molekülstrukturen zunächst von unserem Verdauungssystem aufgespalten werden. Nach und nach werden sie dann als Einfachzucker an unseren Blutkreislauf abgegeben. Deshalb sättigen sie dich über einen längeren Zeitraum, verhindern Heißhungerattacken, fördern deine Verdauung und halten deinen Blutzucker lange auf einem konstanten Niveau. Je länger die Zerlegung der Carbs in deinem Körper dauert, desto langsamer erfolgt die Insulinantwort. Und das ist gewollt.

Iss ballaststoffreich und ausreichend Obst

HALTEN WIR FEST: Je komplexer die Carbs, desto langsamer erfolgt deren Aufspaltung im Darm, desto sanfter die Insulinantwort und umso länger satt, schlanker und glücklicher sind wir. Und noch ein Vorteil, der die komplexen Kohlenhydrate so liebenswert macht: Die Lebensmittel, in denen sie stecken, sind gewöhnlich kalorien- oder fettarm. Right Carbs machen dich natürlich schlank!

Ballaststoffe sind kein Ballast.

Ballaststoffe tragen ihren Namen völlig zu Unrecht. Sie sind kein Ballast, denn sie schützen uns vor vielen Zivilisationskrankheiten, unter anderem Übergewicht und Adipositas. Wenn wir uns ballaststoffarm ernähren, kommt es zu Verstopfung. Unsere Nahrung verbleibt dann inklusive der Fäulnisprodukte zu lange im Darm und erhöht die Wahrscheinlichkeit für die Entstehung chronischer Entzündungsprozesse und krebserregender Abfallprodukte durch das Ungleichgewicht zwischen »guten« und »schlechten« Darmbakterien (siehe Kapitel *»Shit happens«*).

Gestalte deine Nahrung so ballaststoffreich wie möglich. Von der Deutschen Gesellschaft für Ernährung (DGE) wird eine Ballaststoffzufuhr von 30 Gramm pro Tag empfohlen. Hört sich erst mal gar nicht viel an. Man muss sich aber ganz schön anstrengen, um diese Empfehlung zu erreichen, was die meisten von uns leider nicht machen: der deutsche Durchschnitt liegt bei 15 bis 20 Gramm.

Ballaststoffe stecken vor allem in cleanen Nahrungsmitteln, die reich an komplexen Kohlenhydraten sind (siehe Auflistung). Besonders wichtig ist es, gleichzeitig viel zu trinken (7. Gebot), insbesondere Wasser und Kräutertees. Je häufiger du zur Flasche greifst (Wasser, Freunde!), desto besser ist der Quelleffekt der unverdaulichen Faserstoffe, wodurch das Nahrungsvolumen im Magen zunimmt und du länger satt bleibst. Beim Leinsamen gilt zum Beispiel: pro Esslöffel ein Glas Wasser.

Wie viel muss ich wovon essen, um täglich 30 g Ballaststoffe aufzunehmen?

Nahrungsmittel	30 g Ballaststoffe sind enthalten in wie viel Gramm?
Leinsamen	90 g
Roggenvollkornbrot	500 g
Graubrot	1200 g
Apfel	1500 g
Kopfsalat	2000 g

Um deinen Tagesbedarf an Ballaststoffen mit grünem Salat zu decken, müsstest du also täglich zwei Kilo futtern. Das lassen wir mal. Setzt du auf Leinsamen, stecken 30 g Ballaststoffe in ungefähr zehn gehäuften Esslöffeln. Die solltest du dir aber auch nicht auf einmal reinzwängen. Das Bundeszentrum für Ernährung empfiehlt maximal 45 g oder 2–3 EL Leinsamen, verteilt auf drei Portionen, pro Tag. Die Mischung kommt wieder ins Spiel. Getreide und Pseudogetreide essen wir bitte in der Vollkornvariante. Das »volle Korn« enthält im Vergleich zu der ausgemahlenen Variante ungefähr den doppelten Gehalt an Ballaststoffen.

Falls du vergeblich nach Fleisch, Milch oder Zucker in der Liste suchst: Die glänzen durch Abwesenheit, denn sie haben uns null Ballaststoffe zu bieten.

Und wo wir schon bei Schlank & Schön-Effekten sind, richten wir das Spotlight direkt auf die Hülsenfrüchte. Kurze Beichte: Linsensuppe ist bei mir seit der Kindheit problematisch. Mein Vater sorgte mal vehement dafür, dass ich meinen Teller mit der frisch gekochten Suppe leer aß. Das Ergebnis: Die Suppe protestierte in meinem Namen und trat den Rückweg aus meinem Magen an. Das hat sich leider eingebrannt.

Meine Linsensuppen-Abneigung einmal dahingestellt: Hülsenfrüchte haben sich aufgrund ihres lang anhaltenden Sättigungseffekts als natürliche cleane »Schlankmacher« erwiesen. Das Besondere ist: Sie sind nicht nur reich an Ballaststoffen, sondern gleichzeitig hochwertige Proteinquellen. Es wird vermutet, dass Ballaststoffe in Bohnen von unseren Mitbewohnern im Darm in entzündungshemmende Fettsäuren umgewandelt werden. Da diese Fettsäuren zum Teil in unsere Blutgefäße übergehen, können sie quasi an jeder Stelle unseres Körpers Entzündungsprozesse eindämmen. Aber auch abseits wissenschaftlicher Studien lässt sich beobachten, dass in Regionen, in denen Menschen ein hohes Alter erreichen, besonders häufig Hülsenfrüchte verzehrt werden. So unterschiedlich die Hülsenfrüchte in ihrer Zubereitung und im Geschmack sind, scheinen sie alle eine vergleichbare Wirkung auf unsere Gesundheit zu haben.

Unser täglich Brot gib uns heute.

Werd bitte nicht gleich nervös, wenn es um das Thema Brot geht. Ich gehöre nicht zu den Ernährungsmedizinern, die dir nicht nur die Butter vom Brot, sondern direkt den ganzen Laib wegnehmen wollen. Die pauschale Behauptung, Brot mache dick, träge und krank, stimmt einfach nicht. Der schlechte Ruf des Brotes resultiert vor allem aus dem Glutenmythos. Bei diesem wird das »böse« Klebereiweiß verteufelt. Die meisten Menschen können durchaus natürlich schlank und gesund sein und dabei täglich eine oder zwei Scheiben Brot verzehren. Es kommt natürlich auch immer drauf an, was auf die Schnitte kommt. Und selbst für diejenigen, die Gluten nicht vertragen, gibt es heutzutage hervorragende Brote aus alternativen Pseudogetreidemehlen.

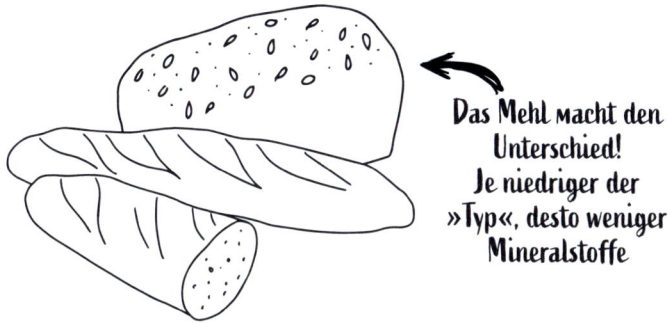

Das Mehl macht den Unterschied! Je niedriger der »Typ«, desto weniger Mineralstoffe

Wie bei allen anderen Nahrungsmitteln kommt es auch hier auf die Menge und auf die industrielle Weiterverarbeitung des Brotes an. Es gibt große Unterschiede zwischen einem Vollkornbrot aus ganzem Korn, einem Mischbrot, in dem sich noch einzelne Körnchen befinden, und einem Weißbrot. Weißmehlprodukte halte ich für deine tägliche Ernährung für ungeeignet. Darin befindet sich nichts Gesundes mehr, denn durch das »Ausmahlen« der Körner werden sämtliche Nährstoffe zerstört. Je niedriger der »Typ« eines Mehls, desto weniger Mineralstoffe sind enthalten. Mehl vom Typ 405 ist schneeweiß und enthält gerade noch 405 Milligramm Mineralstoffe pro 100 Gramm Mehl. Das Korn wurde extrem ausgemahlen. Ein Mehl vom Typ 1050 ist brauner in seiner Farbe, enthält mehr vom ursprünglichen Korn und entsprechend auch mehr Mineralstoffe. Bei einem Vollkornmehl wird immer das ganze Korn verwendet, es hat somit den höchsten Gehalt an Ballaststoffen, Vitaminen und Mineralstoffen. Ich gehe mittlerweile auf Nummer sicher

Mein Lieblings-brot! Hier geht's zum Rezept:

und backe meine Brote selbst. So habe ich die Kontrolle über das, was drinsteckt, und kann meinen Körper mit hochwertigen Carbs versorgen.

Mein Rezept für »Doc Diessners Lieblingsbrot (hefefrei)« geb ich dir direkt mal an die Hand. Viel Spaß beim Backen und Probieren!

Keine Zeit? Oder ist die Zusammenstellung der Zutaten zu aufwendig? Es gibt mittlerweile auch echt leckere Backmischungen, die ohne schädliche und unnütze künstliche Zusätze auskommen. Hinschauen und Suchen lohnt sich wieder, wenn man Lust auf »unser täglich Brot« bekommt.

Take Home Message

Fünf gute Gründe, warum wir Right Carbs lieben sollen:

1. Sie machen natürlich schlank und gute Laune.

2. Sie spenden lang anhaltend Energie.
   Gemüse, Obst und Vollkornprodukte enthalten Vitamine, Ballaststoffe und Mineralstoffe, die deinen Körper mit wichtigen Nährstoffen versorgen.

3. Sie verhindern Heißhunger auf industriellen Junk.
   Die Ballaststoffe in den vollwertigen Lebensmitteln führen zu einer längeren Sättigung, dein Blutzuckerspiegel steigt nur moderat.

4. Sie verbessern die Harnsäureausscheidung.
   Bei deutlicher Reduktion von Kohlenhydraten wechselt dein Körper nach einigen Tagen in die Ketose. Das führt ungefähr zur Halbierung der Harnsäureausscheidung, und die verbleibende Harnsäure zirkuliert dann im Blut, kann auskristallisieren und zu Gichtanfällen führen.

5. Sie sorgen für dauerhaften Gewichtsverlust.
   Nie wieder Kalorien oder Kohlenhydrate zählen! Sorge dafür, dass du deine Energie aus cleanen komplexen Kohlenhydratquellen generierst.

Cleane Proteine

Können mehr als künstliche Shakes.

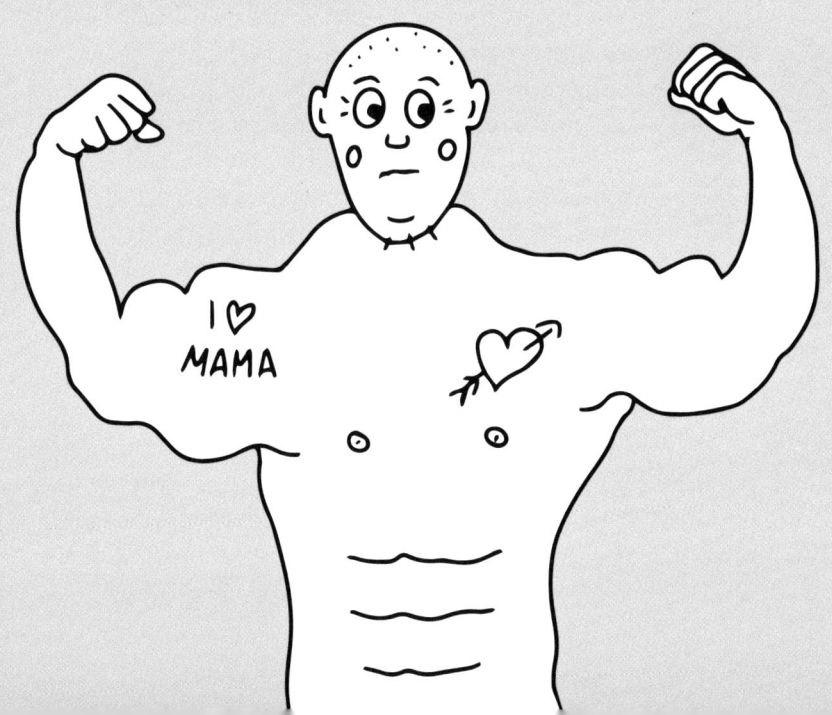

Wenn es um die Bildung, den Umbau und die Regeneration unserer Zellen geht, sind Proteine die wichtigsten Baustoffe für unseren Körper. Proteine sind unverzichtbar für unsere Leistungsfähigkeit und Körperfunktionen. Wie du im Kapitel »Chronic Inflammation« erfahren hast, führen Lebensmittel tierischer Herkunft, insbesondere Fleischwaren und Milchprodukte, die regelmäßig in größeren Mengen verzehrt werden, zu chronischen Entzündungen in deinem Körper. Solche stillen Entzündungsprozesse verhindern, dass du Körpergewicht abnimmst, und lassen dich langfristig ganz schön alt aussehen.

»Kaum Fleisch und Milchprodukte? Wie soll ich meinem Körper dann genug Proteine zuführen?« Mit cleanen Proteinen, vorzugsweise pflanzlicher Herkunft. Sie sind die Zauberformel für eine antientzündlich wirksame Eiweißzufuhr. Cleane Proteine sind pflanzliche, für deine Gesundheit langfristig deutlich wertigere Eiweißquellen. Du musst dir also keine Sorgen um deine Proteinversorgung machen, wenn du auf Fleischwaren verzichten willst oder die Menge stark einschränkst. Und was ich dir direkt mitgeben möchte: Das Geld für Power-Protein-Pülverchen, die dir im Fitnessstudio oder von Bloggern angedreht werden, und chemisches Functional Food wie Protein-Pancake-Mix oder glibberige Protein-Puddings, in denen der Löffel senkrecht stecken bleibt, kannst du dir auch gleich sparen. Solche Produkte sind nicht nur überflüssig, sondern schaden zum Teil auch deiner Gesundheit. Clean sind sie schon mal gar nicht. Sie kommen mit zahlreichen toxischen Inhaltsstoffen daher, deren Namen die ersten zwei Semster eines Chemiestudiums füllen.

Beim Schlendern durch den Supermarkt frage ich mich immer wieder: Gehen hier nur noch Extrem-Bodybuilder einkaufen? Wer benötigt denn bitte zusätzlich zu seiner täglichen Nahrung 20 Gramm Protein im Joghurt, 38 Gramm Eiweiß im Protein-Cheese und 50 Prozent Proteine im Müsli? Es geht auch noch verrückter: Neulich habe ich Protein-Toast im Supermarkt entdeckt. Wofür? Ich sag dir, wer das nicht braucht: deine Muskulatur. Oder bist du täglich 15 Stunden »unter Tage« tätig?

Über den ganzen Protein-Hype der vergangenen Jahre freut sich deine Figur nicht. Nur die Hersteller und alle, die sonst noch von der Eiweiß-Manie profitieren, jubilieren. Eine zu hohe tägliche Proteinzufuhr hilft dir nicht beim Abnehmen. Im Gegenteil, sie macht dich dick.

Pudding High Protein

↗ Der ganze Protein-Hype erfreut deine Figur nicht!

Dein Körper kann nicht Unmengen an Proteinen verstoffwechseln, die du auf einmal runterschlingst oder -kippst. Pro Mahlzeit können maximal 30 bis 40 Gramm Eiweiß verarbeitet werden. Ein XXL-Protein-Shake kompensiert also keine halbgare Trainingsleistung. Und noch was: Ein »zuckerfreier« Chemie-Schoko-Riegel mit »20 Gramm Prots« gehört nicht in eine vollwertige Ernährung, sondern ins 80:20-Prinzip: auf die 20er-Seite. Sorry, hier hat – mal wieder! – die Werbeindustrie unser Gehirn infiltriert und falsche Vorstellungen verankert.

Protein-Snacks kompensieren keine halbgaren Trainingsleistungen.

Von der Deutschen Gesellschaft für Ernährung, die DGE kennen wir ja bereits, wird eine tägliche Proteinaufnahme zwischen 0,8 und 1 Gramm pro Kilogramm Körpergewicht empfohlen. Aber Achtung: Diese Empfehlung bezieht sich auf ein für deine Körpergröße gesundes »Normalgewicht«. Bist du übergewichtig oder adipös, ist es zunächst wichtig, dass du dein Normalgewicht berechnest und diesen Wert als Grundlage für deinen persönlichen Proteinbedarf verwendest. Sonst erhältst du einen zu hohen Eiweißwert, der eher Schaden anrichten kann. Dein Normalgewicht lässt sich ganz einfach mit folgender Formel berechnen:

Körpergröße^2 x 25

Für eine 1,70 Meter große Frau bedeutet das: 1,70 x 1,70 x 25 = 72,3 kg durchschnittliches Normalgewicht. Multipliziert man diese Zahl nun mit 0,8 bis 1 Gramm Protein, liegt der individuelle Eiweißbedarf »der Dame« zwischen 57,8 Gramm und 72,3 Gramm pro Tag. Und damit sind keine Shakes, Riegel oder Puddings gemeint. Wenn du deinen Rechenschieber gerade nicht zur Hand hast, orientiere dich an den Richtwerten der DGE: täglich circa 50 Gramm für Frauen und 60 Gramm für Männer.

Bei sehr hoher körperlicher Betätigung wie intensivem (Leistungs-)Sport erhöht sich der Bedarf. Die Annahme, ausschließlich Kraftsportler hätten zum Muskelaufbau einen erhöhten Eiweißbedarf, ist übrigens ebenfalls überholt. Jeder Leistungssportler, ganz gleich ob Kraft oder Ausdauer, hat je nach Training eine um 80 Prozent gesteigerte Proteinsynthese. Das bedeutet: Leistungssportler benötigen 2 bis 24 Stunden nach ihrem Training mehr Eiweiß, insbesondere die essenziellen Aminosäuren Leucin, Isoleucin und Valin, welche den Muskelaufbau und die

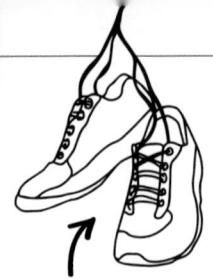

Regeneration unterstützen. Diese Aminosäuren findest du vor allem in Haferflocken und Nüssen (pflanzliche Proteine), aber auch in Rind-/Kalbfleisch sowie Lachs und Thunfisch. Spezielle Supplemente sind für »Gelegenheits-Sportler« definitiv nicht erforderlich. Eine ausgewogene cleane Mischkost ist vollständig ausreichend und vor allem gesünder.

Bei einer hohen körperlichen Betätigung wird mehr Protein benötigt.

MEIN TIPP: Trainierst du für eine straffe Haut und definierte Silhouette, nimm vorher einen leichten, **natürlichen** proteinhaltigen Snack zu dir, etwa ein paar Nüsse (gut kauen, um den Magen zu entlasten und den Körper bestens zu versorgen!) oder eine kleine Portion Porridge. So haben deine Muskeln während des Trainings und im Anschluss daran alle Bausteine für den Muskelaufbau griffbereit und geraten nicht ins Defizit, was sonst verspätet ausgeglichen werden muss.[1]

Doc Diessners Protein-Snacks (pflanzlich & tierisch)

- Selbst gemachte Grünkohlchips
- Gefüllte Paprika mit 1 Becher Hüttenkäse, Gewürzen & Kräutern
- Thunfisch im eigenen Saft (auf nachhaltige Zertifizierung achten: MSC, Follow Fish oder beim WWF informieren)

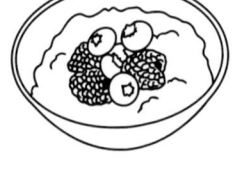

- 50 g Hähnchen-Stripes (Herkunft beachten) in Kokosöl gebraten
- 1 kleine Handvoll Nüsse
- 1 Becher Sojaquark (250 ml) mit einer Handvoll Beeren

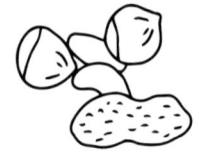

- 1 Knäckebrot ohne Mehl mit Leinsamen & Kürbiskernen, Hummus, Kräuterquark
- Porridge-Becher mit Reis-/Hafer-/ Mandeldrink (auf Zusätze achten!)
- 1 hart gekochtes Ei (jap, so einfach kann es sein)

Generell ist es sinnvoll, unsere cleanen Proteine mit komplexen Kohlenhydraten zu kombinieren (3. Gebot), denn der Umbau der zugeführten

Eiweiße erfordert viel Energie, die deinem Körper sonst an anderer Stelle fehlt.[2] Außerdem verlangsamen fettarme Proteine in Kombination mit Kohlenhydraten die Verarbeitung der Kohlenhydrate zu Fett.[3]

Die über deine Nahrung aufgenommenen Proteine werden vom Körper anschließend in ihre einzelne Bausteine, die Aminosäuren, zerlegt. Dabei ist Protein nicht gleich Protein, denn es existieren insgesamt 20 verschiedene Aminosäuren. Das verschweigt uns die Werbung gern mal. Zwölf Aminosäuren kann unser Körper selbst herstellen: die nicht essenziellen (ersetzbaren aber trotzdem lebensnotwendigen) Aminosäuren. Die übrigen acht

Richtig dosiert, sind pflanzliche Proteine hervorragende Abnehmhelfer.

essenziellen, unentbehrlichen Aminosäuren müssen wir über unsere Nahrung zu uns nehmen, damit unser Körper über genug Baumaterial für Gesundheit, Muskeln und Gewichtsabnahme verfügt.[4] Leucin, Isoleucin und Valin hast du in unserem Sportler-Beispiel schon kennengelernt. Weitere essenzielle Aminosäuren sind Lysin, Methionin, Phenylalanin, Threonin und Tryptophan.

Das soll hier nun keine »Wer lernt alle Aminos auswendig« Challenge werden. Es ist aber wichtig zu wissen, dass du deinen Körper über eine abwechslungsreiche cleane Ernährung mit *allen* Baustoffen versorgst. Es bringt nichts, wenn du dich ausschließlich mit Sojabohnen vollstopfst, bis sie dir aus den Ohren rauskommen. Kombiniere Soja mit Nüssen, Samen, Vollkorn- und Pseudogetreide sowie Hülsenfrüchten. Tierische Lebensmittel wie fettarmes Fleisch, Fisch und Milchprodukte sind in Maßen, wenn sie von guter Qualität und Herkunft sind, ebenfalls erlaubt. Daher habe ich sie auch in meine oben aufgeführten Snacks integriert. Nur durch die Vielfalt der Proteine können unsere Zellen aufgebaut, repariert und umgebaut werden. Deshalb ist nicht nur die Menge, sondern auch die Qualität der Eiweiße entscheidend. Intelligente Auswahl ist Trumpf.

Kommen dir die Sojabohnen schon aus den Ohren raus?

Die Qualität der Eiweiße richtet sich danach, wie viel dein Körper von einem Protein aus der Nahrung in körpereigenes Eiweiß umwandeln kann. Man spricht hier von der »biologischen Wertigkeit«. Als Referenzwert dient das Eiweiß im Vollei, dessen biologische Wertigkeit mit 100 definiert ist. Für eine hohe biologische Wertigkeit ist die Zusammensetzung an essenziellen Aminosäuren ausschlaggebend. Je ähnlicher das Aminosäurenmuster an den Bedarf unserer Zellen angepasst ist, desto höher die biologische Wertigkeit.[5] Tierisches

Versorge deinen Körper mit allen Baustoffen.

Protein hat zwar eine sehr hohe biologische Wertigkeit, dafür aber andere Nachteile (Gicht auslösende Purine, tierische Fette). Alle essenziellen Aminosäuren befinden sich ebenfalls in unseren cleanen Proteinen aus der Pflanzenwelt, allerdings in einer anderen Mengenverteilung.[2] Man kann jedoch durch geschickte Kombination verschiedener Lebensmittelgruppen die biologische Wertigkeit der Proteine steigern. Da die Aminosäuren zwischengelagert werden, ist es auch nicht notwendig, zu jeder Mahlzeit alle Aminosäuren aufzunehmen. Unsere Körper sind schlau genug, sich aus den gespeicherten Ressourcen zu bedienen. Es braucht also nicht den zusätzlichen Protein-Boost-Shake aus dem Chemielabor.

Cleane Proteine (Proteingehalt pro 100 g)[6]

GETREIDE & PSEUDOGETREIDE	HÜLSENFRÜCHTE	NÜSSE & SAMEN
Grünkern/Dinkel 17 g	Lupinensamen 42 g	Kürbiskerne 35 g
Amaranth 16 g	Sojabohnen 35 g	Hanfsamen 31 g
Quinoa 15 g	Rote Linsen 27 g	Erdnüsse 25 g
Wildreis 15 g	Gelbe Linsen 24 g	Pinienkerne 24 g
Vollkornnudeln 12 g	**Rote Linsen Pasta 23 g Doc's Favorite**	Sonnenblumen-kerne 22 g
Bulgur 12 g	Erbsen 23 g (Konserve 5 g)	Mandeln 19 g
Müsli 12 g	Kidneybohnen 22 g (Konserve 9 g)	Chiasamen 19 g
Hirse 11 g	Weiße Bohnen 21 g (Konserve 9 g)	Leinsamen 18 g
Roggenvollkornmehl 11 g	Kichererbsen 19 g (Konserve 7 g)	GEMÜSE
Buchweizen 10 g	Tofu 8 g (gebraten 16 g)	Rosenkohl 4,5 g
Vollkornbrot 9 g	Sojaquark 6 g	Grünkohl 4,3 g
Naturreis 7,5 g	Grüne Bohnen 2 g	Champignons bis zu 4,1 g

Richtig dosiert und vielseitig kombiniert sind pflanzliche Proteine hervorragende Abnehmhelfer. Sie halten dich lange satt und helfen deinem Körper (bei entsprechender körperlicher Aktivität), Muskeln aufzubauen. Und diese sind dann unsere körpereigenen Fatburner. Wissenschaftlich erwiesen ist auch, dass bei einer bedarfsorientierten Proteinzufuhr weniger Heißhunger auf Süßes entsteht. Darüber hinaus ist die Verdauung von Eiweißen für unseren Körper anstrengender als beispielsweise die Zerlegung von einfachen Kohlenhydraten.[7] Dein Organismus verbraucht also mehr Energie, um Proteine zu verdauen, was der schlanken Linie besonders schmeckt.

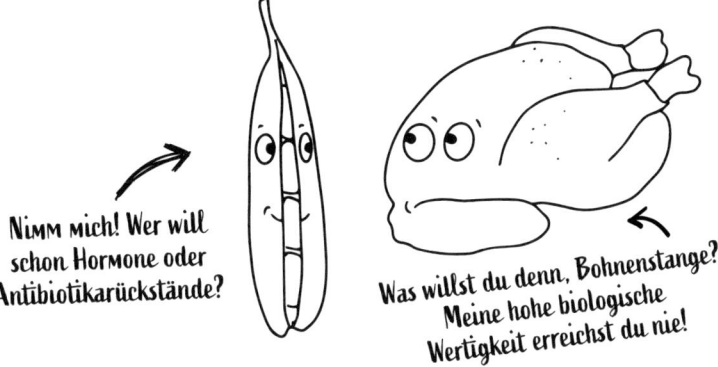

Nimm mich! Wer will schon Hormone oder Antibiotikarückstände?

Was willst du denn, Bohnenstange? Meine hohe biologische Wertigkeit erreichst du nie!

Und noch ein Plus pflanzlicher Proteine: Sie enthalten keine Hormone oder Antibiotikarückstände, die dich krank machen und alt aussehen lassen. Bei einer pflanzenbasierten cleanen Ernährung erhält dein Körper alle Bausteine, die er für seine Gesundheit braucht, ohne die »tierischen« Nachteile unserer leider immer noch fleischlastig geprägten Nahrungsmittelwelt.

Take Home Message

Warum cleane Proteine dich natürlich schlank machen:

- Sie halten lange satt.
- Sie helfen beim Einhalten von Essenspausen.
- Sie mindern den Appetit auf süßen Junk.
- Sie bauen fettverbrennende Muskulatur auf.
- Sie verbrauchen mehr Energie bei ihrer Verstoffwechselung.

Fett
macht nicht
immer fett

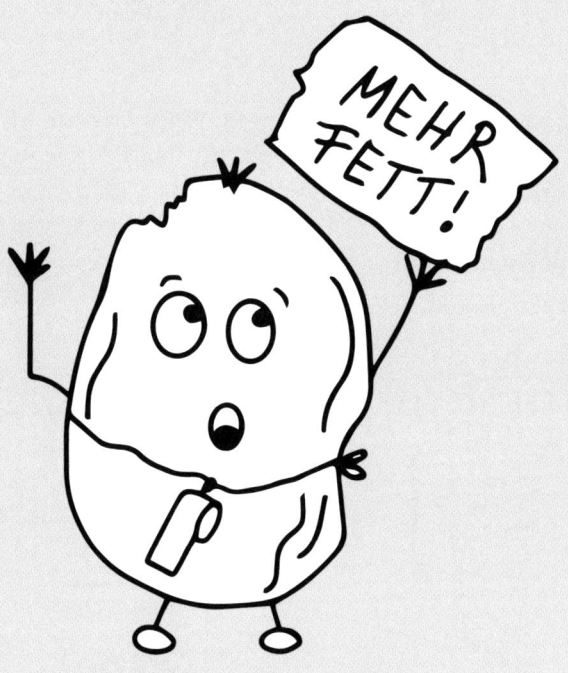

Es läuft wie geschmiert.

Du willst es nicht haben und auch nicht sein. Lass mich dem »fetten Thema« also direkt mal Schärfe und Schrecken nehmen: Fett macht nicht immer fett. Punkt. Obwohl es mittlerweile mehr ärztliche »Aufklärungsarbeit« gibt, werden Fette häufig noch immer in einen Topf geworfen und zusammengeschmolzen. Gerade wenn es ums Abnehmen geht, wird die »Schmiere« trotz wissenschaftlich eindeutig belegtem Sichtwechsel oft weiterhin als Dickmacher verunglimpft. Viele »Skinny Ladies« und jene, die sich dummerweise in dieses Lager hungern wollen, verkneifen sich geradezu zwanghaft jedes Gramm Fett. Gebraten wird nur in Pfannen mit Keramikbeschichtung, denen bereits ein Tropfen Öl auf den heißen Boden genügt. Lässt die Beschichtung zu wünschen übrig, gibt's lieber 'ne neue teure Pfanne statt eines zweiten Tröpfchens. Und liegt das Rinderfilet dann knochentrocken auf dem Teller, entdeckt so mancher seine Seziertalente, um auch noch dem kleinsten Fitzelchen Fett zu Leibe zu rücken.

An die Entstehung der »Low-Fat-Welle« erinnere ich mich noch sehr genau. Ich war zum ersten Mal in Florida. Meine Augen quollen über vor Glückseligkeit: Low-Fat-Snickers, Low-Fat-Joghurts im Cheese-Cake-Style und Low-Fat-Eis in allen Sorten. Damals, lang ist es her, bin ich als Jugendliche ganz »gut im Futter gewesen«. Nicht dramatisch, aber man ist ja in dem Alter doch mehr als kritisch mit sich. »Halleluja!«, dachte ich. Schlemmen ohne Reue und dabei auch noch abnehmen. Meinen damaligen Freund habe ich erst mal genötigt, zur nächsten Fedex-Station zu fahren und mir Pakete zu besorgen. Ja, *Pakete*. Plural. Dann kaufte ich den halben Schokoriegel-Bestand bei Walmart auf und schickte meine tonnenschwere

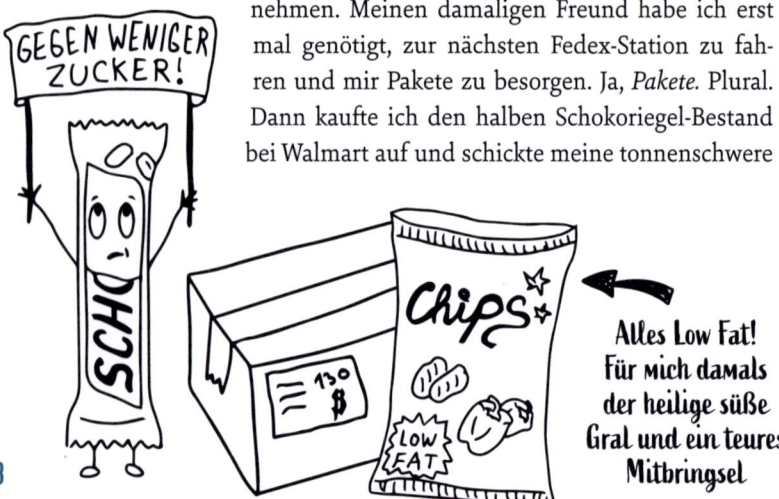

Alles Low Fat!
Für mich damals
der heilige süße
Gral und ein teures
Mitbringsel

Ausbeute nach Hause, denn Low Fat war in Deutschland noch nicht verbreitet, und ich wähnte mich auf der perfekten Welle. PS: Hat 130 Dollar Versand gekostet ...

Wahrscheinlich schaust du nun genauso entsetzt wie mein Freund damals, doch ich hatte meinen heiligen süßen Low-Fat-Gral gefunden. Und wollte mich als kleine Genießerin mit meiner neuen Entdeckung aus Amiland so richtig »in Shape« futtern. Leider lag ich beim Ergebnis der neuen »Kur« auch voll im Trend: Hat weder bei mir funktioniert, noch konnte die Low-Fat-Welle irgendeine positive Tendenz zur Gewichtsabnahme in unserer Gesellschaft verankern.

> Wer auf Fette verzichtet, verliert nicht nur Geschmack, der Heißhunger ist auch schneller zurück.

Das ist natürlich nicht verwunderlich, da Fett als Geschmacksträger gilt und die meisten Aromastoffe fettlöslich sind. Wer also auf Fett verzichtet, verliert nicht nur Geschmack, sondern auch einen Makronährstoff, der ausgezeichnet sättigt. Und den aufkommenden Heißhunger kompensiert man dann mit jeder Menge ungesunder einfacher Carbs. Hier beißt sich die Katze also in den Schwanz. **Halten wir fest: Kein Fett macht fett!**

»Aber Fett kann doch auch dick machen, oder Doc?«

Natürlich sind Fette mit einem Kaloriengehalt von 9 Kilokalorien pro Gramm keine Leichtgewichte im Vergleich zu Kohlenhydraten und Proteinen mit jeweils 4 Kilokalorien pro Gramm. Und insgesamt liegt in Deutschland die tägliche Fettzufuhr auch deutlich über dem empfohlenen Richtwert von maximal **30 Gramm pro Tag**. Männer nehmen etwa ein Drittel mehr Fett zu sich als Frauen, wobei dieser Unterschied in jüngeren Jahren sogar noch etwas größer ist.[1] Leider ist obendrein der Anteil »schlechter« Fette beziehungsweise Fettverbindungen bei den meisten viel zu hoch.

Klug ausgewählt ist Fett aber keine Kalorienbombe, sondern der wichtigste Energiespeicher, der dir sogar helfen kann, natürlich schlank zu werden und zu bleiben. In einer US-Studie zeigte sich, dass der tägliche Verzehr von 50 Gramm Walnüssen positiv auf die Gewichtsreduktion wirkt und den Cholesterinspiegel senkt.[2] Mit »Fett macht dick«-Vorurteilen räumen wir also auf: Fett ist nicht gleich Fett, so wie ein Protein nicht gleich ein Protein ist und ein Carb nicht dem anderen gleicht.

Fette haben zwar alle die gleiche Grundstruktur und bestehen biochemisch gesehen aus dem Alkohol Glycerin, das mit drei meist verschiedenen Monocarbonsäuren, den Fettsäuren, verbunden ist. Daher kommt auch die Bezeichnung »Triglyceride«: tri für drei. Man unterscheidet Fette allerdings nach ihrer »Länge« in kurzkettige, mittelkettige und langkettige Fettsäuren sowie nach dem Grad der Sättigung in gesättigte, einfach ungesättigte und mehrfach ungesättigte Fettsäuren.

Klug ausgewählt, ist Fett keine Kalorienbombe, sondern ein wichtiger Energiespeicher.

Gesättigte Fettsäuren können vom Körper selbst hergestellt werden und müssen somit nicht in großer Menge über die Nahrung zugeführt werden. Hauptsächlich kommen sie in tierischen Produkten wie Fleischwaren, Butter und Käse vor, aber auch Chips, Gebäck und das pflanzliche Kokosfett weisen einen hohen Anteil an gesättigten Fettsäuren auf. Durch eine zu hohe Zufuhr über die Ernährung kann der »schlechte« LDL-Cholesterinspiegel (»**L**ass **D**as **L**ieber«) ansteigen, was das Risiko für Herz-Kreislauf-Erkrankungen erhöht.

Einfach ungesättigte Fettsäuren sind vor allem in pflanzlichen Ölen, wie Oliven- oder Rapsöl enthalten. Sie zeigen einen günstigen Effekt auf die Balance zwischen dem »guten« HDL-(»**H**ab **D**ich **L**ieb«) und dem LDL-Cholesterin zugunsten des HDL.

Die mehrfach ungesättigten Fettsäuren kann unser Körper nicht selbst herstellen, das bedeutet, sie sind essenziell für unseren Organismus und müssen über unsere Nahrung zugeführt werden.

Die jeweilige Struktur der Fettsäuren, die Menge und die Qualität bestimmen die Wirkung auf die Gesundheit unseres Körpers und damit auch unser Körpergewicht.[3] Fettsäuren sind elementarer Bestandteil von Zellmembranen, Baustoff für Haut, Haare, Nägel und essenziell für die Synthese verschiedener Hormone. Fette dienen darüber hinaus als Transportstoffe und der Aufnahme der fettlöslichen Vitamine A, D, E und K (Merkhilfe: EDEKA) sowie vielen anderen Mikronährstoffen.

Eine der gesündesten mehrfach ungesättigten Fettsäuren ist die essenzielle Omega-3-Fettsäure (Alpha-Linolensäure). Omega-3-Fettsäuren stecken vor allem in fettreichen Fischen, Nüssen, Früchten, Samen und deren Ölen, von denen wir leider insgesamt zu wenig in unsere tägliche Ernährung einbauen.

Quellen für hochwertige cleane Omega-3-Fettsäuren
Fisch: Lachs, Thunfisch, Makrele, Hering, Sardinen
Nüsse & Samen: Leinsamen, Macadamianüsse, Walnüsse
Öle: Leinöl (top Alpha-Linolen-Quelle mit einem Anteil von 63 Prozent!), Rapsöl, Walnussöl, Hanföl

Die Omega-3-Fettsäure ist unter anderem wichtig, da sie die Ausgangssubstanz für zwei weitere gesunde und mehrfach ungesättigte Fettsäuren bildet: Eicosapentaensäure (EPA) sowie Docosahexaensäure (DHA). Sperrige Namen, hinter denen sich große Wirkung verbirgt. Diese beiden hochwertigen Fettsäuren finden sich ebenfalls in fetten Kaltwasserfischen sowie in Milchprodukten und Fleisch, besonders wenn die Tiere mit Gras gefüttert wurden. Unser Körper ist auch in der Lage, geringe Mengen EPA und DHA aus Omega-3-Fettsäuren selbst herzustellen.

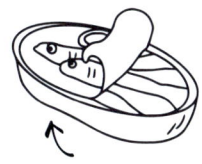

Wichtig! Omega-3-Fettsäuren müssen über die Nahrung aufgenommen werden.

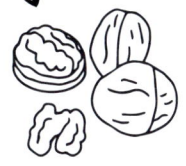

Die tägliche Zufuhr sollte circa 1200 Milligramm Alpha-Linolensäure betragen. Am besten fängt man schon beim Frühstück an, hochwertige Fette (Nüsse oder Leinsamen ins Porridge!) auf den Teller zu bringen. Die Aufnahme von Fetten am Morgen stimuliert nicht nur deinen Fett- sondern auch den Kohlenhydratstoffwechsel. So verbraucht dein Organismus bereits in der Früh und über den ganzen Tag hinweg mehr Kalorien. Verwende Leinöl im Joghurt, Müsli oder Smoothie, Walnussöl in deinem Salatdressing, und brate Lachs in Rapsöl (darauf achten, dass du ein Rapsöl verwendest, welches zum Braten geeignet ist). Wer abspecken möchte, behält wie besprochen die Portionsgrößen im Auge (1–2 Esslöffel Öl pro Tag).

Omega-3-Fettsäuren wirken entzündungshemmend auf unseren Körper und verhindern gleichzeitig die Produktion entzündungsfördernder Botenstoffe. Darüber hinaus verlangsamen sie die Zellalterung und scheinen Hauterkrankungen wie Neurodermitis, Nesselsucht und Rosazea zu lindern. Gehörst du wie ich zu den Fisch-Verweigerern, dann ist es umso wichtiger, dich täglich aus den pflanzlichen Alpha-Linolenquellen zu bedienen. Ist deine Zufuhr an Omega-3-Fettsäuren sehr gering, begünstigt das wiederum die Entstehung von Erkrankungen, die durch chronische Entzündungsprozesse gefördert werden.

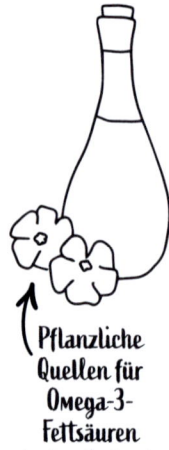

Pflanzliche Quellen für Omega-3-Fettsäuren stecken in hochwertigen Ölen.

Aber aufgepasst: Ungesättigte Fettsäuren wie Omega 3 sind auch leicht oxidierbar. Deshalb ist es sehr wichtig, begleitend das Antioxidans Vitamin E zuzuführen, um deine Zellen zu schützen. Häufig kommen sie aber schon zusammen in einem Paket: Als Hauptquellen für Vitamin E sind Nüsse und Samen, Mandeln, aber auch verschiedenes Obst und Gemüse (Paprika, Avocado, schwarze Johannisbeeren) zu nennen. Von den Pflanzenölen weisen Raps- und Walnussöl einen guten Vitamin-E-Gehalt bei gleichzeitig hohem Anteil an Omega-3-Fettsäuren auf.[4]

Während Omega-3-Fettsäuren in unserer täglichen Ernährung eher Mangelware sind, essen wir vom Gegenspieler, den Omega-6-Fettsäuren (Linolsäure) viel zu viel – meist ohne es zu wissen. Auch die Linolsäure wird von unserem Körper gebraucht – und da wir sie nicht selbst herstellen können, müssen wir sie mit der täglichen Nahrung zuführen. Doch das Verhältnis zwischen Omega-3- und Omega-6-Fettsäuren muss stimmen:

LEBENSMITTEL	VERHÄLTNIS OMEGA-6- ZU OMEGA-3-FETTSÄUREN
Leinöl	1:4
Rapsöl	2:1
Hanföl	3:1
Walnussöl	5:1
Olivenöl	11:1
Maiskeimöl	54:1
Sonnenblumenöl	**122:1 (Hände weg)**
Wildfleisch	2:1
Mastfleisch (Schweinefleisch!)	15:1
Wildfisch	3:1
Zuchtfisch	5:1

Omega-3- und Omega-6-Fettsäuren konkurrieren in unserem Körper miteinander, da sie über die gleichen Enzyme in weitere Botenstoffe umgewandelt werden. Und während aus Omega-3-Fettsäuren entzündungshemmende Botenstoffe entstehen, werden aus einem Zuviel an

Avocados – Kalorienbombe aus der Natur?
In kaum einer Frucht stecken so viele wichtige Nährstoffe wie
in der Avocado. Diese Beere, die ursprünglich aus den Regen-
wäldern Mexikos und Südamerikas stammt, schmeckt nicht
nur toll, sondern liefert neben dem Vitamin E auch alle weiteren fettlöslichen Vitamine (A, D, K) und dazu Carotinoide, Biotin, Folsäure, Kalzium und wertvolle Fettsäuren.

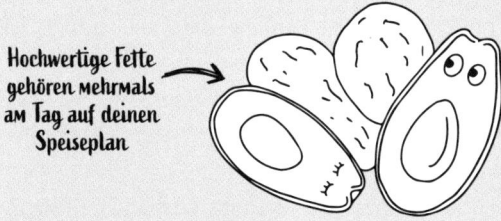

Hochwertige Fette
gehören mehrmals
am Tag auf deinen
Speiseplan

Avocados überzeugen mit guten Fetten.
Aufgrund ihres hohen Fettgehalts wird die Avocado auch als
»Butterfrucht« bezeichnet. 130 bis 160 Kilokalorien (kcal)
kommen auf circa 100 Gramm einer Frucht. Mit ihrem Fettgehalt von bis zu 25 Prozent ist sie trotzdem kein »Dickmacher«.
Denn: Avocados punkten mit guten ungesättigten Fettsäuren,
die dich in Kombination mit ihren Ballaststoffen lange sättigen.

Avocado statt Butter und Margarine
Du kannst die Butterfrucht auch als natürlichen Ersatz zu industriellen Streichfetten nutzen. Die enthaltenen Carotinoide
(sekundäre Pflanzen- und natürliche Farbstoffe) schützen
unsere Haut vor Alterung durch UV-Strahlung. Vitamin E bekämpft freie Radikale und ist mit Omega-3-Fettsäuren in bester Gesellschaft vereint.
Aufgepasst: Durch Erwärmen oder Erhitzen schmecken Avocados bitter und verlieren ihre wertvollen Nährstoffe. Also
immer roh genießen: im Salat, als Brotbelag oder Grundlage
einer leckeren Guacamole.

Mein Clean-Beauty-Tipp: Deine Haut braucht mal wieder einen »Frischekick«? Mit einer Maske für Gesicht und Dekolleté
versorgst du sie mit Feuchtigkeit und jeder Menge Nährstoffe.
Einfach eine reife Avocado zerdrücken und mit 1 TL Honig verrühren. Anschließend auf Gesicht, Hals und Dekolleté auftragen und 10 Minuten einwirken lassen.

Omega-6-Fettsäuren entzündliche Gewebehormone, die unseren Knochen, der Haut- und Haargesundheit nicht mehr helfen, sondern schaden. Günstig ist ein Verhältnis von Omega 6 zu Omega 3 von 1:1 (im Optimalfall) bis maximal 5:1. Und hier liegt das Problem, denn durch »billige« Öle (Sonnenblumenöl, Sojaöl, Maiskeimöl) und unsere industrielle Ernährungsweise liegt das Verhältnis bei durchschnittlich **15:1**.[5] Das muss sich ändern!

MEIN FETTES FAZIT: Gute Fette gehören definitiv ins Essen und auf den Teller. Nach meiner »Schlank & Schön-Formel« sollte die tägliche Fettzufuhr ein Viertel deiner Kalorienaufnahme ausmachen. Die wichtigsten pflanzlichen Quellen für Omega-3-Fettsäuren stecken in hochwertigen Ölen wie Lein-, Raps- und Walnussöl sowie in Nüssen und Samen. Wenn du auf tierische Produkte nicht verzichten willst, eignen sich auch fettreiche Kaltwasserfische.

Doch nicht nur dein Inneres, sondern auch deine äußere Hülle profitiert, wenn sie mit hochwertigen Pflanzenölen »geschmiert« wird. Neben teuren Cremes und Seren eignen sich dafür auch Pflanzenöle aus deinem Vorratsschrank. Insbesondere Öle mit hohem Omega-3-Anteil wirken auch in unseren Hautzellen antientzündlich. Enthalten die Öle noch zusätzlich Vitamin E, kapitulieren die freien Radikalen vor deinem Topteam. Zudem haben Pflanzenöle eine glättende und pflegende Wirkung auf deine Haut. Keine trockene Haut, keine Konservierungsstoffe! Was ist also einfacher, als deine Öle aus dem Vorratsschrank in deine Skincare-Routine zu integrieren? Am besten schmeckt deiner Haut Kokosöl, denn es stärkt die Hautbarriere, hat eine entzündungshemmende Wirkung, dient als Radikalfänger und verlangsamt Alterungsprozesse.[5]

Fette schmecken also nicht nur unserer Wunschfigur und gehören in eine ausgewogene Ernährung, sondern schmeicheln auch noch unserer Haut. Teure Low-Fat-Care-Pakete könnt ihr euch also sparen. Egal ob per Versand oder aus dem Supermarkt nebenan.

Von der Küche ins Bad! Öle, Avocado- oder Gurkenmasken zaubern eine schöne Pelle.

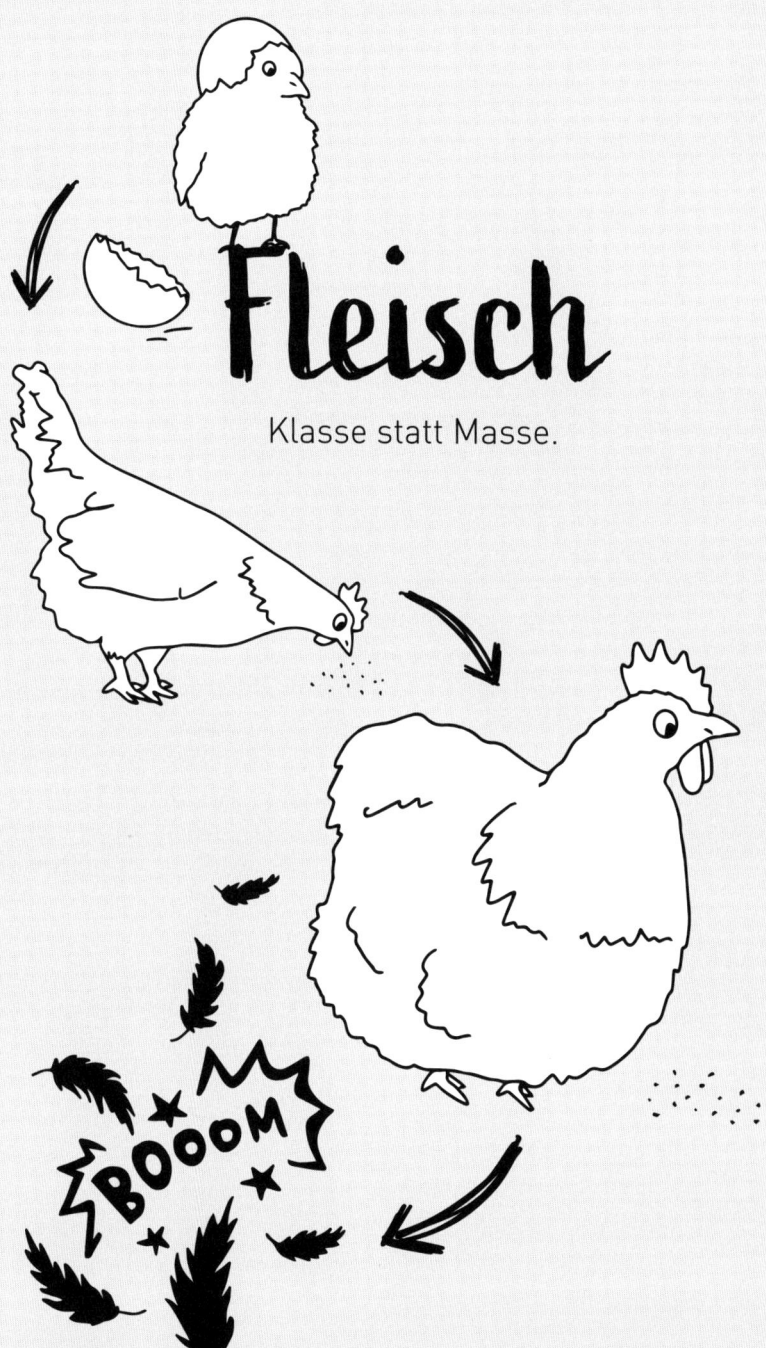

Fleisch

Klasse statt Masse.

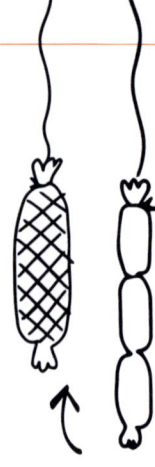

60 Kilogramm Fleischwaren pro Kopf pro Jahr … Glauben wir wirklich, gesund abzunehmen, wenn wir uns täglich mit Koteletts, Würstchen oder Hacksteaks vollstopfen?

Kann nicht funktionieren: Wer sich überwiegend von Fleisch und weiterverarbeiteten Fleischprodukten ernährt, der futtert sich ins Gesundheitsgrab. Klingt etwas hart? Frag doch mal deine Haut, was sie von täglichen Fleisch- und Wurstwaren hält. Ignorierst du sie, zeigt sie es dir gerne auch selbst im Spiegel. Weitere Folgen: Gewichtszunahme und Überforderung der inneren Organe. Von den ethischen Problemen angesichts der Massentierhaltung ganz zu schweigen.

Die primären Proteinquellen sind immer noch Fleischwaren.

Warum ist es so ungesund, viel tierisches Protein zu essen?

Ein Grund ist: Essen wir viel Protein tierischer Herkunft, produziert unser Körper vermehrt Harnstoff. Dieser ist das Hauptabbauprodukt bei der Verstoffwechselung solcher Proteine. Also Abfall.

In der Medizin testen wir die Harnstoffmenge über eine Blutanalyse und erhalten so wichtige Informationen über die Funktion der Nieren und den Stoffwechsel. Bei der Verstoffwechselung der Proteine unserer Fleischmahlzeiten entsteht in der Leber zunächst giftiges Ammoniak, das in höheren Konzentrationen vor allem dein Gehirn schädigen würde. Da unser Körper ein Meister darin ist, sich vor Schäden zu schützen, wandelt er das toxische Ammoniak zum größten Teil in Harnstoff um. Der wird dann über die Nieren und in geringen Mengen über Stuhl und Schweiß ausgeschieden.[1] Harnstoff an sich ist ein ungiftiger Abfallstoff. Isst du aber große Mengen tierischer Proteine, fällt auch viel Abfall an, mit dem dein Körper zusätzlich belastet wird. Müllst du deinen Körper täglich zu, hat er keine Ressourcen mehr für andere Funktionen wie Verdauung, Entgiftung, Muskelkraft, Hirnleistung und die Verwertung gesunder Nahrung.

Besteht über einen längeren Zeitraum ein erhöhter Harnsäurespiegel, bildet dein Körper daraus Kristalle, die sich in deinen Gelenken, Sehnen, Schleimbeuteln und Ohren ablagern. Das führt zu entzündlichen Schmerzen und Gelenkschäden mit Bewegungseinschränkungen und zu unansehnlichen Lauschern mit knubbeligen Anhängseln. Wir nennen die Erkrankung Gicht, und Gicht ist keine Lappalie.

Erhebungen und Statistiken zeigen, dass die primären Proteinquellen von Erwachsenen in Europa bedauerlicherweise Fleischwaren und weiterverarbeitete Fleischprodukte sind.[2]

Die Folgen passen nicht zu dem, was wir uns wünschen: Du wirst müde, weil dein Körper die permanente Entsorgung stemmen muss. Das kann zu Kopfschmerzen führen, du fühlst dich schlapp und nimmst zu, weil dein Stoffwechsel alle Hände voll mit der Zerlegung der ganzen Fleischwaren zu tun hat. Dafür werden die wenigen Kohlenhydrate, die du trotzdem isst, direkt in die Adipozyten, deine Fettzellen, abgeschoben. Diese kleinen gemeinen Zellen verhalten sich wie gierige Hamster, die nur darauf warten, ihre Backen für »schlechte Zeiten« vollzustopfen. Sie blähen sich auf wie riesige Luftballons, nur leider platzen sie nicht, auch wenn du dich nach einer Fleischmahlzeit manchmal so fühlst.

Trotz allen Wissens um die gesundheitlichen Nachteile ist es erschreckend, wie viele Menschen zu **jeder** Mahlzeit Fleisch oder Fleischprodukte essen. Die jährliche Produktion von Schweinefleisch beläuft sich weltweit auf »stolze« **101 Millionen Tonnen,** der Konsum von Hühnerfleisch liegt bei **100,7 Millionen Tonnen – pro Jahr!**[3]

Ein erhöhter Verzehr von prozessiertem und rotem Fleisch kann das Risiko für bestimmte Krebsarten (vor allem Dickdarmkrebs), Herz-Kreis-

So sieht es aus in unserem Land

Pro Kopf werden in Deutschland
im Jahr durchschnittlich

60 kg

Fleisch und Wurstwaren verzehrt.

Davon wurden im Jahr 2018
pro Kopf rund

35 kg

Schweinefleisch gegessen.

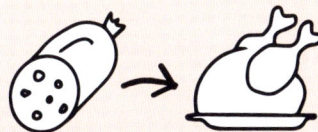

Bei insgesamt nur leicht rückläufigem
Fleischkonsum ist in den letzten Jahren
eine Verschiebung von
Schweinefleisch hin zu Geflügelprodukten
zu beobachten – von »rotem« zu »weißem« Fleisch.

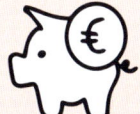

Die Fleischindustrie macht in
Deutschland im Durchschnitt
jährlich einen Umsatz von

21,6 Mrd. Euro!!!

lauf-Erkrankungen, Diabetes Typ 2, Osteoporose, Fettstoffwechsel-störungen, Übergewicht und vorzeitige Hautalterung begünstigen.

Sehr bedenklich sind vor allem die Nitrate in verarbeiteten Fleischwaren und Fisch, die als Konservierungsmittel sowie zur Farb- und Geschmacksverbesserung besonders für gepökelte Fleischerzeugnisse verwendet werden. Nitrate beeinflussen auch das Gehirn und die Darmbakterien von Menschen.[4] Wissenschaftler der Johns Hopkins University fanden heraus, dass Nitrate sogar das Auftreten bipolarer Störungen begünstigen können.[5]

Nitrate an sich sind nicht toxisch und grundsätzlich unbedenklich, bis auf die Tatsache, dass Nitrate die Bildung von Vitamin A hemmen und damit unter anderem für dessen Mangel verantwortlich sind.[6] Gesundheitliche Risiken entstehen durch Nitrite beziehungsweise Nitrosamine, die in den Lebensmitteln selbst sowie im menschlichen Organismus aus Nitraten gebildet werden. Da dieser Umbauprozess jedoch nicht kontrollierbar ist, kommen auch direkt Nitrite zum Einsatz. Zugelassen als Konservierungsstoff sind Natriumnitrit (E 250) und Kaliumnitrit (E 249) als Bestandteil von Pökelsalz. Nitrit bewirkt dann die gewünschte Umrötung des Fleisches und trägt zur Bildung des Pökelaromas bei. Reagiert Nitrit mit anderen endogenen Stoffen, wie den sekundären Aminen, können sich im sauren Magenmilieu sogenannte Nitrosamine bilden. Diese gelten als hochgradig krebserregend. Höhere Mengen an sekundären Aminen sind enthalten in Fleisch- und Wursterzeugnissen und sehr hohe in Käse und Fisch. Besonders gefährlich ist das gemeinsame Erhitzen von gepökelter Wurst und Käse. Ein gutes Beispiel dafür ist die Salami-Pizza: Das Nitrit aus dem Fleisch und die Amine aus dem Käse reagieren ungünstigerweise stark miteinander und bilden dadurch Nitrosamine. Aber auch beim Grillen von gepökeltem Fleisch können aus Eiweißverbindungen und Nitriten unter großer Hitze Nitrosamine entstehen.[7]

Es geht um eine Reduktion des Fleischkonsums und nicht um ein absolutes Verbot.

Eine weitere gesundheitliche Gefahr bergen scharfes Anbraten, Grillen und Räuchern von Fleisch, da die verbrannten Stellen und Rußpartikel krebserregend wirken können.

Ammoniak

Harnstoff

Es geht um die Wurst: Was steckt tatsächlich drin?

Die im Kühlregal von Discountern angebotene Wurst besteht im Schnitt nahezu zur Hälfte aus Fleischabfällen, zu mehr als einem Drittel aus Wasser und Blutplasma. Nur zu **9 Prozent enthalten diese Wurstwaren wirklich Fleisch!** Für Form, Haltbarkeit, Farbe und Geschmack finden wir zahlreiche toxische industrielle Substanzen darin. Wirf doch mal »spaßeshalber« einen Blick auf die Zutatenliste einer Packung Schinken oder Salami: Schweinefleisch, Salz, Kaliumlactat als Säureregulator, Natriumascorbat als Antioxidationsmittel und Konservierungsstoffe wie Natriumnitrit – da ist es wieder – und Kaliumsorbat. Ein Chemiecocktail im Wurst-Darm.

In abgepackter Wurst **lassen sich bis zu 102 verschiedene industrielle Pestizide** und andere Chemikalien nachweisen. Die Pestizide werden häufig auf das Fell der Tiere gesprüht, um Pilzbefall oder die Besiedelung mit Parasiten zu verhindern. Vergleicht man den Pestizidgehalt von Fleisch mit dem von Obst und Gemüse, so liegt er bei Fleischprodukten bis zu 14-mal höher![8]

Doch glaubst du, das schreckt uns ab?

In **zehn Jahren** verzehrt ein Mensch in Deutschland durchschnittlich circa **108 Hühner, 5,5 Schweine** und ein **halbes Rind!** Unser kleiner Körper verdaut in einem Jahrzehnt fast eine halbe Farm! Um die Produktion solcher Fleischmengen zu ermöglichen, kommt man ohne Massenviehzucht leider nicht aus.

Massentierhaltung – die schockierende Wahrheit

Weltweit fristen 99 Prozent der Schweine, 97 Prozent der Hühner und 95 Prozent der Rinder ihr trauriges Dasein in Massentierhaltung. Speziell die Haltungsbedingungen von Geflügel, das meist bei einer der acht größten Fast-Food-Ketten endet, wurden von der Tierschutzorganisation World Animal Protect (WAP) näher beleuchtet. Die Erkenntnisse erschüttern und schockieren immer wieder.

Im Gesamtranking erhielt keins der Unternehmen eine bessere Bewertung als »Poor = Note Vier«. McDonald's, Pizza Hut, KFC und Nando's wurden mit »Mangelhaft« bewertet. Domino's bekam eine glatte Sechs.

169

In zehn Jahren verzehrt jeder Deutsche circa

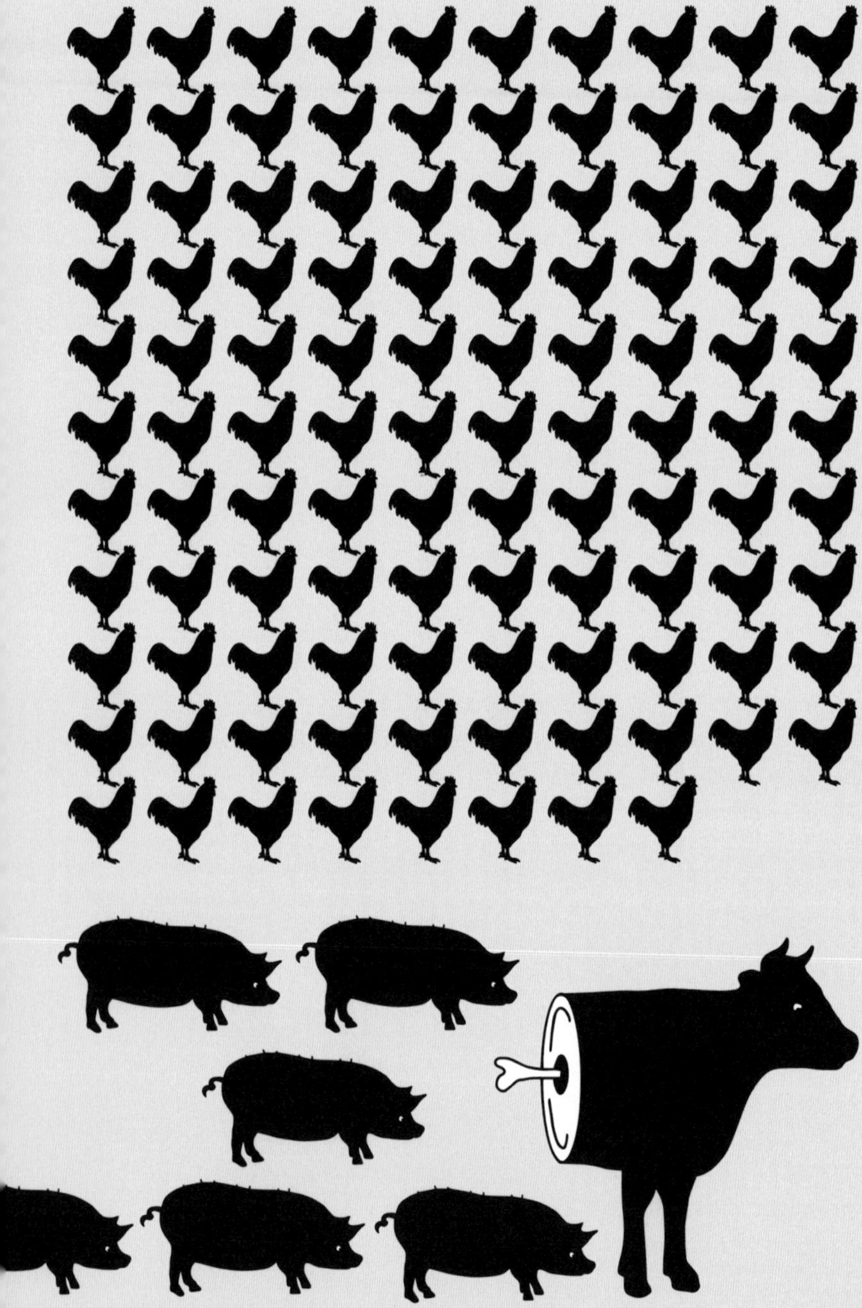

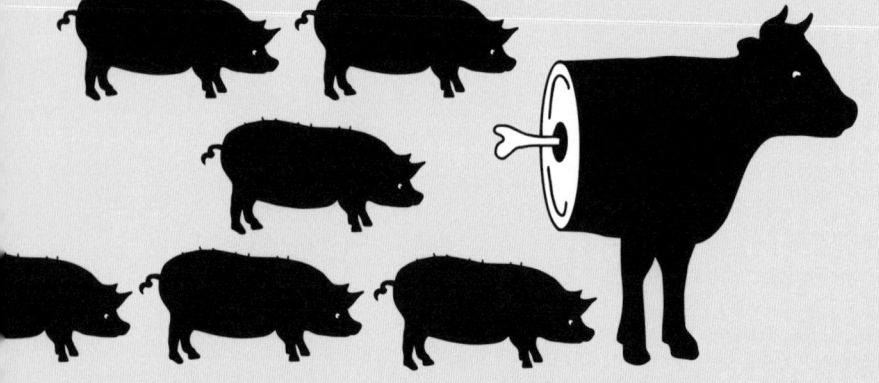

Die Hauptvorwürfe von WAP bezogen sich auf die mangelnde Transparenz der Unternehmen gegenüber ihren Kunden und die Duldung brutaler Methoden.[9] Im Schnitt sind elf bis vierzehn Hühner auf einem Quadratmeter eingepfercht. So vegetieren die Tiere unter unwürdigsten Bedingungen vor sich hin.

Null Bewegungsradius, dunkle Käfige, künstliches Licht und Ställe voller Kot, Urin und Erbrochenem, in denen die Lebewesen vollgestopft werden mit Antibiotika, um Erregerausbreitungen, Krankheiten und Entzündungen zu minimieren. **75 Prozent** aller verschriebenen **Antibiotika** werden zwangsweise von **Tieren** eingenommen, gerade mal jede vierte Pille wird von Menschen geschluckt. Völlig absurd! Zusätzlich werden die Tiere mit Wachstumshormonen und Steroiden vollgepumpt, damit sie riesengroß werden und Eier legen im Akkord. Wir essen also »Superzüchtungen« von Brust und Keule. Von der Geburt eines Kükens dauert es lediglich rund 35 Tage, bis die Tiere ein Kampfgewicht von satten zwei Kilogramm erreichen.

Das große Fressen: Was steckt drin?

Ganz nach dem makabren Motto »Supersize me« werden die Hühner im Rekordtempo mit speziell angereichertem Futter gemästet. Getreide und Mais, gewürzt mit Süßmolkenpulver, Vitaminzusätzen, ätherischen Ölen und appetitanregendem Fischmehl, damit die Tiere möglichst viel fressen und ihre vom Menschen gesetzten Idealparameter erreichen. Ein Kilo Hühnerfutter enthält im Durchschnitt 15 000 Kilokalorien (!), was ungefähr 16 Portionen Pommes und 29 Hamburgern entspricht. Und ungefähr der sechs- bis siebenfachen empfohlenen täglichen Energiezufuhr eines durchschnittlichen Erwachsenen.

75 % aller Antibiotika werden von Tieren eingenommen und nur 25 % von Menschen.

Diese irrsinnige Menge bekommt ein Masthuhn pro Tag hochgerechnet auf sein Gewicht. Teuer ist das »große Fressen« natürlich nicht: Dank der üblen Mastmethoden kostet das Futter für ein Huhn von seiner Geburt bis zur Schlachtung gerade einmal 1,20 Euro. Das Küken selbst schlägt im Einkauf mit 0,35 Euro zu Buche. Selbst wenn wir »Nebenkosten« wie Heizung, Strom und Stall dazurechnen: Massenviehzucht ist ein elendiges Cent-Geschäft auf Kosten der Tiere und unserer Gesundheit.

Klares Ziel der Industrie:
MASSE STATT KLASSE MIT MAXIMALEM GEWINN!

Ein Kilo Hühnerfutter enthält ...

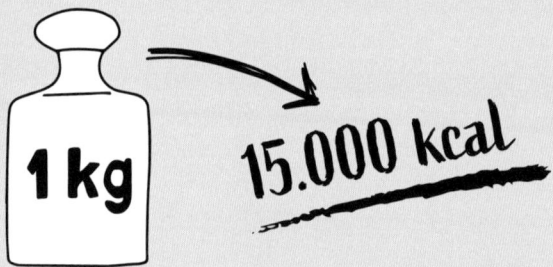

1 kg → **15.000 kcal**

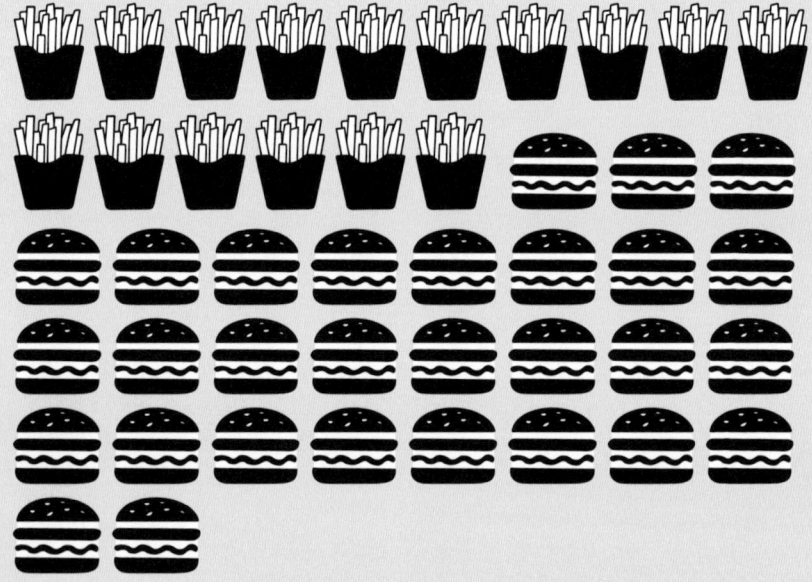

Doch was passiert mit unserem Körper, wenn wir die qualvoll gemästeten Tiere verzehren?

Ein gesundheitsgefährdender Effekt ist die zunehmende Resistenzlage der Antibiotika. Dadurch, dass wir Mengen an medikamentenverseuchtem Fleisch verzehren, entwickeln wir immer mehr Resistenzen, sodass die Pillen bei vielen Infektionen schon gar nicht mehr wirken. Zu beobachten ist auch, dass junge Mädchen ihre Regelblutung immer früher bekommen, was unter anderem auf die im Fleisch vorhandenen Wachstumshormone aus der Massentierhaltung zurückzuführen ist. Wer hormonhaltiges Fleisch verzehrt, könnte auch direkt selbst Hormone schlucken, da der Körper diese ebenfalls aufnimmt und verwertet.

Noch viel grausamer als die Haltungsbedingungen in der Massentierzucht ist die Tötung in den weitaus meisten Schlachtbetrieben. Wer das schon mal gesehen hat, verzichtet von da an gern auf Fleisch aus Massentierhaltung.

Warum erzähle ich dir das? Du möchtest keine Moralpredigt, sondern eigentlich nur natürlich schlank werden. Stimmt schon, aber:

Es gilt weiterhin: Du bist, was du isst!

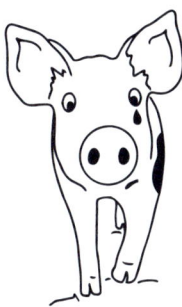

Hast du dir mal eine Großschlachterei von innen angesehen?

Auf einen Blick – Warum du nicht natürlich schlank wirst, wenn du Fleischberge aus Massenzucht verzehrst

- Rotes und weiterverarbeitetes Fleisch macht dich langfristig krank.
- Du bekommst Pickel und unreine Haut durch Konservierungsstoffe und künstliche Aromen in verarbeiteten Fleischprodukten.
- Der hohe Fettgehalt in Wurstwaren macht dich dick. Da hilft auch »Low Carb« nicht.
- Wer täglich mehr als 50 Gramm verarbeitetes Fleisch isst, steigert das Sterblichkeitsrisiko um 20 Prozent. Das bedeutet nicht, dass du übermorgen den Löffel abgibst, wenn du ab und an mal ein paar Scheiben Wurst isst oder dir ein Rinderfilet grillst. Ein hoher regelmäßiger Fleischverzehr kumuliert jedoch im Laufe des Lebens zusammen mit anderen auf die Lebenserwartung bezogenen ungünstigen Faktoren.
- Nitrate in weiterverarbeitetem Fleisch können durch Bildung von Folgeprodukten wie Nitriten und Nitrosaminen Manien und Krebs auslösen.
- Für viele chemische Zusätze, zum Beispiel Pestizide in weiterverarbeitetem Fleisch, ist eine Gewichtszunahme ab einer bestimmten Mengengrenze nachgewiesen, da sie entweder in den menschlichen Stoffwechsel eingreifen oder appetitanregende Wirkung haben.[10]

173

Es ist also weder gesund noch macht es sexy, Tiere aus Massentierhaltung zu verzehren. Obwohl Supermarktketten wie Aldi, Lidl, Edeka oder Rewe seit April 2019 auf Fleischpackungen die Haltungsform der verarbeiteten Tiere nennen müssen, hat sich laut Angaben des Einzelhandels in den Kühlregalen wenig getan. Noch immer stammen **90 Prozent** des gekennzeichneten **Rindfleischs** und **80 Prozent** des **Schweinefleischs** aus Betrieben, die lediglich die Mindestanforderungen erfüllen. Das zeigt, dass die meisten von uns weder zu Gunsten unserer Nahrungsmittelqualität noch zum Wohl unserer Gesundheit und des Tierschutzes bereit sind, einen wahrhaftig höheren, aber eben absolut angemessenen Preis zu bezahlen. Hinzu kommt, dass die Industrie und besonders die Discounter die Fleischpreise immer weiter drücken und somit einen Preiskampf im Handel auslösen. Dieser geht zu Lasten des Tierwohls und der Fleischqualität und hilft nicht, die oft desaströsen Produktionsbedingungen in der Fleischindustrie zu verbessern. Das Label allein macht's also nicht.

Klasse 1: Stallhaltung	Klasse 2: Stallhaltung +	Klasse 3: Außenklima	Klasse 4: Premium
Betriebe erfüllen die gesetzlich festgelegten Mindestanforderungen	Mind. 10 % mehr Platz und extra Beschäftigungsmaterial	Platz > 10 % und Frischluftkontakt	Auslauf im Freien, Biofleisch-Qualität

»Dann ess ich eben täglich Biofleisch! Macht das natürlich schlank?«

Wie du bereits weißt: Zu viel tierisches Protein ist und bleibt zu viel tierisches Protein. Zwar ist es deutlich gesünder für dich, dein Fleisch beim Biobauern zu kaufen, wo die Tiere Auslauf auf Weiden haben und sich natürlich ernähren können. Aber auch bei Bio ist nicht alles Gold, was glänzt. Selbst wenn der Zuchtbetrieb ökologisch und im Sinne des Tierwohls arbeitet, heißt das nicht, dass die Transportbedingungen und der Schlachtungsprozess diesen Kriterien entsprechen. Das bedeutet, dass auch Tiere aus Biozuchtstätten am Ende ihres Lebens die gleichen Ängste und Schmerzen durchleben wie ihre Artgenossen aus Massentierhaltung. Einen Biotransport oder eine Bioschlachtung gibt es leider nicht. Selbst wenn du einen Teil eines vormals »glücklichen« Rinds auf deinem Teller liegen hast, stecken im Fleisch jede Menge Stresshormone, auch wenn dieses weniger mit Pestiziden und Antibiotika belastet ist.

Fünf gute Gründe, warum du deinen Fleischverzehr einschränken solltest

1. Körpergewicht

Menschen, die viele Fleischprodukte (Schwein, Rind) essen, neigen aufgrund des hohen Fett- und Kaloriengehalts zu Übergewicht.

2. Fitness

Die Verdauung von einem Stück rotem Fleisch im Magen-Darm-Trakt braucht bis zu 72 Stunden. Da dein Körper für die »Zerlegung« viel Energie benötigt, fühlst du dich nach einer Fleischmahlzeit müde und schlapp.

3. Gesundheit

Egal ob Hühnchen, Schwein oder Rind: Die meisten Tiere werden mit einem Haufen Antibiotika, Pestiziden und Wachstumshormonen vollgestopft. Diese Chemie nimmst du indirekt zu dir.

4. Tierwohl

Wenn du dir nicht vorstellen kannst, dich vegetarisch oder vegan zu ernähren, achte beim Kauf deiner Fleischwaren auf Qualitätssiegel wie das der »Initiative Tierwohl«. Informationen unter www.initiative-tierwohl.de.[11]

5. Umweltbewusstsein

Ist dein tägliches Stück Fleisch ein Klimakiller?

Eindeutig JA! Die Landwirtschaft trägt wesentlich zum Treibhauseffekt bei. Kühe sind heute die Methanquelle Nummer eins. Laut der UN erzeugt die weltweite Fleischproduktion mit einem Anteil von **18 Prozent mehr Treibhausgase** als das gesamte Transportwesen. Vor allem Kühe setzen rülpsend und pupsend Methan in die Umwelt frei. Das Gas wirkt bis zu 23-mal stärker als Kohlendioxid auf unsere Atmosphäre.

MEIN FAZIT: Wir sollten Fleisch wieder so wahrnehmen, wie es ist: wertvoll und besonders. Wer komplett auf Fleisch oder vollständig auf tierische Produkte verzichten möchte, der kann, wenn er umfassend informiert ist, heute gut und gesund vegetarisch oder vegan leben. Gesundheitlich bringt speziell die vegetarische oder zumindest eine pflanzenbasierte Ernährung für die meisten Menschen – Ausnahmen gibt es immer – viele Vorteile. Und die Fleischindustrie samt Massentierhaltung bekäme endlich ihre verdiente Quittung aufgrund sinkender Absatzzahlen.

Wer dem Fleisch nicht vollständig abschwören möchte, der fährt am besten damit, sich qualitativ hochwertige Ausnahmen zu gönnen. Dadurch schätzt man seine Mahlzeit auch ganz anders, genießt und schaufelt nicht einfach kiloweise minderwertige Fleisch- und Wurstwaren in sich hinein.

Würde sich das allgemeine Verständnis von Fleisch, Produktion, Qualität und gesundheitlichen Folgen allmählich ändern, wir Menschen wieder auf natürlichere, cleane Ernährung und artgerechte Haltung setzen, dann würden wir unsere »Fünf guten Gründe für weniger Fleischverzehr« schnell erreichen. Und langfristig auch zu unserem Wunschgewicht finden: bei guter Gesundheit und körperlicher Fitness.

CHECKLISTE: MEIN FLEISCHVERZEHR

In dieser Woche habe ich _____ Fleischmahlzeiten gegessen.

Davon habe ich:
_____ x Schweinefleisch, _____ x Rindfleisch,
_____ x Geflügel, _____ andere Fleischsorten verputzt.

Mein Fleisch habe ich hier gekauft:
☐ Biobauer ☐ Metzger ☐ Biogeschäft
☐ Supermarkt (Bioqualität) ☐ Supermarkt (Billigfleisch)

Ich habe _____ x Wurst oder Schinken gegessen.
Dabei habe ich auf ☐ Klasse oder ☐ Masse gesetzt.

Das will ich in der nächsten Woche verändern:

Führe uns nicht in
Versuchung

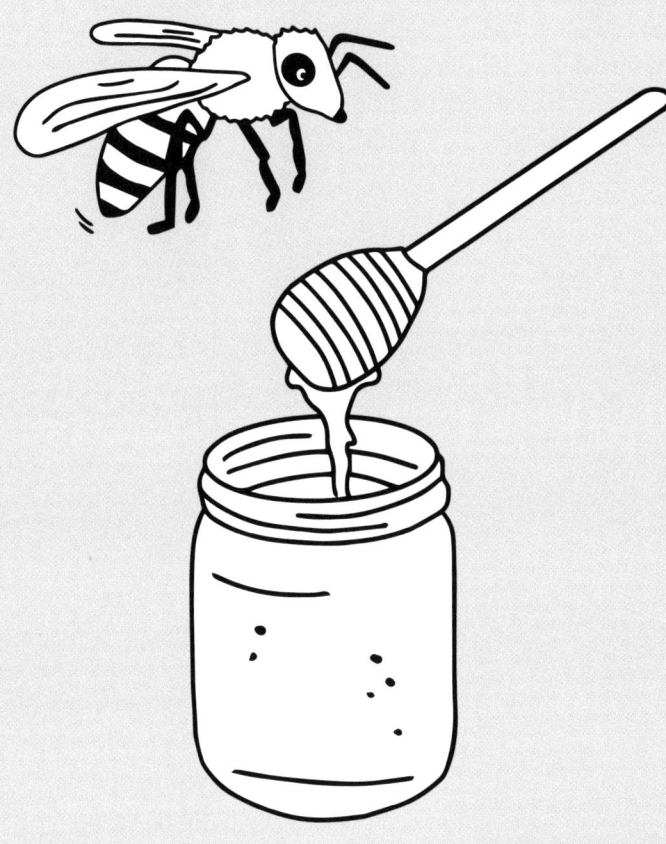

Zucker und Zuckerersatzstoffe.

*Z*ucker ist als »Lebensmittel« aus dem Alltag der meisten Menschen nicht mehr wegzudenken – sei es als Raffinade, Würfel- oder Gelierzucker. Der Zuckerindustrie sei »Dank« steht uns ein »billiges« Produkt zur Verfügung, das uns in sämtlichen Lebensmitteln und Getränken den Alltag »versüßt«.

Obwohl es verschiedene Arten von ihm gibt, ist umgangssprachlich mit dem Begriff »Zucker« meistens der raffinierte Haushaltszucker gemeint. Die unterschiedlichen Zuckerformen (Saccharide) bestehen aus verschieden langen Molekülketten. Ein Einfachzucker wie Glukose wird als Monosaccharid bezeichnet, Zweifachzucker als Disaccharide und Vielfachzucker dementsprechend als Polysaccharide. Zucker, egal welcher Art gehört, »biochemisch« betrachtet zu der Gruppe der Kohlenhydrate. Je mehr Moleküle eine Zuckerart besitzt, desto komplexer ist das Kohlenhydrat.

In Lebensmitteln kommt Zucker in drei verschiedenen Formen vor:

Monosaccharide (Einfachzucker)	Glukose/Traubenzucker	Obst und Honig sowie industriell hergestellter Traubenzucker
	Fruktose/Fruchtzucker	
	Galaktose	Milch
	Isoglukose	Mais, wird Getränken und Obstkonserven beigemischt
Disaccharide (Zweifachzucker)	Saccharose (Haushaltszucker)	Zuckerrohr & Zuckerrübe
	Raffinade (Haushaltszucker)	Besteht zu 99 % aus Saccharose, wird am häufigsten verbraucht
	Laktose (Milchzucker)	Milch, Milchprodukte
	Maltose (Malzzucker)	Bier
	Rohzucker (halbfertiges Produkt aus der Zuckerherstellung)	Enthält minimal höheren Mikronährstoffanteil
Polysaccharide (Vielfachzucker)	Stärke, Cellulose	Schmecken weniger süß

Unser Haushaltszucker, eine industrielle Variante, besteht aus zwei verschiedenen Molekülen: Der Glukose (Traubenzucker) und der Fruktose (Fruchtzucker).

Glukose   Fruktose

Im handelsüblichen Zucker steckt also Fruchtzucker. Hört sich doch erst mal gar nicht so ungesund an … Genau das versucht die Zuckerindustrie dir trotz der offensichtlichen gesundheitlichen Nachteile honigsüß aufzutischen, indem sie ihre Produkte als »*Süßungsmittel aus der Natur*« darstellt. Vom Grundsatz her wäre das auch gar nicht verkehrt, hätten die Produzenten nicht ihre manipulativen Finger im Spiel. Zucker ist in seiner »Reinform« ein natürliches Produkt. Er besteht aus Pflanzen, genauer gesagt aus Zuckerrüben oder Zuckerrohr, die in ihrem natürlichen Ursprung nicht gesundheitsschädlich sind. Es wäre also falsch, Zucker generell in ein schlechtes Licht zu rücken. Doch wodurch wird ein eigentlich cleanes Nahrungsmittel bei der Weiterverarbeitung so toxisch?

Die Krux liegt zum einen in der hohen Energiedichte und zum anderen in der Form der industriellen Weiterverarbeitung. Während der Verarbeitung des Rohmaterials werden sämtliche Enzyme, Vitamine und Mineralstoffe der Zuckerrüben beziehungsweise des Zuckerrohrs zerstört. Da bleibt nichts Gesundes mehr übrig. Zucker ist nahezu mikronährstofffrei. Er enthält auch keine Ballaststoffe, keine gesunden Fette oder hochwertigen Proteine. Und wo nix mehr drin ist, kann auch nichts Gesundes mehr rauskommen. Eine Rohsubstanz pflanzlicher Herkunft bedeutet nicht zwangsläufig, dass auch das Endprodukt für unsere Gesundheit förderlich ist.

Wo nichts mehr drin ist, kann auch nichts Gesundes mehr rauskommen.

Und jeder von uns weiß es eigentlich auch: Haushaltszucker ruiniert nicht nur die Figur, er führt bei übermäßigem Verzehr auch zu massiven gesundheitlichen Beeinträchtigungen.

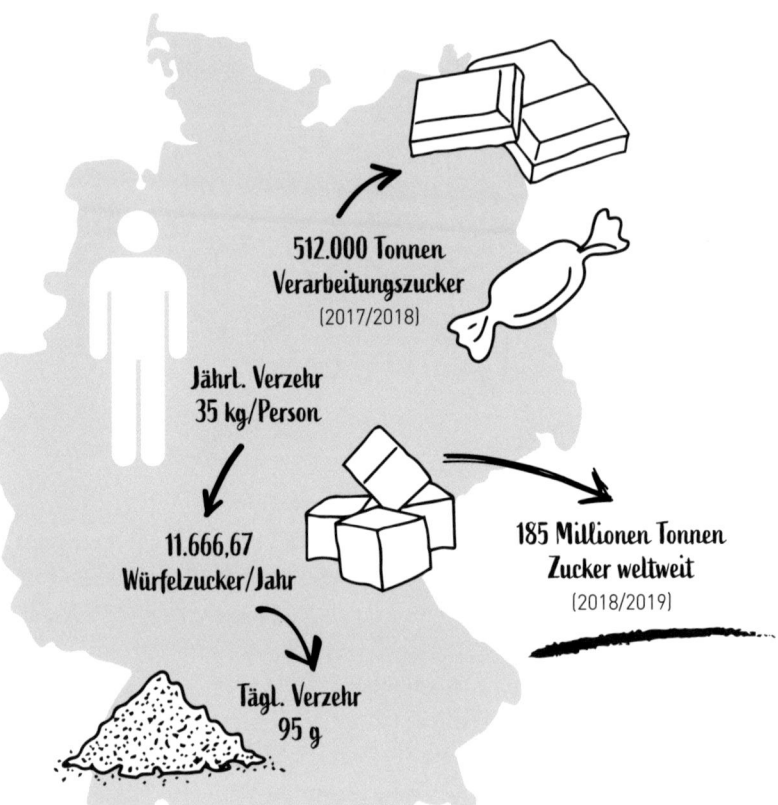

Industrieller Zucker in dem Ausmaß, wie wir ihn täglich konsumieren, ist nicht sexy. Keine »Breaking News«. Und trotzdem können wir einfach nicht unsere Finger von dem Zeug lassen. Das belegen auch die Zahlen:

- Im Erntejahr 2018/2019 wurden weltweit insgesamt rund 185 Millionen Tonnen Zucker hergestellt.[1]
- 2017/2018 wurden in Deutschland rund 512 000 Tonnen Verarbeitungszucker für die Herstellung von Schokolade und Zuckerwaren verwendet.[2]
- In Deutschland liegt der jährliche Verzehr von Haushaltszucker durchschnittlich bei 35 Kilogramm pro Person. Umgerechnet sind das über 95 g Zucker täglich, die sich jeder von uns einverleibt. Das entspricht wiederum 11 666,67 Würfelzuckern pro Jahr (ca. 32 pro Tag)![3]

Wie Zucker uns verführt

Niemand von uns will übergewichtig oder krank sein. Wie führt uns Zucker also doch immer wieder in Versuchung?

Wenn du ein Energiedefizit verspürst, und dafür kann es vielerlei Gründe geben, verlangt dein Gehirn nach Zucker, der dir einen kurzfristigen Energieschub und ein wohliges Gefühl beschert.

Während nach einer zuckerreichen Mahlzeit der Insulinspiegel emporschießt, schüttet unser Gehirn vermehrt Dopamin aus. Dopamin gehört zu den sogenannten »Glückshormonen«, es stimuliert das Belohnungszentrum unseres Gehirns. Auch der Nucleus accumbens, in dem unter anderem das Suchtzentrum lokalisiert ist, wird befeuert. Das signalisiert deinem Körper: »Mensch, hat das gutgetan, mach das noch mal!«

Je mehr du von dem Zuckerzeug isst, desto entspannter und leistungsfähiger fühlst du dich in dem Moment. Blöd ist daran nur: Wenn wir Dinge finden, die unser Belohnungssystem intensiv aktivieren, wollen wir mehr davon und verwandeln uns auf diese Weise in Sklaven der Zuckerindustrie. Wir wollen mehr und mehr und bekommen genau das. Billig, überall, rund um die Uhr. Damit wirken Süßungsmittel, egal ob Haushaltszucker, Fruchtzucker, Malzzucker oder Glukosesirup, ähnlich wie Suchtstoffe.

Doch der Rausch ist nicht von langer Dauer. Müdigkeit folgt aufs kurze Zuckerhoch. Du fühlst dich kraftlos, weil der Zucker deine Blutbahnen überschwemmt. Den rasanten Anstieg des Blutzuckers bekämpft die Bauchspeicheldrüse dann mit einer kräftigen Insulinattacke, um den Weitertransport der Zuckermoleküle in die Zellen zu veranlassen. Was weg muss, muss weg.

Unser Körper liebt Balance und hat in so einer Situation nur ein Ziel: den Blutzuckerspiegel zu normalisieren. Das funktioniert allerdings nicht »wie aus der Pistole geschossen«, denn gut Ding will Weile haben. Also wird der Blutzucker-Überschuss schnurstracks in die Leber und unsere Adipozyten bugsiert. Einen Teil der Glukose speichert die Leber als Energiereserve in Form von Glykogen für Notzeiten. Die dann noch überschüssige aktuell nicht verwertbare Glukose wird auf Schenkeln und Hüften verteilt und eingelagert für schlechte Zeiten – sollte es zu einem Großbrand der Schokoladenfabriken kommen.

Das Zucker-Mismatch

Während wir mit Scheuklappen die weiße Versuchung in uns hineinschaufeln und so unsere Gesundheit untergraben, lässt uns die Lebensmittelindustrie sehenden Auges ins süße Verderben laufen. Mit fatalen Folgen. Die »Zuckermafia« hat im Gegensatz zu uns sehr früh begriffen, was mit uns passiert. Egal, welchem Produkt die Hersteller industriellen Zucker zusetzen: Wir fressen ihnen begierig und oft willenlos aus der Hand. Der Bonus liegt ganz klar auf der industriellen Seite, der Malus bei dir. Die Unternehmen haben ein kostengünstiges, vielseitig einsetzbares Produkt konzipiert, von dem du immer mehr willst.

Von einer klassischen »Sucht« im medizinischen Sinne kann man jedoch nicht sprechen. Das ginge zu weit. Ein nikotinabhängiger Mensch ist süchtig. Er kann nur mit Nikotin seine Entzugssymptome lindern. Das ist medizinisch gesehen eine Sucht, da man sich mit **Der Industriezucker macht das Gift!** Süßigkeiten als »Ersatz« höchstens ablenken kann. Verzichtest du auf industriellen Zucker in Essen und Getränken, gerätst du hingegen nicht in einen körperlich symptomatischen Entzug. Die lebenswichtige Glukose (Traubenzucker) kannst du auch über andere Nahrungsmittel zuführen und so »Entzugserscheinungen« wie leichte Kopfschmerzen während der Ernährungsumstellung vermeiden. Also sprechen wir im Zuckerkontext besser über »Verlangen nach Süßem« und nicht über Sucht.

Weil industrieller Zucker keine Nährstoffe und somit nur leere Energie enthält, verpulverst du deine Moneten für **NICHTS**. Ein Nichts kann keinen Profit für dich bedeuten. Logisch. Deshalb spricht man beim Verzehr von Haushaltszucker auch von »leeren Kalorien«. Okay, kann man vielleicht nicht so absolutistisch behaupten. Natürlich kriegst du bei Überkonsum jede Menge Hüftspeck, Pickel und irgendwann ein ganzes Paket an Erkrankungen für dein sauer verdientes Geld. Im Prinzip muss man keine Studienergebnisse zitieren: Wer übermäßig viel industriellen Zucker zu sich nimmt, wird krank. Richtig krank.

Sauer macht so gar nicht lustig.

Das weiß auch dein Körper, weshalb er richtig sauer wird, wenn du ihm den Mist immer wieder zuführst. Tatsache ist: Industrieller Zucker wie

Haushaltszucker und künstlich synthetisierte Zuckerersatzstoffe zerstören das Säure-Basen-Gleichgewicht, das dein Körper mühevoll und zu jeder Zeit versucht aufrechtzuerhalten.

Je nachdem, was wir gegessen haben, verbleiben am Ende der Verdauungskaskade basische oder säurebildende Rückstände. Ist unser Körper durch den Zuckerkonsum ständig übersäuert, versucht er ihn zu schützen und mobilisiert basische Mineralstoffe zum Ausgleich. Sind die Speicher bereits geleert, werden alkalische Mineralien aus unseren Knochen und der Muskulatur herangeschafft, um den pH-Wert wieder zu neutralisieren. Gelingt die Gegenregulation nur unzureichend, entstehen chronische Entzündungen, und unser Körper neigt zunehmend zu Funktionsstörungen, aus denen irgendwann Krankheiten und beschleunigte Alterungsprozesse entstehen.

Leere Kalorien im Haushaltszucker führen zu einer gesundheitlichen Großbaustelle:

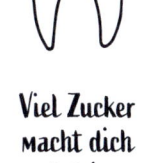

- Übergewicht/Adipositas
- Diabetes mellitus Typ 2
- Herz-Kreislauf-Erkrankungen
- Krebserkrankungen
- Unreine Haut/Akne
- Cellulitis
- Fatigue (anhaltende Müdigkeit)
- Fettstoffwechselstörungen
- Immunschwäche
- Chronische Entzündungen
- Harnsäureerhöhung & Gicht
- Konzentrationsstörungen/Hyperaktivität
- Depressionen
- Fettleber
- Vorzeitige Alterungsprozesse

Viel Zucker macht dich und deinen Körper zu einer Großbaustelle!

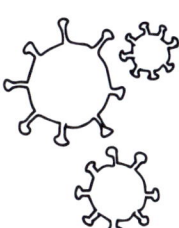

Alle Zuckerarten werden im Körper über Stoffwechselprozesse in die kleinste Einheit, das Monosaccharid Glukose, zerlegt, um Energie daraus zu gewinnen. Dieser Vorgang ist sehr wichtig, damit Körperfunktionen und Hirnleistung optimal funktionieren. Glukose ist der Brennstoff unseres Lebens.[4]

183

Was sollen wir also tun, wenn unser Körper einerseits Glukose benötigt, Zucker ihm aber schadet? Das Thema einfach differenziert betrachten: Einfachzucker sind die ungünstigste Energiequelle aufgrund ihrer »leeren Kalorien«. Um deinen Körper und dein Gehirn konstant mit Glukose zu versorgen, eignen sich am besten komplexe Kohlenhydrate (Polysaccharide): Unsere »Right Carbs«, du erinnerst dich. Sie enthalten neben wertvollen Kohlenhydraten jede Menge Mikronähr- und Ballaststoffe, die die Stoffwechselvorgänge unserer Zellen rundlaufen lassen.[4] Ein stimmiges Gesamtpaket.

Wie viel Zucker am Tag ist unbedenklich?

Die Weltgesundheitsorganisation (WHO) rät in ihren Richtlinien zu einem maximalen Konsum »freier Zucker« von höchstens 5 bis 10 Prozent der Gesamtenergiezufuhr pro Tag. Bei bestehendem Übergewicht sollte die Zufuhr täglich unter 5 Prozent oder etwa 25 Gramm (5 bis 6 Teelöffel) betragen. Unter »freiem Zucker« werden Monosaccharide und Disaccharide verstanden, die Lebensmitteln zugesetzt werden. **Aufgepasst:** Dazu gehört auch der von Natur aus in Honig, Sirup und Fruchtsäften enthaltene Zucker.[5]

5 bis 6 Teelöffel Haushaltszucker oder Zuckeralternativen, die zu den »freien« Zuckern gehören, heißt also nicht: Pro Tag einen Tee mit zwei Löffeln Honig, ein Glas Fanta (5 bis 6 Teelöffel Haushaltszucker) und ein Stück Kuchen mit Agavendicksaft als Süßungsmittel. Du musst kein großer Rechenkünstler sein, um zu erkennen, dass du damit deutlich über der empfohlenen Tageszufuhr landest. Denn es kommt ja noch einiges dazu: Dass Zucker massenhaft in Süßkram steckt, ist kein ernährungsmedizinisches Geheimnis. Problematisch und unübersichtlicher wird es durch den versteckten Haushaltszucker in industriell weiterverarbeiteten Lebensmitteln und Getränken. Dort ist er auf den ersten Blick oft gar nicht erkennbar. Aber er ist da: Haushaltszucker steckt in Pizza, Chips, Kräckern, Wurst, den meisten Fertiggerichten, Soßen und und und.

Maximal 5–6 Teelöffel »freien Zucker« oder Zuckeralternativen am Tag

Ich erlebe immer wieder in meinem Praxisalltag Patientinnen und Patienten, die mir sagen: »*Ich verstehe gar nicht, warum ich immer mehr auseinandergehe wie ein Hefekloß. Ich esse überhaupt keine Süßigkeiten.*«

Versteckte Zuckerfallen!

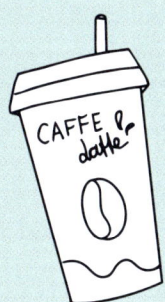
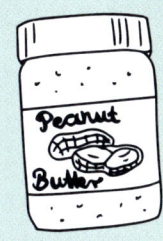

Müslimischungen
Müsliriegel
Granola
Fruchtjoghurt
Wellness-Getränke
Gekühlte Kaffeegetränke
Brot
Ketchup
Mayonnaise
Senf
Wurstwaren
Erdnussbutter
Alkohol
Instanttee
Fruchtsäfte
Nektar
Aufbackbrötchen
Dosenobst
Gemüse im Glas
Smoothies
Salatdressings
Soßen
Aufstriche

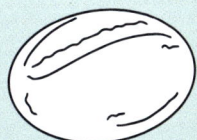
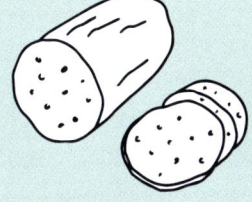
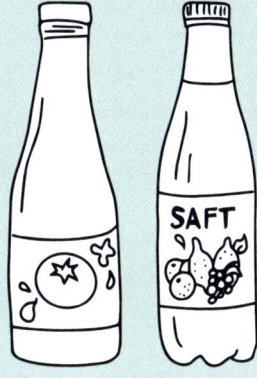
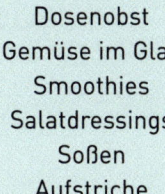
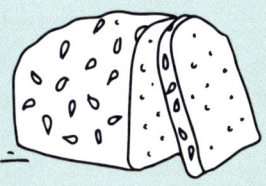
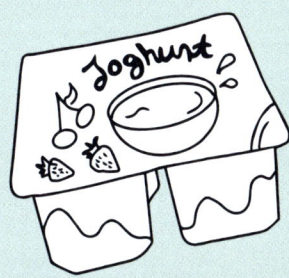
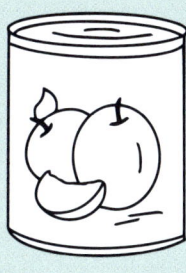
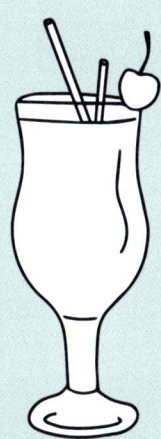

Da haben wir das Problem: Schon mal einen Blick auf die Zutatenliste eines abgepackten Hefeknödels geworfen? Weizenmehl, Trinkwasser, **Zucker**, Hefe, Vollmilchpulver, Backtriebmittel (Diphosphate, Natriumcarbonate), Vollei (aus Bodenhaltung), Palmfett, Rapsöl, Speisesalz, Aroma.

Aber auch augenscheinlich »gesunden« Nahrungsmitteln wie Brot, Müslimischungen, eingekochtem Obst und Gemüse im Glas oder Fruchtsäften wird häufig eine ordentliche Portion Zucker zugesetzt.

Es lässt sich einfach nicht leugnen: Willst du abnehmen und deine Gesundheit stärken, dann sollte die Reduktion von industriellem Zucker an erster Stelle stehen. Der regelmäßige Konsum hängt mit einem über 50-prozentigen Risiko für die Entwicklung von Übergewicht und Adipositas zusammen, weil er – wie Hunderte Studien zeigen – zu einer erhöhten Kalorienaufnahme führt. So einfach ist das. Selbst die Industrie leugnet das nicht. Sie versucht es vielmehr mit Ablenkungsmanövern über hochwertige Verpackungen mit glücklichen sportlichen Menschen und »designten« Studien, die demonstrieren sollen, dass »gesunde« adipöse Menschen auch dann länger leben, wenn sie nicht abnehmen. Solchen Ergebnissen stehen jedoch unzählige wissenschaftlich erhobene Daten gegenüber, die genau das Gegenteil belegen.[6]

> »Ich verstehe gar nicht, warum ich immer mehr auseinandergehe wie ein Hefekloß.«

Und was ist mit Fruchtzucker?

Wir haben gelernt: Fruchtzucker (Fruktose) ist Bestandteil von Haushaltszucker, und ein regelmäßiger Verzehr von Haushaltszucker schadet unserer Gesundheit. Aber Achtung: Mit zu allgemeinen Schlussfolgerungen oder Aussagen wie »Zucker ist pures Gift für den menschlichen Körper« sollte man vorsichtig umgehen. Solche Pauschalisierungen können nämlich dazu führen, dass Menschen Angst bekommen, Obst zu essen, weil sie glauben, es mache sie dick oder schade ihrer Gesundheit.

Es macht einen großen Unterschied, ob sich die Fruktose auf natürliche Weise in frischem Obst befindet oder ob der »Candy-Man« (Produzent) industriellen Fruchtzucker hinzugibt. Der industrielle Zucker macht das Gift!

Natürlich können Früchte, je nach Sorte, relativ viel Fruchtzucker enthalten. Wenn du dir täglich 20 Äpfel und fünf Bananen einverleibst, nimmst du schlicht und ergreifend zu viel Energie auf. Und wo landet die überschüssige Energie? Wieder auf Schenkeln und Hüften. Es ist allerdings sehr unwahrscheinlich, dass du einen ganzen Obstkorb auf einmal leer futterst. Und selbst wenn du das tun würdest, isst du dabei wenigstens nicht die isolierte Fruktose. Die Aufnahme von Zucker aus Obst wird von einem Gefolge an wertvollen Mikronährstoffen begleitet, sodass die Verwertung des Fruchtzuckers in einem vollkommen anderen Kontext erfolgt.

Wasser mit Haushaltszucker und Beeren verändert die Zuckerverwertung.

Ernährungsmedizinisch gesehen, geht man beim Fruktosegehalt im Obst in Bezug auf Übergewicht von einer paradoxen Wirkung aus. Studien haben gezeigt, dass Menschen, die gleichzeitig auf freie Zucker und die Obstfruktose verzichten, weniger abnehmen als Probanden, die ausschließlich den Haushaltszucker weglassen.

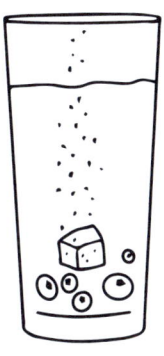

Laut *Harvard Health Letter* entstehen gesundheitliche Beschwerden nicht nur über die Menge des aufgenommenen Fruchtzuckers, sondern vor allem dann, wenn Fruktose oder Glukose (Traubenzucker) industriell zugesetzt werden. Obst hingegen scheint auch in größeren Mengen förderlich für unsere Gesundheit. Doch warum verwertet unser Körper den Fruchtzucker im Obst besser als in Limonade? Hierzu liefert der *Harvard Health Letter* eindeutige Daten: Trinkst du ein Glas Wasser, das du mit fünf bis sechs Teelöffeln Haushaltszucker verrührt hast (Zuckergehalt von einem Glas Limonade), schnellt dein Blutzuckerspiegel kurze Zeit später

Aber das ist kein Freifahrtschein für literweise Limo mit Obst!

rasant in die Höhe. Deine Bauchspeicheldrüse gerät außer Kontrolle und reagiert so überschießend, dass spätestens zwei Stunden nach dem Zuckerinferno dein Blutzucker durch die Massen an Insulin tiefer im Keller ist als vor dem Trinken. Was aber passiert, wenn du in dein Zuckerwasser zusätzlich auch noch pürierte Beeren gibst?

Theoretisch verzuckerst du dein Wasser noch mehr, denn neben dem industriellen Haushaltszucker gibst du auch noch Fruchtzucker hinein. Überraschenderweise gerät dein Blutzuckerspiegel nun jedoch nicht völlig außer Kontrolle. Durch den Zusatz von Fruchtzucker in natürlicher Form (Obst) kommt es zu keinem stärkeren Anstieg des Blutzuckerspiegels. Dein Körper reagiert anschließend auch nicht mit einer

Unterzuckerung (Hypoglykämie), so wie es nach isolierter Aufnahme von Haushaltszucker passiert. Der Grund liegt im industriellen Verarbeitungsprozess des Zuckers. Neben den Vitaminen und Mineralstoffen werden auch sämtliche Polyphenole zerstört. Die sekundären Pflanzenstoffe befinden sich in vielen Früchten, auch in unseren Beeren. Polyphenole können die Zuckeraufnahme durch die Darmwand blockieren und somit die Resorption der Zuckermoleküle verlangsamen, was zu einer Abmilderung der Insulinausschüttung führt.

MEIN TIPP: Gib beim Backen von Muffins oder Kuchen immer frische Biofrüchte wie Himbeeren oder Blaubeeren hinzu und garniere dein Eis mit frischen Früchten, um deinen Blutzuckerspiegel möglichst konstant zu halten und eine ungesunde Ansammlung von Fettdepots zu vermeiden.[6]

Bist du sowieso ein Obst-Junkie und möchtest dein Körpergewicht mit meinem Clean-Eating-Konzept reduzieren, dann setzt du in deiner Gewichtsreduktionsphase am besten vorwiegend auf frische saisonale Früchte mit niedrigem Fruchtzuckergehalt. Denn wir wissen mittlerweile: Auch ein Zuviel an Energie aus wertvollen cleanen Nahrungsmitteln kann zu viel für deine Energiebilanz sein (siehe Kapitel *»Viel hilft nicht immer viel«*).

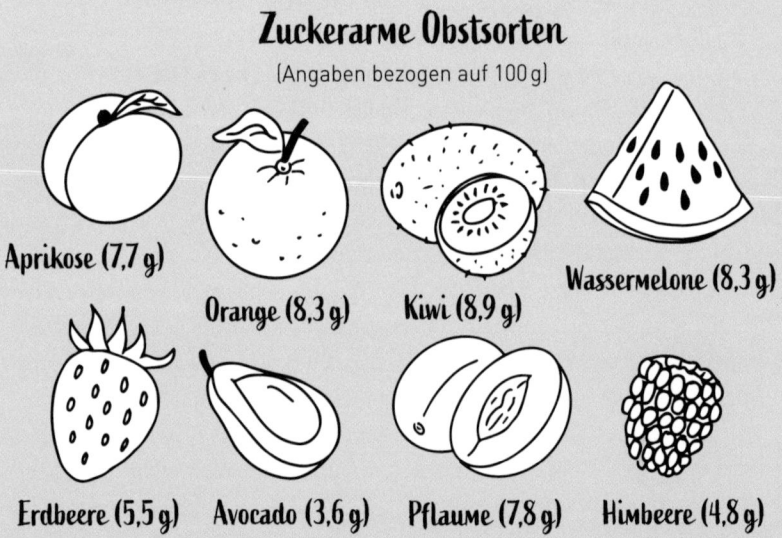

Zuckerarme Obstsorten
(Angaben bezogen auf 100 g)

Aprikose (7,7 g)

Orange (8,3 g)

Kiwi (8,9 g)

Wassermelone (8,3 g)

Erdbeere (5,5 g)

Avocado (3,6 g)

Pflaume (7,8 g)

Himbeere (4,8 g)

Zuckerersatzstoffe – Bullshit oder echte Alternative?

Unter dem Begriff »Zuckerersatzstoffe« werden vollständig industriell hergestellte Süßstoffe, Zuckeraustauschstoffe und »natürliche« Süßungsalternativen für herkömmlichen Haushaltszucker zusammengefasst. Die letztere Gruppe ist gerade ziemlich »en vogue«. Eine derartige Kategorisierung macht für mich jedoch keinen Sinn. Schließlich stammen sowohl der Haushaltszucker als auch seine »natürlichen« Alternativen ursprünglich aus der Natur, und alle Zuckerarten werden in irgendeiner Weise industriell weiterverarbeitet: Agavendicksaft fließt leider nicht direkt aus der Pflanze ins Glas.

Künstlich synthetisierte Süßstoffe hingegen sind medial eher »out«, weil künstlich heutzutage mehr an Botox und Brustimplantate aus Silikon erinnert. Zwar setzt die Industrie im Labor hergestellte Süßstoffe weiterhin in vielen Lightprodukten ein, sie passen aber nicht mehr so richtig in den vorherrschenden Zeitgeist.

Dafür werden seit einiger Zeit in den Medien viele »natürliche« Zuckerersatzstoffe gehypt, als wären wir mit diesen »Lebensmittel-Revolutionen« endlich ins Himmelreich vorgestoßen. Online backen sich selbst ernannte »Gesundheits-Gurus« und Z-Promis einen Wolf. Anstelle von Haushaltszucker verwenden sie »natürliche« Süßungsquellen in rauen Mengen und propagieren Gesundheit. Hauptsache *zuckerfrei*.

Da widerspreche ich gerne laut und eindringlich: Genau wie die Zuckerindustrie dir in dein Portemonnaie greift, tun das auch die Hersteller von Agavendicksaft oder Kokosblütenzucker mit fleißiger Unterstützung der »Influencer«, indem sie augenscheinlich bessere Alternativen anbieten.

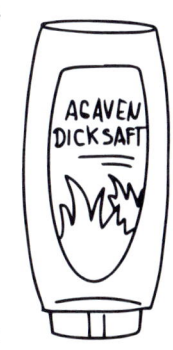

Die Anti-Zucker-Welle ist mindestens ein genauso lukrativer Geschäftszweig, deren Produkte auch noch deutlich teurer sind als der herkömmliche Haushaltszucker. Agavendicksaft und Ahornsirup bestehen zum überwiegenden Teil letztlich auch aus Zucker. Im Vergleich zum Haushaltszucker weisen sie einen minimal höheren Mikronährstoffgehalt auf, welcher allerdings gegenüber dem hohen Zuckergehalt homöopathisch ist. Wer also literweise Agavendicksaft in seine Speisen schüttet, wird definitiv nicht natürlich schlank.

Glaubst du, der Agavendicksaft fließt direkt aus der Pflanze ins Glas?

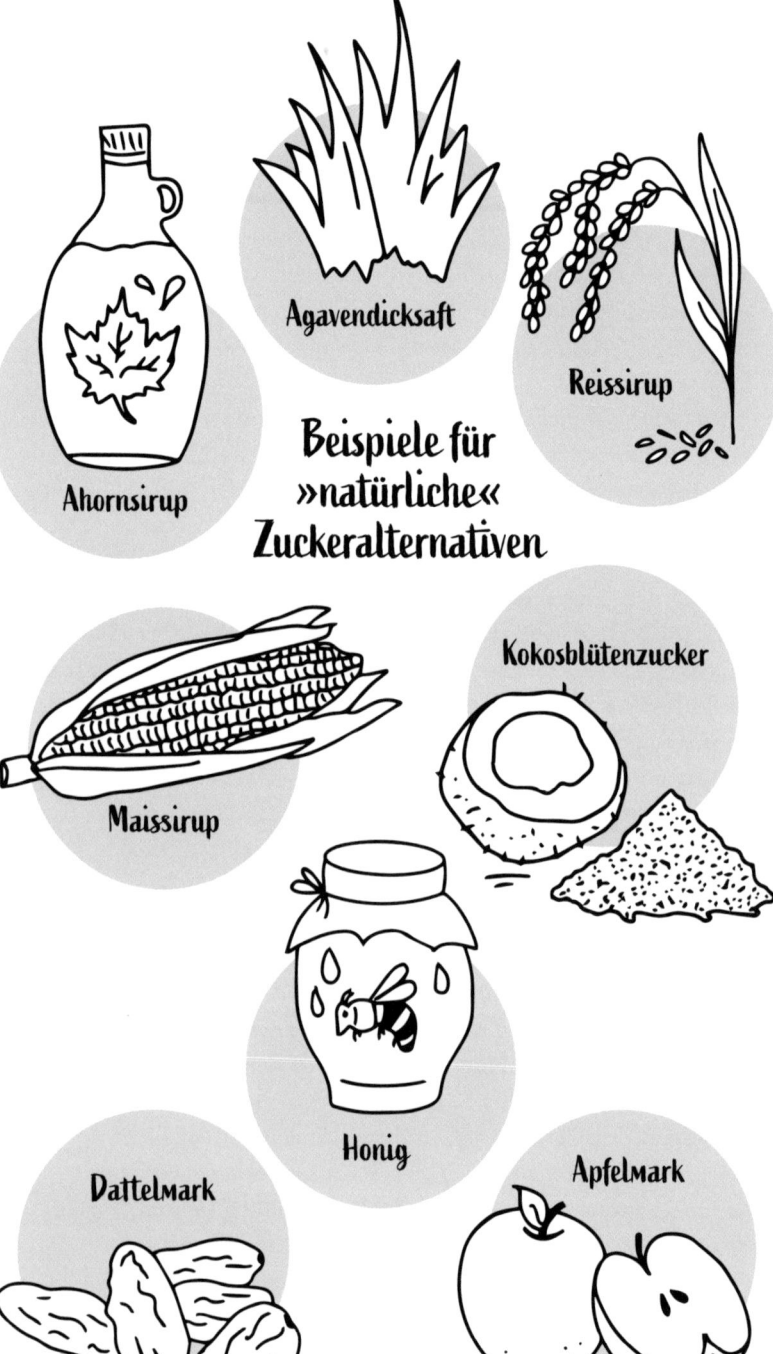

Ahornsirup

Agavendicksaft

Reissirup

Beispiele für
»natürliche«
Zuckeralternativen

Maissirup

Kokosblütenzucker

Honig

Dattelmark

Apfelmark

Leute, wacht endlich auf!

Wichtig ist: Die Rohform JEDER Zuckerart wird von der Industrie weiterverarbeitet. Jegliche Zuckerart ist ein industrielles Produkt. Ganz egal, ob es sich um einen künstlichen Süßstoff oder um Agavendicksaft handelt.

Wenn ich Haushaltszucker beim Backen ersetzen will, ist von allen Zuckerersatzstoffen der Agavendicksaft trotzdem mein Favorit. »Biochemisch« gesehen, besteht er aus Fruktose, Glukose und Wasser. Der Fruktoseanteil übersteigt den Glukosegehalt im Vergleich zu anderen Zuckerersatzstoffen (Vorsicht bei Fruktoseintoleranz!). Agavendicksaft enthält keine zusätzlichen industriellen Stoffe, sein Mikronährstoffgehalt ist aber je nach Produkt sehr unterschiedlich. Generell gilt: Je dunkler die Farbe des Saftes, desto mehr Mikronährstoffe sind noch vorhanden.[7] Seine Vitamine, Mineralstoffe und Spurenelemente sind im Vergleich zu anderen Nahrungsmitteln wie frischem Obst und Gemüse und dem zuvor beschriebenen hohen Zuckeranteil jedoch verschwindend gering. Auch meinen Favoriten hebe ich daher nicht in den Himmel, während ich Haushaltszucker nicht komplett verteufle.

Aber: »Natürliche« Süßungsmittel (sogar der Haushaltszucker) sollten, in Maßen verwendet, immer den künstlichen Zuckerersatzstoffen vorgezogen werden. Doch bedenke: Ein ZUVIEL an Energie führt IMMER zu einem ZUVIEL an Körpermasse. Sei sparsam, experimentiere und finde heraus, welche Zucker am besten zu deinem Geschmack und deinen Gerichten passen.

Aus dem Labor: Künstliche Süßstoffe & Zuckeraustauschstoffe

Halleluja! Genießen ohne »Reue«. Kalorienarm, trotzdem süß und keine Auswirkungen auf den Blutzucker. Was für ein Wohlklang für unsere Ohren. Und für unsere Gesundheit?

Neben den »natürlichen« Süßungsalternativen, die in kleinen Mengen keine Gefahr für Leib & Leben darstellen, gibt es zwei Gruppen, die zu den Lebensmittelzusatzstoffen gehören: Das sind die »klassischen« Süßstoffe und Zuckeraustauschstoffe.

Xylit ist – unter anderem gemeinsam mit Erythrit, Sorbit und Maltit – in der Kategorie der Zuckeraustauschstoffe angesiedelt. Genau genommen ist der Star der backenden Blogger ein Zuckeralkohol, der ohne

Insulin verstoffwechselt wird. Xylit und Co. lassen den Blutzuckerspiegel also nach »Genuss« nicht in die Höhe schießen. Speziell Xylit erfreut sich unter dem »natürlich« anmutenden Deckmäntelchen als »Birkenzucker« enormer Beliebtheit.

Ein Volltreffer also? Da muss ich dich leider wachrütteln: Ein Übermaß an Zucker durch Xylit zu ersetzen, bringt andere Nachteile mit sich. Zunächst einmal ist der »Birkenzucker« natürlich nicht natürlich, sondern ebenfalls ein stark verarbeitetes Produkt der Industrie – genau wie herkömmlicher Haushaltszucker. Die Birke steckt meist nur noch im schönen Namen als »Natur-Mäntelchen«, im Xylit selbst sind häufig Maiskolbenreste oder auch Stroh.[8] Wer das Maß nicht kennt, muss außerdem mit Magen-Darmbeschwerden wie Durchfall rechnen, da Xylit ab einer Menge von 20 bis 30 Gramm abführend wirken kann. »Shit happens«, sag ich da wieder. Und obwohl verglichen mit Zucker nur etwas mehr als die Hälfte an Kalorien in Xylit stecken,[9] steht auch der Austauschstoff, wie die weiteren Zuckeralkohole, unter dem Verdacht, Heißhunger auf Süßes erst richtig anzufachen.

Süße Speisen ohne Kalorien verstärken die Lust auf Süßes

Studien zeigen, dass süß schmeckende Speisen und Getränke ohne die dazugehörigen Kalorien die Lust auf Süßes noch weiter steigern, da wir unserem Gehirn suggerieren: »Jetzt kommt Energie« und dann nichts liefern. Somit erreichen wir durch sie sowie durch künstliche Süßstoffe keine Änderung des Essverhaltens und keine Verhaltensmodifikation, die für eine nachhaltige, gesunde Gewichtsreduktion ohne Jo-Jo-Effekte unerlässlich sind.

Mein Fazit zu den Zuckeraustauschstoffen: Bislang gibt es nur wenige valide Daten, vor allem fehlen uns noch Langzeitstudien. Daher gelten Zuckeraustauschstoffe unter Ernährungswissenschaftlern und Medizinern insgesamt noch als »Black Boxes«: Aktuell wissen wir nur wenig darüber, welche Effekte die Stoffe im menschlichen Organismus auslösen können, insbesondere bei regelmäßig hohem Konsum. Es gilt aber auch: Bei allen zugelassenen Zuckeraustauschstoffen gibt es derzeit keine Belege für Gesundheitsrisiken, wenn sie in üblichen Mengen verzehrt werden.

»Klassische« Süßstoffe unterscheiden sich grundlegend von Haushaltszucker und den »natürlichen Süßungsquellen« wie Agavendicksaft. Das Besondere an den künstlichen Süßungsmitteln wie Aspartam und Sucralose, aber auch von Süßstoff auf Stevia-Basis (Steviolglykosid – von der eigentlichen Pflanze bleibt nichts mehr übrig)[9] ist: Sie gelten als »kalorienfrei« beziehungsweise »kalorienarm« und werden von der Industrie vorwiegend Diätprodukten zur Reduktion ihres Brennwertes zugesetzt. Man hat sie mit dem Ziel konzipiert, den Zuckerkonsum, die Kalorienaufnahme und somit das Körpergewicht zu verringern, um adipositasassoziierte Erkrankungen zu bekämpfen. Dieser Ansatz hat in der Praxis aber leider nicht funktioniert. Der Einsatz von klassischen Süßstoffen ist keine bessere Alternative zum herkömmlichen Haushaltszucker. Sie können ein ganzes Portfolio an Erkrankungen nach sich ziehen. Exemplarisch zeige ich dir, was bei einem regelmäßigen hohen Konsum von Aspartam passieren kann.

Alles auf Rückzug!

Hilfe! Gewichtszunahme, Migräne, Gelenkschmerzen, Verdauungsbeschwerden, Blähungen, Unfruchtbarkeit, Heißhungerattacken, Haarausfall, demenzielle Erkrankungen, Stimmungsschwankungen, Krebserkrankungen, Mikrobiomveränderungen

MEIN ZUCKER-FAZIT: Haushaltszucker ist nicht clean, und stark weiterverarbeitete Lebensmittel sind häufig versteckte Zuckerfallen, die wir, so oft es geht, meiden sollten (unser 1. Gebot). Ein 1:1-Mengen-Austausch von Haushaltszucker mit anderen »natürlichen« Zuckerarten macht ebenfalls keinen Sinn, da die Unterschiede hinsichtlich des Mikronährstoffgehalts verschwindend gering sind. Halte bei allen »natürlichen« Süßungsmitteln Maß, denn wer regelmäßig zu viele Kalorien zu sich nimmt, kann auf Dauer nicht natürlich schlank werden oder bleiben. Den Verbrauch von Haushaltszucker und anderen Süßungsmitteln insgesamt zugunsten einer cleanen ausgewogenen Ernährung einzuschränken, ist essenziell für die schlanke Linie und vermeidet ernsthafte Gesundheitsschäden.

Bei jeder Art von Süßungsmittel sollte Maß gehalten werden.

Mein Tipp: die in den Rezepten angegebene Zuckermenge reduzieren

Wenn dich doch mal der Heißhunger auf Zuckriges übermannt, beachte das 80:20-Prinzip. Der Erfolg eines gesunden Lifestyles liegt für mich nicht in der Askese, wie du weißt. (Übrigens liegt hier beim Schreiben gerade auch eine Tüte Weingummi-Cola-Flaschen neben mir – ohne Gelatine! Die gönn ich mir heute einfach mal.)

Die besten Zuckeralternativen, um dein Belohnungszentrum zu aktivieren, sind Lebensmittel mit natürlicher Süße, wie frisches Obst. Der darin enthaltene Zucker hat, in »normalem Umfang«, keine negativen Auswirkungen auf deine Gesundheit.

Vollständig »zuckerfrei« zu leben ist für mich ein wenig gehypte Hysterie. Die »Anti-Zucker-Welle« macht schlechte Laune, die deiner Gesundheit auch nicht zuträglich ist und fördert Rebound-Effekte. Reduziere lieber die Menge des Süßungsmittels. So nutzt du die Anpassungsfähigkeit deiner Geschmacksknospen. Wenn du weniger süßt oder länger auf Lebensmittel mit Zucker verzichtest, verändern sich deine Geschmacksknospen und werden sensibler für süße Aromen. Alles, was künstlich und überzuckert ist, verliert seinen Reiz und führt dich nicht mehr in Versuchung.

Der Getränke-Dschungel

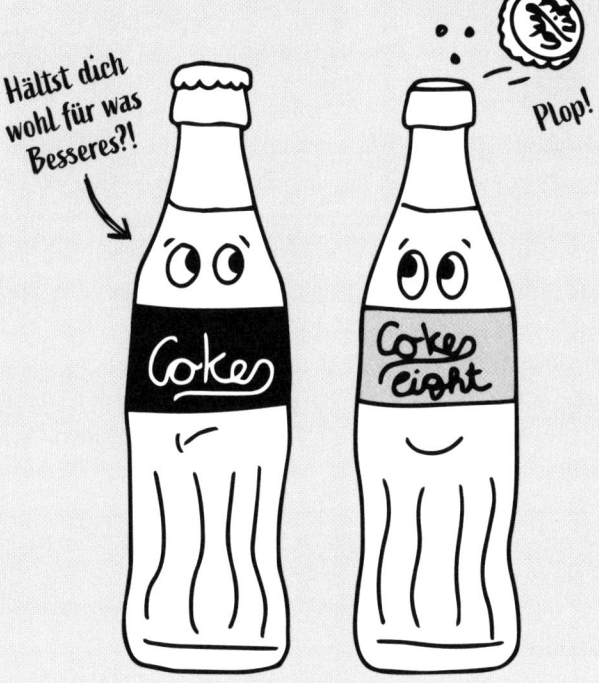

Warum du an der (Wasser-)Flasche
hängen solltest.

Wasser ist unser Lebenselixier. Wir wissen heutzutage um mannigfaltigste wunderbare Effekte, die die klare, cleane Flüssigkeit auf unseren Körper hat. Bei dem Thema kommt mir ein alter Spruch des US-amerikanischen Unterhaltungskünstlers W. C. Fields in den Sinn: »*Ich trinke kein Wasser. Ich trinke nichts, in dem Fische ficken.*« Klar stand beim Entertainer der Lacher vor der Lebensweisheit. Also fangen wir mit den

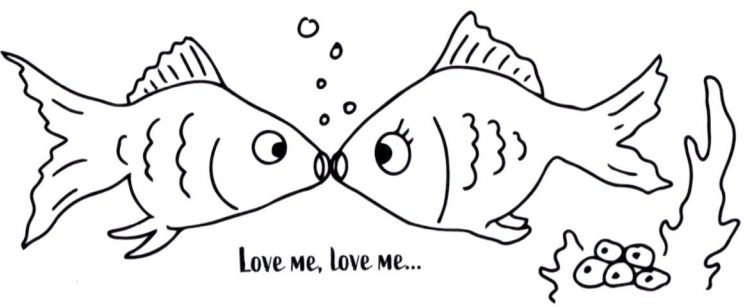

grundlegenden Fakten an: Unser Körper besteht zu 50 bis 60 Prozent aus Wasser, der Anteil variiert mit dem Lebensalter. Je älter wir sind, desto niedriger ist der Wassergehalt in unserem Körper. Kurz nach der Geburt liegt der Anteil bei bis zu 80 Prozent, bei älteren Menschen reduziert er sich auf nur noch circa 50 Prozent, macht selbst dann aber immer noch eine komplette Hälfte von uns aus.

Meine tägliche Trinkempfehlung von 2 bis 2,5 Litern habe ich dir im 7. Gebot schon mit auf den Weg gegeben. Wir tauchen jetzt noch einmal ins Thema Getränke ab und erweitern unser Clean-Eating zu einem Clean-Eating-and-Drinking-Konzept.

Kommst du über den Daumen gepeilt auf 2 bis 2,5 Liter täglich, setzen wir einen ersten, noch ziemlich kleinen Haken. Wer genau wissen möchte, wie viel Flüssigkeit Körper und Zellen pro Tag benötigen, stellt eine einfache Rechnung auf:

Pro Kilogramm Körpergewicht benötigt dein Körper mindestens 35 Milliliter Wasser.

Beispiel: Eine Frau wiegt 67 Kilogramm. Ihre tägliche Mindesttrink-menge liegt somit bei: 67 Kilogramm x 35 Milliliter = 2345 ml = auf-gerundet 2,35 Liter.

Da es Tausende »Ratschläge« zur optimalen Trinkmenge gibt, hast du nun schon mal eine eigene Formel, mit der du deinen theoretischen Grundbedarf berechnen kannst. Wie beim Essen, bei dem uns das na-türliche Sättigungsgefühl durch die Industrialisierung zunehmend ab-handengekommen ist, gilt aber auch beim Trinken: Beobachte deinen Körper und hör nicht auf irgendwelche »Pauschalempfehlungen«. Ich habe auf den Richtwert der DGE von 1,5 Litern pro Tag etwas draufge-legt, um unsere täglichen Verluste besser abzufangen. Das ist wie bei dei-nem Konto: Steht dort eine Null, ist es irgendwie so gerade noch okay. Du hast zumindest keine Schulden, kannst aber auch nichts mehr investie-ren, wenn du die empfindliche Balance nicht zerstören willst. Befindet sich dein Konto hingegen im Plus, kannst du dich entspannen und hast mehr Spielraum. Genauso reagiert unser Körper auf eine optimale Flüs-sigkeitszufuhr. Wer Sport gemacht hat, legt auf meine generelle Empfeh-lung von 2 bis 2,5 Litern oder seine persönliche Rechnung weitere 0,5 bis 1 Liter drauf – je nach Intensität der Trainingseinheit. Auch bei hohen Temperaturen benötigen wir mehr Wasser.[1]

Damit es nicht bei einem kleinen Haken hinter der täglichen Trink-menge bleibt, geht's nun um den tatsächlichen Input. Was kommt in die Tasse oder ins Glas? Sprechen wir von einem täglichen Bedarf von 2 bis 2,5 Litern, dann setzt sich dieser aus Wasser sowie ungesüßten Kräuter- und Früchtetees zusammen. Es muss nicht das Fidji-Wasser für 4,55 Euro pro Liter sein. Auch hier schlägt einfach nur die Marketingmaschinerie zu, nicht aber ein gesundheit-licher Mehrwert. Leitungs- und Mineralwasser reichen.[1]

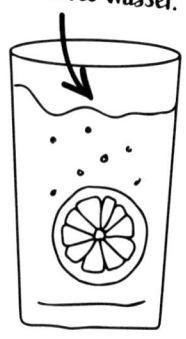

Achte auf keimfreies und sauberes Wasser.

Diskutiert wird immer wieder, ob Leitungs- oder Mi-neralwasser die wertigere Flüssigkeit ist. Durch mögliche Belastung des Leitungswassers mit Pestiziden, Medika-menten, Hormonen und auch Schwermetallen aufgrund alter Rohrleitungssysteme ist die Verunsicherung in den vergangenen Jahren gewachsen. Das hat zu einem steigen-den Verbrauch von Mineral- und Tafelwasser geführt. Aber wie beim Biofleisch ist auch bei Mineralwässern nicht alles

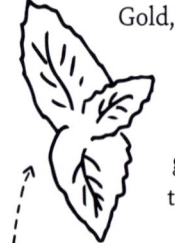

**Pimp my water!
Möglichkeiten
gibt es zahlreiche.**

Gold, was glänzt. So ist laut der Zeitschrift *Öko-Test* jede fünfte Mineralwasserquelle verunreinigt. Getestet wurden insgesamt 99 Marken, 52 schnitten mit »sehr gut« ab. Allerdings waren 18 Quellen durch menschengemachte Verunreinigungen beeinträchtigt, vier Medium-Mineralwässer erhielten die Noten »mangelhaft« oder »ungenügend«. Probleme verursachen zum Beispiel Abbauprodukte von Pestiziden sowie die Elemente Bor und Uran.[2]

Die Qualität des Leitungswassers in Deutschland gilt als befriedigend. Vorsichtshalber fordert die WHO jedoch eine Filterung des Abwassers, wodurch Mikroplastik, Chemikalien und Krankheitserreger entfernt werden sollen.[3]

Wenn du sicher bist, dass die Rohrleitungssysteme in deinem Wohnhaus in Ordnung sind, kannst du Leitungswasser trinken. Wasser sollte eben nicht aus einer verunreinigten Quelle kommen. Bei Unsicherheiten fragst du einfach deinen Vermieter, das Gesundheitsamt oder die Stadtwerke. Darüber hinaus findest du im Internet auch zertifizierte Unternehmen, die dein Leitungswasser für dich analysieren. Das Geld kann gut angelegt sein, wenn du damit deine Gesundheit schützt und im Idealfall noch den Rücken entlastest, weil das Kistenschleppen endlich entfällt. Die Energie lässt sich besser verwenden.

Ist dir Wasser in seiner cleansten Form zu öde, frische es mit einem Spritzer Zitrone auf oder lass ein paar Pfefferminzblätter und Ingwerscheiben im Wasser ihre Bahnen ziehen.

Good news: Ein Kaffee als Kickstart am Morgen oder (kurzer!) Energieschub zwischendurch ist aus ernährungsmedizinischer Sicht völlig in Ordnung. Nur ein Durstlöscher ist das heiß geliebte schwarze Bohnengetränk nicht, genauso wenig wie Alkohol und »Erfrischungsgetränke«, darunter Energydrinks und Limonaden jeglicher Art. Im Rahmen unseres 80:20-Prinzips haben auch sie weiterhin ihre Genussnische. Ansonsten schütte ich dir an dieser Stelle lieber gleich reinen Wein ein: Für den täglichen Verzehr oder die tägliche empfohlene Trinkmenge taugen und zählen sie nicht, wenn du natürlich schlank werden willst.

Hand aufs Herz: Dass regelmäßiger Alkohol nicht dein Sanitäter in der Not ist, wissen wir alle. Und dass zuckerhaltige Getränke oder Zero-Limos so überhaupt nicht sexy für unsere Gesundheit sind, uns dick machen und Kraft rauben – auch das hat uns Mama schon in Kindertagen erklärt, als uns Cola und Zitronenlimo auf Kindergeburtstagen wie Zaubertränke in ihren Strohhalmstrudel sogen. Wer also meint, ich könnte das Getränkekapitel auf die Weisheit »Wasser & Tee statt Alkohol & Limo« beschränken, weil jeder die Gründe kennt, dem zeige ich gerne einmal ein paar Statistiken.

- 2019 lag der Pro-Kopf-Verbrauch von Erfrischungsgetränken in Deutschland bei durchschnittlich 123,5 Litern.[4]
- Das wachstumsstärkste Getränkesegment waren die Energydrinks.[5]
- Der Pro-Kopf-Konsum von alkoholischen Getränken lag 2020 bei 138,4 Litern, davon rund 95 Liter Bier.[6] Liest man die Zahlen, entsteht der Eindruck, wir wollten uns hocharbeiten zum Europameister.
- In Deutschland werden durchschnittlich knapp über 20 Liter Wein pro Jahr und Kopf getrunken, bei Schaumweinen (Sekt & Co.) waren wir 2019 mit rund 3,4 Litern etwas zurückhaltender.[7]
- Dagegen stehen aber immerhin 154,5 Liter Mineralwasser im Schnitt pro Kopf in 2019.

»Na also, alles gut. Wir haben es verstanden, Doc. Mineralwasser liegt doch an der Spitze!« Aber eben nur recht knapp über dem Konsum von Alkohol und Erfrischungsgetränken. Da möchte man meinen, W. C. Fields trifft mit seinem Wasser-Witz mehr Wahrheit in der geselligen Gesellschaft, als uns lieb sein sollte.

Mag sein, dass wir fast alle wissen, was gesund und gut ist – wirklich wahrhaben wollen es ganz viele trotzdem nicht. Also lass uns noch mal genauer hinschauen, was Wasser und ungesüßte Tees so unfassbar wichtig macht für einen leistungsstarken Körper.

Alle Zellen unseres Körpers und deren Zwischenräume (Extrazelluläre Matrix) sind auf eine regelmäßige und ausreichende Flüssigkeitszufuhr angewiesen. Nur dann laufen die Stoffwechselprozesse in unserem Körper wie am Schnürchen. Wasser ist der wichtigste Transporter, gleichzeitig ein Lösungsmittel für unseren Organismus und unter anderem für den Zelldruck verantwortlich. Der Füllungszustand unserer Zellen spiegelt sich vor allem an unserem Hautbild wider, insbesondere an ihrer Spannkraft.

Gut gefüllte Zellen = glatte, pralle Haut
Schlecht hydrierte Zellen = Dörrobst

Durch die Flüssigkeit, die sich zwischen unseren Zellen befindet, werden diese mit Nährstoffen versorgt und so vor einer Ansammlung schädlicher Abfallprodukte geschützt, die die extrazelluläre Flüssigkeit ebenfalls entsorgt. Das Transportmedium Wasser schützt somit unseren Körper vor Müll und sorgt gleichzeitig für optimale Stoffwechselfunktionen. Wasser ist unverzichtbar für unsere körperliche und geistige Leistungsfähigkeit und für eine natürlich schöne Haut.

Obst und Gemüse füllen deinen Wasserspeicher

Auch Obst und Gemüse mit einem hohen Wasseranteil schützen unsere Haut von innen vor dem Austrocknen. Sie sind eine weitere gute Quelle, um deinen Flüssigkeitshaushalt zu unterstützen und dich mit Mikronährstoffen zu versorgen, anstatt deinen Körper mit leeren Kalorien zu belasten. Gehörst du zu den Trinkmuffeln? »Wasser oder Kräutertee? Och nein, danke, muss nicht ...« Dann deckst du mit cleanem frischem Obst und Gemüse einen Teil deines Flüssigkeitsbedarfs.

Gute Wasserspender sind:

Salatgurke	97 %
Wassermelone	96 %
Kopfsalat	95 %
Tomate	95 %
Radieschen	94 %
Rhabarber	93 %
Spargel	93 %[8]

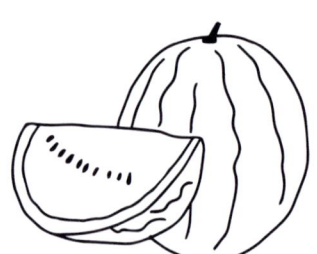

Die Obst- und Gemüseabteilungen sind also ein öko-logisches Beauty-Depot mit Bonus-Aqua-Booster, das unserer Haut und Wunschfigur zugutekommt.

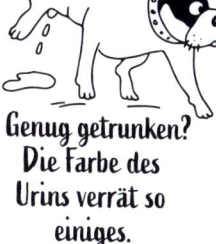

Genug getrunken? Die Farbe des Urins verrät so einiges.

Ein simpler und aussagekräftiger Messparameter, wie es um unser Trinkverhalten steht, ist die Färbung unseres Urins. Das flüssige Ausscheidungsprodukt be-steht zu 95 Prozent aus Wasser mit einer Einlage an Abfallstoffen und Säuren. Die Farbe unseres Urins variiert in Abhängigkeit davon, ob wir genug getrunken haben.

PIPI-FARBE	HYDRIERUNGSZUSTAND
Farbloser/hellgelber Urin	Gute Flüssigkeitsversorgung
Dunkelgelber Urin	Defizit in der Flüssigkeitsversorgung
Brauner Urin	Defizit sofort ausgleichen, bei anhal-tender Verfärbung ab zum Doc!

Dass ausreichend getrunken werden muss, wird mittlerweile gebets-mühlenartig wiederholt. Gut so, denn Dehydrierung gilt es zu vermei-den. Die hat schon begonnen, wenn uns der Durst daran erinnert, dass wir mal wieder zur Flasche greifen sollten. Durst ist also das erste An-zeichen, dass unser Körper im wahrsten Sinne des Wortes langsam aus-trocknet. Denn wir verlieren und verbrauchen im Durchschnitt 2,5 Li-ter Flüssigkeit pro Tag: beim Pinkeln und Schwitzen, unbemerkt über die Haut, beim Stuhlgang und mit jedem Atemzug, wie du beobachten kannst, wenn du gegen eine Glasscheibe atmest oder lange im Auto sitzt ohne Lüftung, Klimaanlage oder ein offenes Fenster.

Damit Entgiftung und Versorgung unserer Zellen und Organe ideal funktionieren, ist »Durst« also eine gute Erfindung und eine hilfreiche Versicherung. Denn die nächsten Anzeichen und Folgen einer Dehydrie-rung fühlen sich schon anders an:

- Konzentrationsstörungen/Fahrigkeit bis hin zur Orientierungslosigkeit
- Kopfschmerzen
- Schwäche, Schwindel, Blutdruckabfall, Herzrasen
- Dunkler Urin, verringerte Urinmenge

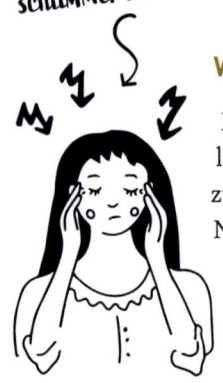

Die Folgen von Dehydrierung sind schlimmer als Durst.

- Trockene Haut, Mundtrockenheit
- Schlechte Laune

Wann soll ich trinken?

Meinen Patientinnen und Patienten rate ich grundsätzlich, zwei Drittel ihrer Tagesmenge bereits bis zum Mittag zu trinken. Unser Körper verliert über den Schweiß in der Nacht besonders viel Flüssigkeit, und gleichzeitig sammeln sich Giftstoffe durch Zellreparaturen und Umbauprozesse in unserem Körper an. Daher die dunklere Urinfarbe am Morgen. Dein Körper benötigt also vor allem morgens einen ordentlichen Flüssigkeitsschub, um sich vom angesammelten nächtlichen Müll zu befreien. Es bringt nichts, sich am Abend literweise Wasser hineinzuschütten, um das Defizit des gesamten Tages auszugleichen. Unser Körper verarbeitet pro Stunde auch nur etwa 800 Milliliter. Alles, was darüber hinaus zugeführt wird, landet in der Kloschüssel, und statt eines erholsamen Schlafes drohen lästige Stippvisiten im Bad.

Warmes Wasser am Morgen

Klingt nicht gerade verlockend, kann aber viel bewirken. Ein Glas lauwarmes Wasser auf nüchternen Magen am Morgen hilft dir, dein »Großes Geschäft« erfolgreicher abzuwickeln, da Verstopfungen vorgebeugt und der Zellstoffwechsel angekurbelt wird. Um deinen Metabolismus noch weiter zu pimpen und Kalorien zu verbrennen, kannst du ihn zusätzlich mit Schwarzem oder Grünem Tee stimulieren. Der Vorteil der Tees im Vergleich zu Kaffee liegt darin, dass dein Kreislauf nachhaltiger und länger angeregt wird. Nach einer Tasse Kaffee fährt dein Körper Achterbahn, denn das Koffein wird sofort resorbiert und entfaltet zügig seine Wirkung, die dann genauso schnell wieder nachlässt. Und schon hat man Lust auf die zweite, dritte, vierte Tasse. Koffein bewirkt in unserem Körper, dass Stresshormone wie Adrenalin und Noradrenalin ausgeschüttet werden. Durch Verengung der Blutgefäße fühlen wir uns wach und konzentriert. Mit der Anflutung dieser Katecholamine (Stresshormone) wird aber auch der Sero-

Trinke zum Kaffee genug Wasser.

toninspiegel gesenkt, sodass unser Wohlbefinden nicht unbedingt glücklich über unseren Kaffeegenuss ist, wenn er »Mittel zum Zweck« wird. Weiterhin steigert Koffein die Durchblutung unserer Nieren und erhöht somit die Harnausscheidung. Deshalb sollte man zum Ausgleich zu einer Tasse Kaffee immer die gleiche Menge Wasser trinken, so wie es gerade in südlicheren Ländern in Cafés üblich ist.

Temperatur und Ziehzeit erzielen unterschiedliche Ergebnisse.

Schwarzer und Grüner Tee lassen sich – und dadurch auch dir – mehr Zeit. Die sogenannte »fraktionierte Anregung« durch das enthaltene Koffein erfolgt in Slow Motion, dafür aber ausdauernder. Dabei verändert sich die anregende Wirkung des Tees in Abhängigkeit zur Ziehzeit. Kurz gezogener Schwarzer Tee wirkt anregend, nach 4 bis 5 Minuten verliert er jedoch diesen Wirkeffekt. Für deinen Zellstoffwechsel ist Tee immer die bessere Lösung. Durch die enthaltenen sekundären Pflanzen- und Gerbstoffe fördert das natürliche Aufgussgetränk unsere Verdauung und senkt das Risiko, an Krebs zu erkranken. Sekundäre Pflanzenstoffe sind echte Beautyfoods, weil sie deinen Alterungsprozess verlangsamen, deine Haut glätten und dein Immunsystem stärken. Sie sind die Bodyguards unserer Zellen und Experten gegen Angriffe von freien Radikalen, die Falten induzieren und Gefäße verstopfen. Mehr zu den sekundären Pflanzenstoffen erfährst du im Kapitel »Superfoods«.

Allerdings kann die in Schwarzem Tee, aber auch in Kaffee enthaltene Chlorogensäure zu einer Komplexbildung mit Eisen führen, wodurch die Eisenaufnahme in unserem Körper vermindert wird. Ein Eisenmangel kann entstehen. Übermäßiges Trinken von Schwarzem Tee (wie auch Kaffee), insbesondere zu den Mahlzeiten, sollte also vermieden werden.

Achte auch beim Teekauf immer auf Qualität und Herkunft (5. Gebot). Auch wenn Tee aus natürlichen Bestandteilen besteht, ist er nicht zwangsläufig clean. Bei nahezu jeder Teesorte lassen sich Pestizidrückstände nachweisen, egal ob Bio oder nicht. Nervig, ich weiß. Wie schon bei Obst und Gemüse ist die biologische Variante in der Gesamtsumme weniger belastet. Einigen Teemischungen werden vom Hersteller raffinierter Zucker sowie künstliche Aromastoffe zugesetzt. Ein Tee, der nach Muffins schmeckt, ist nicht clean. Sei also immer auf der Hut, auch bei ökologisch aussehenden Produkten.

Ich selbst bin vor allem Anhängerin des Grüntees, da er noch viel

203

mehr sekundäre Pflanzenstoffe, vor allem Catechine, als Schwarzer Tee enthält. Der Koffeingehalt variiert je nach Sorte stark. Da ich am liebsten entspannt in den Tag starte, kommt am Vormittag in der Praxis eine Grüntee-Version mit niedrigem Koffeingehalt in meine Tasse, zum Beispiel der Sannenbancha mit Stängeln. Für einen Kick-Start am Morgen

Mit Grüntee holst du dir den Koffeinkick, den du brauchst.

kannst du auf Matcha-Tee setzen. Aber Vorsicht (Koffeingehalt!): Nicht übertreiben, sonst geht der Schuss nach hinten los. Wenn du die Wirkungen des Grüntees mitnehmen möchtest, aber auch ohne zusätzliches Koffein schon genug unter Strom stehst, eignet sich zum Beispiel ein Grüner Rooibos-Tee oder entkoffeinierter Grüntee – in der, du ahnst es schon, Biovariante. Diese Sorten trinke ich sehr gerne an Winterabenden. Neben den gesundheitlichen Vorteilen durch die enthaltenen sekundären Pflanzenstoffe wirkt Grüner Tee besonders anregend auf unseren Stoffwechsel. Für alle, die gerne ihre lästigen Fettpolster loswerden wollen, eignet sich Grüner Tee also bestens als Unterstützung beim Abnehmen. Die enthaltenen Bitterstoffe mindern außerdem deinen Appetit – vor allem auf süße Speisen.

Bitter oder aromatisch?! Die Mischung macht's.

Für die Zubereitung reicht es, wenn das Wasser »nur« 70 bis 80 Grad heiß ist. Dann schmeckt der Tee nicht zu bitter. Je länger er bei dieser Temperatur zieht, desto mehr wertvolle Inhaltsstoffe werden freigesetzt.[3]

Eine gute geschmackliche Alternative zu entkoffeiniertem Grüntee sind Kräuter- oder ungesüßte Früchtetees. Sie füllen deine täglichen Flüssigkeitsspeicher, ohne dein Kalorienkonto zu belasten. Zusätzlich weisen verschiedene Kräuter und Fruchtblüten weitere gesundheitsfördernde Eigenschaften auf, die wir für unseren Schlank & Schön-Effekt nutzen können, zum Beispiel eine entschlackende und reinigende Wirkung.

Hierzu zählen:
- Brennnesselblätter
- Birkenblätter
- Löwenzahnblätter
- Zinnkraut

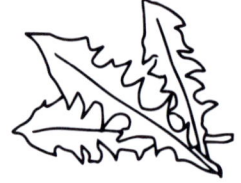

Die Kräuter eignen sich »solo« zum Aufguss, oder du bereitest dir eine gesunde Kombi zu. Für unerfahrene Teetrinker kann der Geschmack anfänglich etwas gewöhnungsbedürftig sein. Wir sprechen hier viel von Genuss, es wäre also scheinheilig, dir jubelnde Geschmacksknospen zu versprechen. Die werden sich erst mal besprechen, wie sie den neuen Trunk zu werten haben. Um ihnen die Entscheidung etwas leichter zu machen, fügen wir einfach noch aromatische Kräuter hinzu, die uns gut schmecken.

Ein paar Vorschläge:

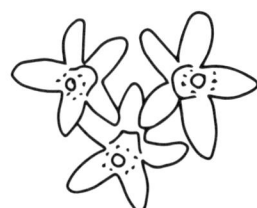

- Zitronengras
- Zitronenverbene
- Orangenblüte
- Rosenblüte

Die Kräuter sollten, und ich wiederhole mich hier gern, in Bioqualität und möglichst als ganzes Blatt oder aber als Grobschnitt gekauft werden. Erst kurz vor dem Aufgießen zerkleinert man die Blätter ein wenig mit den Fingern, um frische Bruchkanten zu erhalten. So entfalten und lösen sich besonders viele ätherische Öle. Kräutertee gießen wir weiterhin wie gewohnt mit kochendem Wasser auf und lassen ihn zugedeckt circa 10 Minuten ziehen.

Kräuter- und Früchtetees haben neben der reinen Flüssigkeitsaufnahme zahlreiche Wirkungen, die dich nicht nur beim Abnehmen unterstützen und deine Gesundheit fördern, sondern sogar vorzeitiger Hautalterung vorbeugen können. Wer mehr wissen möchte, lässt sich im Teefachhandel oder in der Apotheke zu den Blüten und Kräutern beraten, um anschließend die eigenen leckeren und gesunden Lieblingsmischungen (6. Gebot) zu kreieren oder direkt eine entspannende Teezeremonie abzuhalten. Für den Anfang erhältst du von mir über den QR-Code eine entschlackende Kräutermischung (Doc Diessners Schön & Schlank-Tee) und ein Rezept für natürlichen Eistee, den ich mir selbst sehr gerne zur Erfrischung an warmen Tagen zubereite.

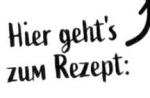

Hier geht's zum Rezept:

Ohne Flüssigkeit läuft der Stoffwechsel nicht wie am Schnürchen.

So wie gesunde und cleane, aber auch schädliche Nahrungsmittel existieren, gibt es eben auch Getränke, die deinen Körper unterstützen, und andere, die ihn auf Dauer krank machen. Kein Getränk der Welt ist grundsätzlich reiner (cleaner) als Wasser. Daher ist es nur logisch, dass es die beste Wahl für die Hydratation (Feuchtigkeitsversorgung) ist. Mach deshalb auch das Trinken zu deiner Routine. Wasser und Kräutertees gehören auf deinen täglichen Plan. Stell dir eine Flasche Wasser an deinen Arbeitsplatz oder auf den Esstisch, denn du weißt: »Aus den Augen, aus dem Sinn.« Hast du das Wasser ständig im Blick, wirst du automatisch daran erinnert, dass es Zeit ist, mal wieder zur Flasche zu greifen und nachzuhalten, wie viel Gesundes du wirklich schon getrunken hast. Flüssigkeit ist eben nicht gleich Flüssigkeit.

Der Griff zur richtigen Flasche

Dass Limonaden und alkoholische Getränke Spielverderber für einen gesunden, schönen und schlanken Körper sind, sollte inzwischen klar sein. Der Begriff »Erfrischungsgetränk« wirft außerdem mal wieder Nebelkerzen, hinter denen die Marketing-Maschinerie der Industrie auf Hochtouren läuft. Neben Unmengen von Zucker oder Süßstoff enthalten Softdrinks oft Phosphor, der bei regelmäßigem Verzehr Osteoporose begünstigen kann. Der »Witwenbuckel« lässt grüßen.

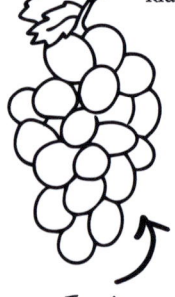

Roter Traubensaft ist eine Alternative zu Rotwein.

Und der Alkohol? Was soll ich dir sagen? Einen Freifahrtschein wirst du von keinem Ernährungsmediziner bekommen. Alkohol schwemmt auf, macht dick und am Ende krank. Lass uns also nicht um den heißen Brei herumreden: Neben einem aufgedunsenen Gesicht und einem dicken Bierwanst folgt leider eine lange und gar nicht spaßige Liste von gesundheitlichen Risiken durch übermäßigen und regelmäßigen Alkoholkonsum (s. Grafik Seite 207).

Und wie war das mit dem Rotwein? Ein Glas am Tag beugt doch angeblich so einigen Krankheiten vor! Das stimmt(e). Ältere Studien bezogen sich auf die Wirkung von Resveratrol im Rotwein. Dieser sekundäre Pflanzenstoff sollte vor allem protektive (schützende) Effekte auf unser Herz-Kreislauf-System haben. Neue Untersuchungen zeigten aber

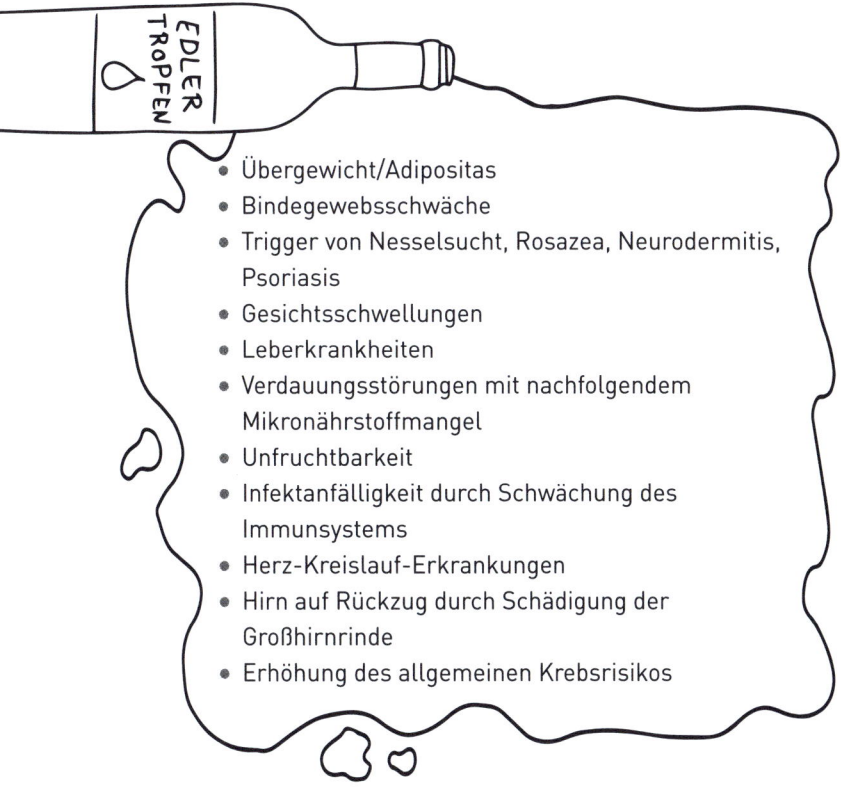

EDLER TROPFEN

- Übergewicht/Adipositas
- Bindegewebsschwäche
- Trigger von Nesselsucht, Rosazea, Neurodermitis, Psoriasis
- Gesichtsschwellungen
- Leberkrankheiten
- Verdauungsstörungen mit nachfolgendem Mikronährstoffmangel
- Unfruchtbarkeit
- Infektanfälligkeit durch Schwächung des Immunsystems
- Herz-Kreislauf-Erkrankungen
- Hirn auf Rückzug durch Schädigung der Großhirnrinde
- Erhöhung des allgemeinen Krebsrisikos

ähnliche Effekte, wenn die Probanden Bier oder andere alkoholische Getränke zu sich nahmen. Insofern ist die aktuelle Studienlage uneindeutig. Ich habe aber eine gute alkoholfreie Alternative für dich: Da sich Resveratrol in der Schale der roten Trauben befindet, ist ein tägliches Glas Traubensaft die nebenwirkungsärmere Variante.

Hinzu kommt: Weine, die nicht aus biologischem Anbau stammen, enthalten häufig den krebserregenden Stoff Urethan. Wer sich also ab und an ein Gläschen gönnen möchte, setzt auch hier auf Bio und achtet beim Kauf darauf, dass keine Sulfite zugesetzt worden sind. Sulfite sind nichts anderes als Schwefeldioxide, die eingesetzt werden, um den Wein vor Bakterienbesiedelung zu schützen und länger haltbar zu machen. Sulfite können jedoch allergische Reaktionen wie Urtikaria (Nesselsucht) oder asthmatische Beschwerden auslösen.

Alkohol? Lass uns nicht um den heißen Brei herumreden.

MEIN FAZIT: Die empfehlenswerte Trinkmenge eines Erwachsenen liegt weiterhin bei 2 bis 2,5 Litern pro Tag. Durch eine regelmäßige Flüssigkeitszufuhr mit Wasser, Kräuter- und ungesüßten Früchtetees können wir unsere körperliche und mentale Leistungskraft steigern, unsere Stoffwechselfunktionen aktivieren und Krankheiten sowie vorzeitiger Alterung vorbeugen. Kräuter- und unbehandelte Früchtetees liefern keine Kalorien und haben neben der Flüssigkeitsversorgung viele weitere gesundheitsfördernde Benefits. Entkoffeinierte Grüntee-Sorten und Kräutermischungen sind besonders zu empfehlen. Natürlich gilt auch bei Getränken das 80:20-Prinzip. Ein Gläschen in Ehren muss niemand verwehren. Regelmäßige Freibierrunden oder die tägliche Happy Hour spendiere ich dir mit diesem Kapitel aber nicht. Wer sich Alkohol gönnen möchte, trinkt ihn nur gelegentlich in kleinen Mengen. Wer komplett verzichten möchte, macht alles richtig. Falsche Gelüste sollten wir nicht über die Funktionen unseres Körpers und ein langfristiges Wohlbefinden stellen.

CHECKLISTE:
Mein Trinkprotokoll

Ich habe heute insgesamt _____ Liter getrunken.

Davon _____ Liter Wasser und _____ Tassen Kräutertee.

Zusätzlich gab es noch _____ Tassen Kaffee/schwarzen Tee/ Grüntee.

Ich habe anstelle von Wasser und Tee _____ Liter Limonade/Cola getrunken.

Weil ich überhaupt nicht in die Gänge kam, gab es heute _____ Energydrinks.

Mein Tag war so ☐ stressig   ☐ lustig   ☐ Ausrede deiner Wahl (Wo ein Wille ist ...):

Da habe ich mir _____ Gläser Alkohol gegönnt.

Das will ich ab morgen verbessern:

Mythos Milch

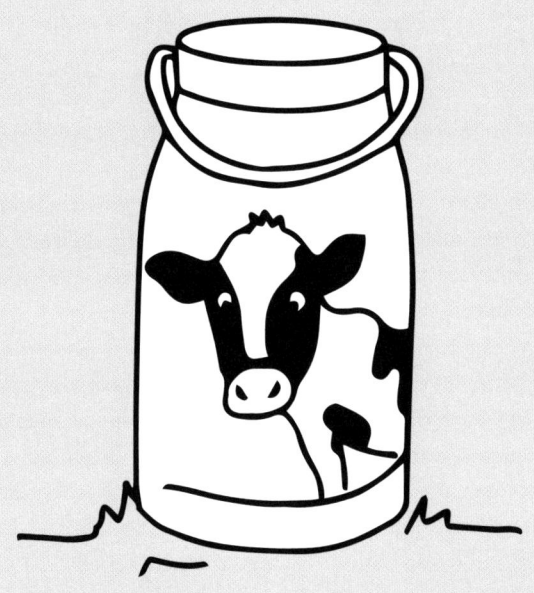

Milch ist gesund, macht fit
und stärkt die Knochen, oder?

Eine Behauptung, die wohl viele erst einmal so unterschreiben würden. Ich dachte das auch. Doch aufgrund verschiedener Erkrankungen meiner Patientinnen und Patienten habe ich angefangen, mich mit Kuhmilch näher zu beschäftigen. Und die Ergebnisse meiner Recherchen und Beobachtungen in der Praxis haben mich offen gestanden entsetzt.

Aus ernährungsmedizinischer Sicht ist es geradezu absurd, dass Milch bis heute ein Grundnahrungsmittel ist. Dennoch ist Kuhmilch in unserer westlichen Welt in nahezu jeder Form verfügbar. Als Getränk oder verarbeitet in Speiseeis, Käse, Joghurt, Pudding, in Fertiggerichten oder Backwaren. Sogar in Wurst oder alkoholischen Getränken wird Milch von Kühen zugesetzt. In manchen Ländern, vor allem asiatischen, haben Kuhmilch und ihre Produkte jedoch bis heute keinen besonders großen Stellenwert. Das belegt, dass wir hervorragend ohne die »Suppe«, die wir aus dem Euter der Kühe ziehen, zurechtkommen. In den westlichen Industrienationen denken allerdings immer noch viele Menschen, Kuhmilch mache sie stark und kräftig, schütze vor Osteoporose und pflege die Haut. Im wahrsten Sinne der Witz in Tüten.

Mittlerweile sehe ich Kuhmilch als »frei« an – von jeglichen gesundheitsfördernden Vorteilen. Sie macht auf Dauer nicht natürlich schlank, sondern krank. Milch zu trinken oder ihre Produkte im Übermaß zu verzehren, ist oftmals nicht nur Misshandlung der Tiere, sondern auch des menschlichen Körpers. Ich weiß: Das klingt jetzt wieder hart, also versuchen wir es mit logischen Fakten anstelle von Emotionen.

Fakt Nummer eins: Milch bietet für Säuglinge der entsprechenden Tiergattung eine hervorragende Nährstoffquelle für Wachstum und Entwicklung. Damit sind wir aber schon beim entscheidenden Punkt: Die Zusammensetzung von Milch ist auf Wachstum der jeweiligen Spezies programmiert. Für Kälber ist Kuhmilch eine ausgezeichnete Nahrungsquelle, mit deren Hilfe sie sich prächtig entwickeln.

Fakt Nummer zwei: Die Milch unserer menschlichen Mütter ist ganz anders zusammengesetzt als Kuhmilch. Sie unterscheidet sich im Protein- und Fettgehalt sowie in der Mikronährstoffverteilung.

Daraus ergeben sich drängende Fragen: Warum sollten also auch Menschen in jedem Alter von Kuhmilch profitieren? Warum hält sich der Mythos hartnäckig, obwohl er allen Erkenntnissen über eine gesunde Lebensweise widerspricht?

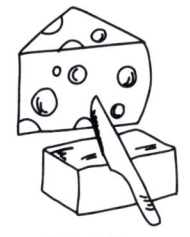

85 Kilo verbraucht jeder Deutsche an Milcherzeugnissen pro Jahr.

Der Grund ist altbekannt. Wir Verbraucher werden auch beim Thema Milch, ähnlich wie bei Zucker oder Fleisch, von der Lebensmittelindustrie verführt. Angekurbelt von passenden Werbebotschaften, will man uns glauben lassen: »Milch ist gesund und gut für die Knochen. Milch enthält Unmengen an Kalzium. Milch ist gut für Haut und Zähne.«

Das ist zwar relativer Quatsch, aber der Erfolg gibt der Lebensmittelindustrie offenbar recht. Weltweit werden jedes Jahr sage und schreibe **670 Millionen Tonnen Milch** produziert. Etwa 85 Prozent davon entfallen auf Kuhmilch. Deutschland ist der fünftgrößte Milchproduzent und Spitzenreiter im Milchverbrauch. Im Schnitt konsumiert jeder Deutsche pro Jahr etwa **85 Kilo Frischmilcherzeugnisse** wie Joghurt, Quark und Käse aus Kuhmilch. Das ist viel. Zu viel und alles andere als gesund.

Angesichts dieser Menge ist es wichtig zu verstehen, was wir da trinken und essen. Denn auch beim Milchverzehr gilt: Viel hilft nicht immer viel! Neben den gesundheitsschädigenden Effekten, zum Beispiel durch die mangelhafte Verstoffwechselung in unserem Körper, gibt es in der Kuhmilch noch weitere Substanzen, die zu ungünstigen Wirkungen in unserem Organismus führen. Ein Problem ist, dass wir beim Milchkonsum, wie auch beim Verzehr anderer Produkte tierischer Herkunft, alle Hormone und Antibiotika aufnehmen, die der Kuh zuvor verabreicht wurden. Was wiederum – siehe Kapitel »Fleisch« – mit der Massentierhaltung zu tun hat. Glückliche Kühe auf grünen Weiden unter blauem Himmel gibt es fast nur in der Werbung.

Antibiotika + Hormone

Alles künstlich und manipuliert – eine kranke Welt

Wahr ist: Milch in ihrer natürlichen Form enthält zwar essenzielle Nährstoffe wie Kalzium, Zink, Phosphor, Jod, B-Vitamine und Spuren von Vitamin D, die für die Knochenbildung wichtig sind. Und noch immer wird sie deshalb auch nach wie vor in den Therapieleitlinien zur Vorbeugung von Osteoporose empfohlen. Allerdings wird diese Empfehlung durch viele neue Studien infrage gestellt. Forscher der Yale University in New Haven fanden heraus, dass in Ländern mit dem höchsten Verzehr an tierischen Produkten wie Milch und Fleisch auch die höchsten Osteoporoseraten zu verzeichnen sind. In Dänemark und Schweden erleiden Menschen etwa dreimal so häufig Hüftfrakturen wie in China und Indonesien.

Nach den Daten der Harvard University in Boston zeigten sich ähnliche Ergebnisse. Mit zunehmendem Verzehr von Milch und Milchprodukten stieg bei den Probanden das Knochenbruchrisiko mit jedem zusätzlichen regelmäßig getrunkenen Glas Milch um 9 Prozent.[1]

Die Studienautoren der Yale University machen unter anderem das Molekül D-Galaktose in Kuhmilch für krank machende Stoffwechselvorgänge verantwortlich. Die D-Galaktose entsteht durch Aufspaltung des Milchzuckers (Laktose) in unserem Dünndarm nach Aufnahme von Milch oder Milchprodukten. D-Galaktose beschleunigt im Tierversuch den Alterungsprozess durch oxidativen Stress. Es entstehen unter anderem chronische Entzündungen, Nervendegeneration und eine Schwächung des Immunsystems. Klare Folgen, die gegen Milch sprechen, oder?

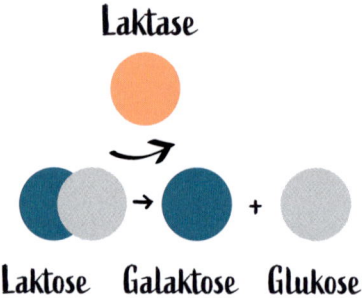

Neben der durch Aufspaltung entstandenen D-Galaktose des Milchzuckers besteht für unseren Körper eine weitere (Heraus-)Forderung beim Verzehr von Kuhmilchprodukten: Die Laktose (Milchzucker) ist ein Zweifachzucker, der wiederum aus den beiden Einfachzuckern Galaktose und Glukose besteht. Um den Milchzucker zu verdauen, brauchen wir ein Enzym namens Laktase, das den Milchzucker in die beiden Einfachzucker aufspaltet, damit unser Darm sie aufnehmen kann. In der Leber erfolgt anschließend die Weiterverarbeitung, um aus den Einfachzuckern Energie zu gewinnen. Als Säugling verfügen wir noch über ein großes Reservoir an Laktase, da unser Körper auf Wachstum und Entwicklung ausgerichtet ist. Je älter wir werden, desto weniger schnell sollen wir aber wachsen. Unser Körper nimmt dann eine automatische Regulation der Laktaseproduktion vor und lässt sie sinken. Wir produzieren immer weniger von diesem Enzym, sodass wir schon im Alter von circa vier Jahren (!) nur noch ungefähr 5 Prozent der ursprünglichen Enzymaktivität haben. Physiologisch betrachtet, können die meisten von uns somit nach dem Säuglingsalter Kuhmilch nicht mehr optimal verwerten. Im weiteren Verlauf entsteht eine mehr oder weniger ausgeprägte Laktoseintoleranz mit Blähungen und Durchfall als mögliche Folgen.[2] Erhebliche Teile der Weltbevölkerung sind gar nicht in der Lage, Milchzucker auch noch im Erwachsenenalter aufzuspalten.

Was passiert mit dem ganzen Milchzucker in unserem Verdauungstrakt, wenn wir ihn nicht mehr abbauen können?

Es kommt zunächst zu einer Veränderung unserer Darmflora. »Schlechte« Darmbakterien vermehren sich auf Kosten der »guten« durch ein saures Milieu. Und sauer macht auch in diesem Fall überhaupt nicht lustig, denn Tumorzellen lieben ein saures Milieu und können sich darin optimal vermehren. Das Krebsrisiko steigt. Darüber hinaus moduliert Tiermilch unsere Gene mit resultierenden Zellveränderungen, die ebenfalls zu chronischen Entzündungen sowie Krebserkrankungen führen können. Das gilt vor allem bei Frauen für Eierstock-, Dickdarm- und Brustkrebs.

Leidest du häufig an Atemwegsinfekten oder Allergien? Hat dein Bindegewebe schon bessere Zeiten gesehen? Dann lass die Kuhmilch doch mal weg. Denn auch bei diesen Beschwerden spielt ein saures Milieu eine Schlüsselrolle, und zwar aufgrund der entstehenden chronischen Entzündungsprozesse. Dein Bindegewebe und deine Haut verlieren ihre Elastizität und Spannkraft. Wenn du deinen Kuhmilchverzehr deutlich reduzierst, wirst du sehen, dass dein Körper in kürzester Zeit widerstandsfähiger und straffer wird, sich Symptome wie allergische Hautreaktionen, Asthma und auch Akne zurückbilden können.

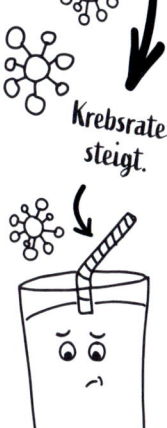

Wird der Milchzucker nicht abgebaut, vermehren sich schlechte Darmbakterien.

Krebsrate steigt.

Magermilch steigert das Akne-Risiko deutlich.

Dermatologen haben 13 Studien und die Daten von knapp 72 000 Probanden in einer Metaanalyse untersucht.[3] Das Ergebnis: Milchtrinker erkranken häufiger an Akne.[4] Speziell Magermilchkonsumenten (24 Prozent) traf es häufiger als die »Fettarme-Milch-Fraktion« (14 Prozent) und die Vollmilchtrinker (13 Prozent). Auch die Menge spielte eine Rolle: Um 12 Prozent stieg das Risiko bei Personen, die täglich mehr als ein Glas Milch tranken, »nur noch« um 8 Prozent bei maximal einem Glas. Weil Magermilch das Akne-Risiko am deutlichsten steigerte, folgerten die Dermatologen, dass Akne offenbar eher durch das Milcheiweiß gefördert wird. Milchfett als Auslöser scheint eher unwahrscheinlich. Das könnte erneut mit der Trinkmenge zusammenhängen: Durch weniger Kalorien sättigt Magermilch weniger, weshalb möglicherweise wiederum mehr konsumiert wird. Diese Metaanalyse zeigt, dass Milch keine makellose und schöne Haut macht. Ganz im Gegenteil.

Auf einen Blick: mögliche Erkrankungen, die regelmäßiger Kuhmilchverzehr begünstigen kann

- Allergien
- Asthma
- Bindegewebsschwäche/Cellulitis
- Arthritis
- Akne
- Unreine Haut
- Vorzeitige Hautalterung
- Übergewicht/Adipositas
- Sodbrennen und Blähungen
- Stuhlunregelmäßigkeiten
- Schwächung des Immunsystems
- Fibromyalgie
- Herzerkrankungen
- Kopfschmerzen

Hilft fettarme Milch denn wenigstens beim Abnehmen?

Kurz gesagt: Die aktuelle Studienlage zeigt hier keine positiven Effekte. In den Untersuchungen hat man beobachtet, dass die Zufuhr von fettarmer Milch bei den Probanden eher mit einem Anstieg des Körpergewichts verbunden war. Wie auch in den Akne-Studien zeigte sich beim Verzehr fettarmer Kuhmilch im Zusammenhang mit Übergewicht, dass die fettarme Milch die Probanden nicht sättigte. Sie nahmen die Kalorien dann mit anderen ungesunden Nahrungsmitteln auf. Ähnliche Phänomene werden auch für kalorienreduzierte Süßgetränke beschrieben.[5]

Woher bekomme ich ohne Milch mein Kalzium?

Zum einen: Der größte Teil der Milch, die in unseren Supermarktkühltheken steht, ist kein mikronährstoffreiches Lebensmittel, sondern ein Industrieprodukt. Beim Pasteurisieren gehen genau die Enzyme kaputt, die wir brauchen würden, um das Kalzium aus der Milch zu verarbeiten. Zum zweiten: Es gibt reichlich Alternativen. In **100 Gramm Mandeln sind 250 Milligramm Kalzium** enthalten. **100 Milliliter Kuhmilch** enthält gerade mal **125 Milligramm**. Natürlich können wir unseren täglichen Kalziumbedarf nicht allein durch massenhaft Mandeln decken, wenn wir natürlich schlank sein wollen, und schon gar nicht 100 Gramm von ihnen pro Tag essen (siehe Nussknackerin). Deshalb bauen wir verschiedene kalziumreiche pflanzliche Lebensmittel in unsere Ernährung ein und setzen auf Vielfalt. Grünkohl ist zum Beispiel eine absolute Kalziumbombe: 100 Gramm versorgen deinen Körper mit der gleichen Menge des Knochenstärkers wie 200 Milliliter Milch. Deinen Kalziumbedarf kannst du durch die bessere Resorption des Darms nicht nur viel effizienter mit pflanzlicher Nahrung decken, sondern auch durch den hohen Kalziumgehalt von vielen Saaten, Nüssen, Obst- und Gemüsesorten.

Grünzeug wie Spinat und Rucola, aber auch getrocknete Feigen enthalten zum Beispiel ebenfalls mehr Kalzium als Milch. Auch einige Mineralwässer sind ausgezeichnete Kalziumquellen. Dieses Kalzium ist zwar anorganisch, wird aber nach aktuellem Forschungsstand genauso gut aufgenommen wie das milchige. Du siehst, es gibt also keinen guten Grund, weiter Milch zu trinken, um deinen täglichen Kalziumbedarf zu decken.

Wenn du deinem Körper etwas Gutes tun willst, dann setze vielmehr auf Gemüse und Obst. Diese cleanen Nahrungsmittel enthalten viel mehr Vitamine, Spurenelemente sowie Mineralstoffe und sind frei von entzündungsfördernden Botenstoffen.

Und noch ein Hinweis: Finger weg von isoliertem Kalzium in Nahrungsergänzungsmitteln! Hier besteht bei hoher regelmäßiger Zufuhr die Gefahr einer Überdosierung, die das Risiko von Herz-Kreislauf-Erkrankungen erhöht.

Wenn du Kalzium über deine Nahrung aufnehmen willst, kombiniere folgende cleane Lebensmittel:

LEBENSMITTEL	KALZIUMGEHALT/100 G
Brennnesselblattpulver	4000 mg
Mohn	1400 mg
Sesam	800 mg
Chiasamen	631 mg
Petersilie	250 mg
Mandeln	250 mg
Haselnüsse	220 mg
Grünkohl	210 mg
Trockenfeigen	190 mg
Rucola	150 mg
Kichererbsen	125 mg
Spinat	121 mg

Sesam
800 mg
Kalzium auf 100 g

Halten wir also fest: Milch ist nicht gesund. Sie macht uns dick, da ihre eigentliche Aufgabe lautet: Wachstum fördern! Dabei setzt Kuhmilch im Gehirn eine Signalkaskade frei, die einen Säugling in der passenden Geschwindigkeit der jeweiligen Spezies gedeihen lässt. Im Erwachsenenalter ist Wachstum nicht mehr gewünscht und führt unweigerlich zu überschießenden Fehlfunktionen im Organismus, die Übergewicht und Fettstoffwechselstörungen bedingen oder verschlimmern können.

Ist auch Käse kompletter Käse?

Käse zählt zu den Lebensmitteln, die wir besonders lieben. Auf der Stulle, zerschmolzen über der Pizza oder als Matratze der Tomate, die sich seicht in ihre Mozzarellaunterlage schmiegt. Und auch unsere Bo-

Käse besteht bis zu 70 % aus Fett.

lognese sieht direkt köstlicher aus, wenn es Parmesanflöckchen schneit. Bei aller Ekstase unserer Geschmacksknospen vergessen wir aber leider, dass Käse aus bis zu 70 Prozent Fett besteht. Und tierisches Fett macht leider, nun ja ... tierisch fett. Und da Käse zur Gruppe der Milchprodukte gehört, befindet sich logischerweise ein chemischer Hormoncocktail darin. Genau wie in der Kuhmilch aus der Tüte. Nur konzentrierter, bei einem normalen Schnittkäse immerhin zehnfach. Und das ist tatsächlich großer Käse.

Ist der Käsehappen durch Mund und Schlund in die Tiefen unseres Verdauungstraktes vorgedrungen, wird das Protein (Casein) in Aminosäuren aufgespalten und ein Teil der Aminosäuren zu Casomorphinen umgewandelt, die zur Gruppe der Opiate zählen und das Verlangen nach **MEHR** steigern. Zwischen dem Käse und dir entsteht auf diese Weise eine lebenslange Liebesbeziehung – mit freundlichen Grüßen vom Hersteller. Und damit die Liebe ordentlich brennt, helfen Hormone und Fette, die Wirkung der Casomorphine richtig anzufeuern. Für ein Kilogramm Schnittkäse werden rund zehn Liter Milch verarbeitet. Rechnen wir eins und eins zusammen, stecken erneut 10-mal mehr Casomorphine im Käse als in Kuhmilch. Und des »Guten« nicht genug, unterstützt das enthaltene Fettinferno unsere Sinne als Geschmacksträger. Ein perfekter Käse-Clou! Darum ist regelmäßig Käse tatsächlich Käse.

Alternativen zu Kuhmilch

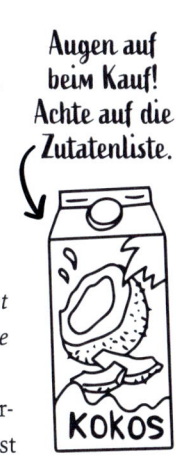

Augen auf beim Kauf! Achte auf die Zutatenliste.

Glücklicherweise gibt es auch eine Menge Alternativen zu Kuhmilchprodukten. Pflanzenmilch ist zum Beispiel eine hervorragende Lösung. Für Hafer-, Kokos-, Mandel- oder Reismilch ist es nicht mal nötig, in ein Biogeschäft zu gehen. Fast alle Kuhmilchalternativen sind mittlerweile in jedem gängigen Supermarkt, häufig sogar als günstige Eigenmarke, erhältlich. Ich werde immer wieder gefragt: *»Pflanzenmilch ist doch nicht clean! Wie kannst du Produkte, deren Zutatenliste länger ist als die Packungsbeilage von Ibuprofen, empfehlen?«*

Auch an dieser Stelle heißt es: Augen auf beim Kauf. Natürlich sind solche Milchalternativen industriell behandelt. Das ist Kuhmilch aber auch, es sei denn, du hängst deinen Kopf direkt unter das Euter oder hast beste Kontakte zum letzten echten Milch-

217

bauern der Region, der seine »Zenzi« täglich noch selbst melkt. Ich verwende und empfehle nur Produkte, denen neben der Pflanzenart ausschließlich Meersalz, Öl und Wasser zugesetzt wurden. Unterm Strich sind diese wenig industriell prozessierten Kuhmilchalternativen deutlich zuträglicher für deine Gesundheit und deine Figur.

Mein persönlicher Favorit ist die Reismilch einer Discounter-Eigenmarke.

Alternative cleane Vorschläge als Kuhmilchersatz:
- Joghurt aus Kokosmilch
- Avocado als Butterersatz
- Pflanzengetränke aus Hafer, Reis oder Mandeln
  (auf industrielle Zusätze achten!)
- Kokosöl zum Braten und Backen als Butterersatz
- Gemüse und Saaten zur Deckung des täglichen
  Kalziumbedarfs

MEINE CHECKLISTE ZUM HEUTIGEN MILCHVERZEHR

Ich habe _____ Gläser Kuhmilch getrunken.

Ich habe folgende Kuhmilcherzeugnisse gegessen:

morgens:

mittags:

abends:

Meine Zwischenmahlzeiten bestanden aus diesen Kuhmilchprodukten:

Auf folgende Lebensmittel auf Kuhmilchbasis kann ich im Augenblick noch nicht verzichten:

Mit diesen Alternativen werde ich morgen meine Kuhmilchprodukte ersetzen:

Superfoods

Auch supersexy?
Vitaminbomben aus der Natur.

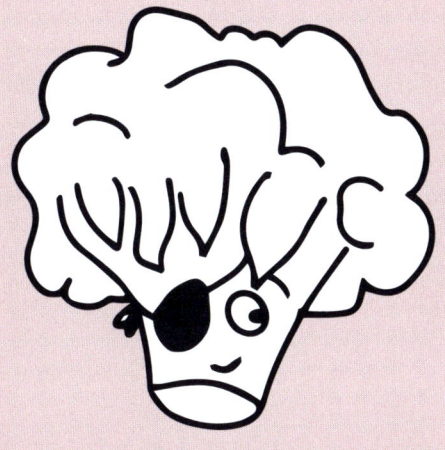

Gojibeeren, Granatapfelkerne und Chiasamen stehen derzeit hoch im Kurs. Die sogenannten Superfoods haben in den vergangenen Jahren weltweit einen regelrechten Ernährungshype ausgelöst. Egal ob im Netz, Sportstudio oder in Geschäften: Täglich »informiert« man uns über die neuesten exotischen »Superkreationen« zur Stärkung von Gesundheit und Fitness.

Morgens eine Oatmeal-Bowl mit Chia-Einlage, mittags ein Green-Smoothie inklusive Matchapulver, zum Abendessen ein Salat, nett garniert mit Gojibeeren. Als Superfood sollen die gemahlenen Blätter, Beeren und Samen ferner Länder durch ihren hohen Nährstoffgehalt natürlich schlank, gesund und schön machen. Sie sollen Krankheiten vorbeugen und heilen, ja sogar unser Wohlbefinden steigern. All das wird uns von der Werbung vollmundig versprochen.[1]

Nachdem die Welle auch zu uns geschwappt ist, liegen mehr und mehr exotische Lebensmittel und Produkte mit »Superinhaltsstoffen« in den Regalen der Super-(Bio-)märkte und haben genau wie in den USA auch in Deutschland eine große Anhängerschaft gefunden. Der Trend ist angekommen und die Suche nach neuen, gesunden und aufregenden Alternativen ist ja grundsätzlich auch richtig. Wenn wir bei der Wahrheit bleiben. Auch Internetplattformen preisen die »Superfoods« weltweit an und die Fitnessszene feiert sich mit den neuen Alleskönnern in den sozialen Netzwerken. Such einfach mal bei Instagram oder Facebook nach Superfoods und schau in die Profile unserer Food- und Fitnessblogger.

Hyper, Hyper! Die Social-Media-Profile der Food- und Fitnessblogger boomen!

Sie suggerieren uns: Je exotischer und teurer das Superfood, desto besser siehst du aus und fitter wirst du. Aloha he! Dann kann ja nix mehr schiefgehen …

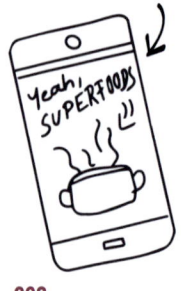

Dass vor allem Nahrungsmittel aus weit entfernten Ländern als Superfood gelten, ist auch aus Sicht der Bremer Verbraucherzentrale kein Zufall. Die Verbindung aus Exotik und Gesundheitswert reizt viele Menschen. Damit sind Superfoods zum Lifestyletrend geworden. Doch machen uns die »Supernahrungsmittel« wirklich supergesund, schlank und sexy?

Erst einmal sollten wir uns mit zwei grundsätzlichen Fragen beschäftigen:

Was bedeutet eigentlich der Begriff »Superfood« und welche Eigenschaften hat ein Nahrungsmittel, das als solches bezeichnet wird?

Zuverlässige Antworten darauf zu finden, ist nur gar nicht so einfach. Es gibt aktuell keine rechtlich bindende Definition, und der Begriff »Superfood« ist kein geschützter Name. Diese Bezeichnung ist eine Marketing-Wortschöpfung und wird von der Industrie sehr heterogen ge(miss-)braucht. Seit 2007 ist es in allen Ländern der EU gesetzlich verboten, »Lebensmittel« ohne wissenschaftlich nachweisbare gesundheitliche Vorteile als Superfood zu bewerben. Der Industrie gehen die Ideen zu neuen Proklamationen für ihre Produkte trotzdem nicht aus. Man gibt dem Kind einfach einen anderen Namen wie »Beautyfood« oder »Skinfood«. Schlichtweg ein PR-Trick, um Nahrungsmittel mit angeblichen Gesundheitsvorteilen zu beschreiben. Nur leider sind »angebliche« Vorteile nicht wissenschaftlich nachgewiesen.

Wie man an den Umsatzzahlen der vergangenen Jahre sehen kann, hat die Wirtschaft mit der erfundenen Bezeichnung »Superfood« das nächste erfolgreiche Geschäftsfeld eröffnet. Trotz mangelhafter Studienlage stieg der Umsatz im Bereich Superfoods in Deutschland exorbitant. In **2014** lag er noch bei **1,5 Millionen Euro**, in **2019** schon bei **42,6 Millionen Euro** und damit fast 30-mal höher! Was glaubst du, welches »Superfood« dabei den größten Zuwachs verbuchen konnte? Den bedeutendsten Anteil am Gesamtumsatz haben **Chiasamen** mit rund **63 Prozent**. Wozu also kostenintensive Studien durchführen, wenn der Endverbraucher allein durch Werbeversprechen und retuschierte Hochglanzbilder kauft?

63 % Chiasamen haben den größten Anteil am Umsatz.

Komischerweise werden industriell verarbeitete Lebensmittel aus exotischen Superfoods auch bei den sogenannten »Gesundessern« und Clean-Eatern immer beliebter. Aus meiner Sicht ist das ein unerklärliches Paradoxon: Wieso guckt denn hier jeder der Industrie nur vor die Fassade? Ist industriell verarbeitetes Superfood in pulverisierter Form gesünder als Ravioli aus der Dose? Wenn es wirklich exotische essbare oder trinkbare Wunder-Jungbrunnen gäbe, die die Zeit zu-

221

rückdrehen, unsere Haut straffen und ganz nebenbei unsere Pfunde verbrennen, warum kann dann niemand ihre Wunderwirkung in Studien
bezeugen?

SO IST DIE REALITÄT: Aktuelle wissenschaftliche Daten belegen, dass
Käufer von Superfoods überwiegend Familien und Paare mittleren Alters sind. Wohlhabend und insgesamt auf ihre Gesundheit achtend. Wie
die Grafik zeigt, war der Umsatz mit Chiasamen in 2016 fast doppelt so
hoch wie noch in 2015. Beim Matchatee stieg er sogar von knapp 3 Millionen Euro auf über 7 Millionen Euro an.[2]

Der Hype um Superfoods

Umsatz mit Superfoods im Lebensmitteleinzelhandel (in 1.000 Euro)*

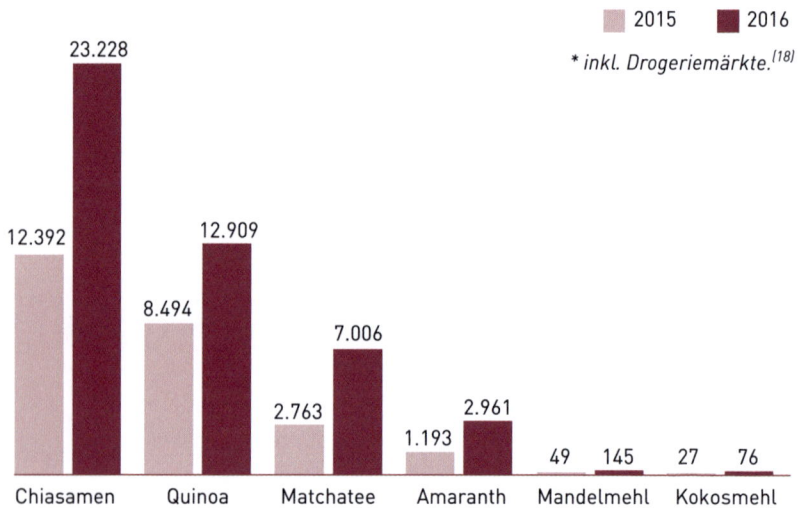

inkl. Drogeriemärkte.[18]

Doch setzen sich die selbst ernannten »Superesser« ausreichend mit der
Qualität, dem Nährstoffgehalt und dem tatsächlich gesundheitsfördern-
den Aspekt der einzelnen Produkte auseinander? Was sagen die nackten
Fakten?

Als Beispiel picken wir uns einmal die allseits beliebten Chiasamen
heraus: So wirbt ein Onlinevertrieb: »Chiasamen enthält fünfmal mehr
Kalzium als Vollmilch.«[3] Holy cow! Hier werden aber Äpfel mit Birnen
verglichen, und das klappt ja schon bei den Körpertypen nicht. Ein unge-

trübter Blick auf die Vergleichswerte zeigt: **Chiasamen** enthalten **631 Milligramm Kalzium pro 100 Gramm.** Diese Menge sollten wir aber keineswegs an einem Tag verzehren. Das Bundeszentrum für Ernährung empfiehlt zum Beispiel eine Tagesdosis von 15 Gramm Chiasamen, die dann »nur noch« knapp 95 Milligramm Kalzium enthalten.[(4)] Ein Glas Milch (250 Milliliter) – ebenfalls nicht das »Allheilmittel« – kommt auf gut 300 Milligramm. Nicht nur dieser Werbevergleich hinkt. Der Kalziumgehalt von mittlerweile schnödem **Sesam** liegt wiederum bei **800 Milligramm pro 100 Gramm.** Sowohl Sesam als auch Chiasamen weisen damit insgesamt einen hohen Kalziumgehalt auf, können aber grundsätzlich nur in Maßen verzehrt werden und damit nicht die alleinigen Beschützer unserer Kalziumdepots sein. Wo liegt aber der Vorteil, Chiasamen trotzdem dem Sesam vorzuziehen? Ganz einfach: beim Produzenten. Chia klingt exotisch, aufregend und neu, Sesam hingegen altbacken und altbekannt. Der Aloha-Effekt. Chiasamen kann man nicht überall für kleines Geld kaufen und sie kleben nicht auf jeder dritten Brötchenhälfte wie Sesam. Chia lässt sich also besser an den Mann oder die Frau bringen, weil er neue positive Emotionen weckt. Kurzum: Chia klingt sexy – Sesam nicht.

Genauso verhält es sich mit Chiasamen im Vergleich zu **Leinsamen.** Die weniger hippen braunen Körnchen, die optisch an Hamsterköttel erinnern, weisen im Pflanzenreich mit **20 Gramm pro 100 Gramm** den höchsten Gehalt an Omega-3-Fettsäuren auf. Im Vergleich liegt der Gehalt an den dreifach ungesättigten Fettsäuren im **Chiasamen** mit **18 Gramm pro 100 Gramm** knapp darunter. Aber auch der deutlich günstigere Leinsamen kommt nicht ans Chiaimage ran. Der Ruf als Abführmittel ist da sicher nicht so hilfreich. Und die Optik auch nicht. Verdauungsprobleme als sexy PR-Strategie? »Takes your shit out!« quer über die Packung schreiben? Nicht so wirklich.

Kalziumgehalt:

Sesam
800 mg/100 g

Chiasamen
631 mg/100 g

Linolensäure:

Leinsamen
20 g/100 g

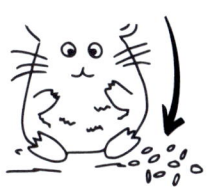

Chiasamen
18 g/100 g

FAZIT: Baust du Chiasamen in deine Ernährung ein, bist du besonders, klingst du wissend, bist du sexy, Baby. Wenn dir das Werbeversprechen gefällt, bleib bei Chia anstelle von Sesam oder Leinsamen. Notwendig ist das jedoch nicht und mit Blick auf dein Konto auch nicht unbedingt klug. Wer vegan lebt und Chiasamen als Eiersatz verwendet oder die Gelee-Eigenschaft in Verbindung mit Wasser zur Zubereitung eines Puddings nutzt, der macht natürlich auch nichts falsch, sondern erweitert seine Lebensmittelauswahl um ein leckeres Dessert. Allein durch Chia als »Superfood« kommt jedoch keine super Ernährung zustande.

Welche Eigenschaften machen ein Nahrungsmittel tatsächlich zum Superfood?

Echte Superfoods weisen neben dem Sättigungswert einen hohen Gehalt an diversen Mikronährstoffen mit antioxidativen und antientzündlichen Eigenschaften auf. Das bedeutet, ein Superfood liefert dem Körper von bestimmten gesundheitsfördernden Inhaltsstoffen deutlich mehr als andere Produkte der gleichen Lebensmittelgruppe. Ein echtes Superfood ist nicht abhängig von seiner Herkunft, sondern von dem, was drinsteckt. Es ist reich an Vitaminen, Mineralstoffen und sekundären Pflanzenstoffen, die eine positive Wirkung auf deine Körperfunktionen haben können. Deshalb brauchst du nur kleine Mengen zu verzehren und versorgst damit deinen Körper bestmöglich. Superfoods sind Nahrungsmittel wie Obst, Gemüse, Saaten oder Pflanzen, die nicht industriell weiterverarbeitet oder mit künstlichen Zusatzstoffen behandelt sind. Solche Supernahrungsmittel passen perfekt in Doc Diessners Clean-Eating-Konzept.

Der Begriff Superfood ist kein geschützter Name.

Checkliste: Wann wird ein Nahrungsmittel zum Superfood?
- Antioxidative Eigenschaften
- Antientzündlicher Wirkeffekt
- Hoher Mikronährstoffgehalt
- Langer Sättigungseffekt
- Regulation der Verdauung
- Optimierung von Stoffwechselprozessen

Was sagt die Wissenschaft dazu?
VORSICHT: Zwar beruhen die mit bestimmten Superfoods in Verbindung gebrachten gesundheitlichen Wirkungen zumindest teilweise auf wissenschaftlich erwiesenen Zusammenhängen. Insgesamt gibt es jedoch keine eindeutige beziehungsweise nur eine unzureichende Studienlage. Vor allem fehlen Langzeitbeobachtungen.

224

Ernährungsmedizinisch interpretiert bedeutet das: Notwendig sind extravagante Saaten und Früchte wohl nicht für Gesundheit, Aussehen und Fitness. Wer sich abwechslungsreich mit gesunden heimischen Lebensmitteln ernährt, braucht kein exotisches Superfood.

Ob Nahrung super ist und einen positiven Effekt auf unseren Körper hat, ist schon mal gar nicht vom Preis abhängig. Wer den Produzenten augenscheinlicher Wundernahrungsmittel nicht auf den Leim geht und eine sinnvolle Wahl trifft, der kann sich mit kostengünstigeren, qualitativ hochwertigen regionalen Produkten mindestens genauso gesund ernähren.

Bei all dem Superfood-Hype ist eben zu beachten, dass Goji, Açaí und Co. nicht bei uns wachsen. Die exotischen Früchte und Pflanzen kommen überwiegend aus China, Indien, Mexiko und anderen fernen Ländern. Das hat zur Folge, dass sie für den langen Transport be- und weiterverarbeitet werden müssen. Aus diesem Grund werden sie überwiegend als Extrakt in pulverisierter Form oder getrocknet bei uns angeboten, was zu einer Minderung der angepriesenen Supereigenschaften führen kann. Der Gehalt an Mikronährstoffen in »Superfoods« hängt neben den industriellen Verarbeitungsprozessen noch von weiteren Faktoren ab. Erhalten die Nahrungsmittel genug Wasser und Sonnenlicht? Wann werden sie geerntet? Wird der Boden gedüngt, auf dem sie wachsen?

Exotische Lebensmittel: Trotz Biosiegel werden Vorgaben oft nicht eingehalten.

Düngen von Pflanzen führt zu schnellerem Wachstum. Ist der Stickstoffgehalt des Bodens dadurch jedoch zu hoch, steigt der Nitratgehalt im Grünzeug an. Zudem werden durch die langen Transportwege Vitamine, Enzyme und sekundäre Pflanzenstoffe trotz industrieller »Präparation« zerstört. Es kommt unweigerlich zum Verlust der eigentlichen Superfood-Eigenschaften. Neben dem fragwürdigen Benefit warnen Verbraucherschutzorganisationen zum Teil sogar vor einigen exotischen Superlebensmitteln, die wir von anderen Kontinenten importieren, da weder die Herstellungswege noch die Verarbeitungsprozesse transparent sind.

Laut der Zeitschrift *Öko-Test* sind viele der gehypten Superfoods stark mit Pestiziden, Mineralöl, Cadmium und weiteren chemischen Schadstoffen belastet.[5] Getestet wurden Gojibeeren, Hanfsamen, Chiasamen, roher Kakao, Spirulina-, Gerstengras-, Weizengras-, Moringa- und

Açaí-Beeren-Pulver. Die vermeintlichen »Superfoods« waren leider gar nicht so super: 15 der 22 getesteten Lebensmittel haben die Noten mangelhaft oder ungenügend erhalten.

Für einen gesunden Lifestyle müssen wir nicht das Risiko eingehen, chemisch belastete Früchte und Saaten zu futtern, die für uns um die halbe Welt geflogen oder geschifft wurden. Schließlich wissen wir, dass auch in heimischem Gemüse und frischem Obst jede Menge nahrhafte Inhaltsstoffe enthalten sind, die der Gesundheit und unserer Haut helfen. Neben den altbekannten Beauty-Hits wie Vitamin C (Kollagenbildung = macht glatte Haut), Biotin (kräftigt Haare und Nägel), dem hohen Wassergehalt (schützt unsere Haut vor dem Austrocknen) und in der Regel geringem Kaloriengehalt von Obst und Gemüse ist eine spezielle Mikronährstoffgruppe für den natürlichen Schlank & Schön-Effekt wichtig: unsere sekundären Pflanzenstoffe. Unter dem Sammelbegriff werden Substanzen unterschiedlicher biochemischer Struktur zusammengefasst, die in Obst, Gemüse, Hülsenfrüchten, Nüssen und Vollkornprodukten stecken. Bislang sind etwa 100 000 verschiedene sekundäre Pflanzenstoffe bekannt, wobei bis zu 10 000 in der menschlichen Nahrung vorkommen.[6] Im Durchschnitt nehmen wir über unsere Nahrungsmittel täglich circa **1,5 Gramm sekundäre Pflanzenstoffe** auf.[7]

> Für viele sogenannte Superfoods findest du gesündere und preiswertere heimische Alternativen.

Laut aktueller Datenlage haben sekundäre Pflanzenstoffe verschiedene gesundheitsfördernde Eigenschaften. Du weißt bereits, dass sie die Entstehung zelltoxischer Sauerstoffverbindungen und chronischer Entzündungen verhindern können, die durch unsere industriell geprägte Ernährung, Umwelteinflüsse und Stress entstehen. Auf diese Weise schützen uns sekundäre Pflanzenstoffe vor vorzeitigen Alterungsprozessen auf zellulärer Ebene. Neben der Verhinderung von Falten im Gesicht, schlaff nach unten baumelnden Brüstchen und Dolomitenoberschenkeln haben die sekundären Pflanzenstoffe auch Einfluss auf andere wichtige Körperfunktionen. Sie sollen der Entstehung verschiedener Krebsarten vorbeugen, indem sie die Tumorzellen in den Selbstmord (Apoptose) treiben sowie immunmodulierende, antibakterielle und antivirale Wirkungen haben. Außerdem schützen sie unsere Haut vor UV-Strahlung.

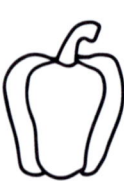

> Sekundäre Pflanzenstoffe schützen vor vorzeitigen Alterungsprozessen.

226

Sekundäre Pflanzenstoffe:
Worin steckt der Schlank & Schön-Effekt?

PFLANZEN-STOFFE	VORKOMMEN	SCHLANK & SCHÖN-EFFEKT
Carotinoide	Gelbes, oranges, rotes Obst und Gemüse	Lycopin (Carotinoid in der Tomatenschale): antioxidatives Potenzial, schützt unsere Haut vor UV-Strahlung und vorzeitiger Hautalterung
Phytosterine	Hülsenfrüchte, Nüsse, Soja, Sonnenblumenkerne, Sesam	Schützen vor Dickdarmkrebs, cholesterinsenkende Wirkung, verbessern den Nährstofftransport in unsere Haut und andere Organe
Glucosinolate	Kohl, Rettich	Antimikrobielle Wirkung, antikanzerogen, fördern die Verdauung
Flavonoide	Rote, blaue, violette Obst- und Gemüsesorten	Radikalfänger = antioxidativ, schützen unsere Haut vor UV-Strahlung und vorzeitiger Hautalterung (»Anti-Aging-Effekt«), Stimulation des Immunsystems
Saponine	Hülsenfrüchte, Hafer, Spargel, Rote Bete	Immun- und hormonstimulierende Eigenschaften, schützen vor Darmkrebs durch Hemmung der Zellteilung, entzündungshemmend

DOCH AUFGEPASST: Der gesundheitsfördernde Effekt entfaltet sich nur im Verbund mit dem jeweiligen Lebensmittel, in dem es steckt. Inwieweit sich einzelne isolierte Pflanzenstoffe in Form von Nahrungsergänzungsmitteln oder industriell verarbeiteten Extrakten positiv auf unsere Gesundheit auswirken, ist aufgrund mangelnder Datenlage NICHT belegt.

NOCH WICHTIGER: Die isolierte Zufuhr sekundärer Pflanzenstoffe in Form von Nahrungsergänzungspräparaten kann aktuell nicht empfohlen werden, da dosisabhängig negative Wirkungen beobachtet wurden.

Studien zeigten beispielsweise, dass über ein Nahrungsergänzungspräparat zugeführtes Carotin bei Rauchern zu einer Risikoerhöhung für die Entwicklung von Magenkarzinomen und Lungenkrebs beitragen kann. Der aktuelle Trend der Nahrungsmittelindustrie, funktionelle Lebensmittel mit Mikronährstoffen wie Vitaminen oder sekundären Pflanzenstoffen anzureichern, birgt die Gefahr einer Überdosierung. Die Sicherheit derartiger Maßnahmen kann noch nicht abgeschätzt werden. Also: Viel hilft nicht immer viel und kann letztendlich sogar das Gegenteil bewirken.

Ich will an dieser Stelle niemandem sein Exotic Food madig machen. Bei »normalen« Verzehrmengen und entsprechend guter Qualität der Produkte sind sicherlich keine ernsthaften Gesundheitsschäden zu erwarten. Trotzdem möchte ich dich ein wenig sensibilisieren, damit du all die »Super-Hypes« realistisch betrachten kannst und dir keiner was vom Einhorn erzählt. Außerdem möchte ich dein Herz erwärmen für cleane Nahrungsmittel aus der Heimat, die aus meiner Sicht wirklich super sind.

Local Heroes sind sexy!

Für Obst und Gemüse gilt: Je dunkler die Schale, desto reicher an Antioxidantien.

Für viele der exotischen sogenannten Superfoods findest du gesündere und preiswertere heimische Alternativen. Die in teuren Chiasamen enthaltenen Omega-3-Fettsäuren sind neben den Leinsamen auch in Nüssen und Pflanzenölen vorhanden (siehe Kapitel »Fett macht nicht immer fett«). Du erinnerst dich?

Antioxidativ wirkende Pflanzeninhaltsstoffe wie Anthocyane findest du nicht nur in der Açaí-Beere, sondern auch in praktisch allen blauen, violetten oder roten Gemüsearten und Früchten. Als Faustregel gilt bei Obst und Gemüse: Je dunkler die Schale, desto reicher an Antioxidantien.

Auch Knoblauch und Zwiebeln sind wahre Superfoods. Sie sorgen zwar nicht unbedingt für einen frühlingsfrischen Atem, aber sie helfen deiner Leber beim Entgiften. Vor einem »ersten Date« oder einer Gehaltsverhandlung würde ich jedoch davon abraten.

Zur Orientierung stelle ich dir eine Übersicht der gängigsten »Super-foods« zusammen. Links findest du die gehypten exotischen Nahrungs-mittel, die nicht nur viel Geld kosten, sondern zum Teil viele chemische Zusätze aufweisen. Kurzum: Linke Spalte ist nicht unbedingt super.

In der rechten Spalte befinden sich heimische, cleane Alternativen – die wirklichen Superfoods, unsere Local Heroes. Sie sind ebenfalls reich an Vitaminen, Mineralstoffen, Antioxidantien und sekundären Pflan-zenstoffen, aber in der Regel nicht oder wenig (Biovariante!) mit Pestizi-den und bedenklichen industriellen Zusatzstoffen belastet. Zudem fin-dest du sie in jedem Supermarkt zu moderaten Preisen.[8]

EXOTISCHES SUPERFOOD	LOCAL HERO	BENEFIT (AUSZUG)
Chiasamen	Leinsamen	Omega-3-Fettsäuren, Protein-gehalt
Goji-Beeren	Schwarze Johannisbeeren	Vitamin C, E, B-Vitamine
Açaí-Beeren	Heidelbeeren	Antioxidantien (Anthocyane), Ballaststoffe
Quinoa	Linsen	Proteingehalt, essenzielle Aminosäuren, Kalium, Kalzium, Magnesium, Phosphor
Amaranth	Dinkel	Proteingehalt, essenzielle Aminosäuren, Spurenelemente wie Zink, Kupfer
Kichererbsen	Erbsen	Hohe Proteinwertigkeit, Eisen, Zink, Kupfer
Matcha	Brennnessel	Kalzium, Antioxidantien
Camu-Camu	Hagebutte	Vitamin C, B-Vitamine
Chlorella-Alge	Grünkohl	Chlorophyll, Vitamin A, C, K, Kalzium, Kalium

Superfoods für einen schlanken Body – Meine TOP FIVE

Haferflocken

Hafer ist ein echter Alleskönner, doch die meisten Menschen beachten die eher unscheinbaren Flöckchen im morgendlichen Müsli kaum. Wir sind ja geil auf Gojis, Granatapfelkerne und Chia-Kügelchen. Hier ist es mal gut, dass die Werbemaschine angeschmissen wurde: Während Haferbrei eher an Schonkost aus Kindertagen oder an unsere Stricklisel erinnert, klingen »Porridge« oder »Overnight Oats« schon wieder sexy und liegen damit im Trend. Wie auch immer man seine Hafermahlzeit nun auch nennen mag: Sie hat uns einiges zu bieten und ist mehr als eine graue Sättigungsbeilage.

Die Vorteile des Hafers wirken bereits bei kleinen Mengen.

Haferflocken sind reich an B-Vitaminen, Zink, Eisen, Kalzium, Magnesium und Biotin. Unsere Nägel und Haare benötigen für ihre Festigkeit natürlichen Schwefel. Biotin unterstützt den Schwefeltransport und somit die Kräftigung unseres Schopfes und der Krallen. Von allen Getreiden punktet Hafer am meisten mit Vitamin B1, das besonders an der Verwertung von Kohlenhydraten zur Energiegewinnung beteiligt ist.

Damit dein Körper das enthaltene Eisen besser verwerten kann, kombiniere Haferflocken immer mit Vitamin C, zum Beispiel in Form von Früchten oder Säften.

Für ein Getreide enthalten Haferflocken relativ viel Protein bei einem geringen Fettanteil und obendrein noch einen Haufen Ballaststoffe, die dich lange satt halten. Eine spezielle Art der löslichen Ballaststoffe sind die Beta-Glucane. Sie verhindern nach den Mahlzeiten einen starken Anstieg deines Blutzuckerspiegels und wirken sich positiv auf die Insulinreaktion aus. Mit einer Schüssel Porridge zum Frühstück versorgst du deinen Körper schon am Morgen mit jeder Menge Nährstoffe.

Empfohlen: 50–60 g pro Tag

ABER: Willst du mit meinem Clean-Eating-Konzept zunächst dein Körpergewicht reduzieren, dann halte Maß mit den Flöckchen. Mit **332 Kilokalorien pro 100 Gramm** lassen Haferflocken deine Energiebilanz ganz schön in die Höhe schnellen. Die gesunden Vorteile des Hafers wirken aber bereits bei Zufuhr kleinerer Mengen.

Allen, die gerne ein paar Pfunde abnehmen wollen, empfehle ich **50 bis 60 Gramm pro Tag**, was etwa **165 bis 200 Kilokalorien** entspricht. Setze Haferflocken vielseitig ein, zum Beispiel auch in herzhaften Gerichten oder beim Backen.

Zu beachten ist aber, dass einige Haferflocken verschiedener Produzenten Mineralölrückstände, Schimmelpilzgifte und sogar Nickel enthalten. Nicht nur günstige Produkte aus dem Discounter sind in die Kritik geraten, sondern auch Haferflocken, die häufig in Biomärkten zu finden sind.[9]

Übrigens: Nickel ist eine der häufigsten Ursachen für eine Kontaktallergie. Das bedeutet, wer unter einer Nickelallergie leidet, beispielsweise beim Tragen von Schmuck, kann auch auf Nickel in den Haferflocken reagieren.[10] In welchen Marken solche Rückstände gefunden wurden, liest du im Testbericht über den QR-Code.

Den Testbericht findest du hier:

MEIN TIPP: Für Menschen, die unter Zöliakie (Glutenunverträglichkeit) leiden, gibt es speziellen nichtkontaminierten, glutenfreien Hafer, der mit dem Vermerk »Oat« und dem Symbol der durchgestrichenen Ähre gekennzeichnet sein muss.

Leinsamen

Lein, auch Flachs genannt, gehört zu den ältesten Kulturpflanzen der Welt. Leinsamen und das daraus gewonnene Leinöl gibt es mittlerweile in jedem Supermarkt zu kaufen. Leinsamen sollen beim Abnehmen helfen, Verdauungsstörungen und Magenbeschwerden lindern, Cholesterinwerte senken und verschiedenen Krebsarten vorbeugen. Eine beeindruckende Liste an Gesundheitseffekten. Aber was ist wirklich dran?

Die kleinen braunen Körnchen – unsere Hamsterköttelchen – enthalten pro **100 Gramm** rund **380 Kilokalorien** und schlagen kalorientechnisch ordentlich zu. Allerdings sind auch die Gesundheitsvorteile mehr als überzeugend. Im Leinsamen stecken **25 Prozent Ballaststoffe, 25 Prozent Proteine** und **30 bis 45 Prozent Öl.** Alpha-Linolensäure (Omega 3) und Linolsäure (Omega 6) befinden sich in den Körnchen in einem günstigen Verhältnis zueinander (siehe Kapitel »Fett macht nicht immer fett«). Und ich sage es gerne noch einmal, weil es so wichtig ist: Diese Fettsäurekonstellation

Enjoy! Viel Kalorien aber gesund: Mit Ballaststoffen, Proteinen und Fettsäuren macht dich natürlich schlank und schön durch die antiinflammatorische (entzündungshemmende) Wirkung von Omega 3 auf die Zellen, die vor Alterungsprozessen und Schädigung der Körperfunktionen schützt. Leinsamen kann auch das Risiko zur Entstehung chronischer und tumoröser Erkrankungen reduzieren. In der Krebsforschung sind vor allem die enthaltenen Lignane interessant. Laut verschiedener Studien helfen sie dabei, das Brust-, Dickdarm- und Prostatakrebsrisiko zu senken.

Leinsamen enthalten neben den Ballaststoffen in ihrer Schale auch Schleimstoffe. Mit viel Flüssigkeit verzehrt, fördern sie unseren Shit, indem die Schleimstoffe durch die Bindung mit Wasser als Quellmittel im Darmtrakt wirken und sich zusammen mit den Nahrungsresten aufblähen. Dadurch vergrößert sich das Volumen des Darminhalts, was wiederum die Verdauung anregt. Das fette Öl bewirkt eine Art Schmiereffekt und beschleunigt den Weitertransport durch deine Darmkanalisation. Diese Mechanismen entfalten sich allerdings erst, wenn Leinsamen gemahlen oder geschrotet werden.

MEIN TIPP: Die Leinsamen als veganen Eiersatz verwenden. Ein Esslöffel fein gemahlene Leinsamen mit drei Esslöffel heißem Wasser verrühren, im Kühlschrank mindestens 15 Minuten ziehen lassen.

MEIN FAZIT: Die kleinen Samen sind zwar ganz schön kalorienreich, liefern aber jede Menge Nährstoffe, die gut für deinen Körper sind und lange satt halten. Bereits zwei Esslöffel (gemahlen oder geschrotet) pro Tag regen die Verdauung an – allerdings erst nach zwei bis drei Tagen.

ACHTUNG: Neben der Verzehrempfehlung von maximal 2–3 Esslöffeln pro Tag (aus den enthaltenen cyanogenen Glykosiden kann Blausäure entstehen), sollten Leinsamen nicht zusammen mit Arzneimitteln verzehrt werden: Halte zwischen der Einnahme des Medikaments und dem Verzehr von Leinsamen einen Zeitabstand von zwei bis drei Stunden ein, damit die Aufnahme der Arznei über den Darm nicht behindert wird.[11]

Äpfel

»An apple a day keeps the doctor away« – alt und abgedroschen? Ganz und gar nicht, denn es reicht schon ein kleines Stück von der paradiesischen Frucht am Tag. Und damit meine ich keine verzuckerte Apfelmuspampe aus dem Discounter, sondern einen APFEL in seiner gesamten Schönheit. Wenn du ein Apfelmus-Junkie bist, koch es selbst. So weißt du, dass dein Mus frei ist von künstlichen Antioxidationsmitteln, Süßstoffen oder zugesetztem Haushaltszucker. Du kannst das Apfelmus auch mit Zimt (I love it) oder Bourbonvanille verfeinern.

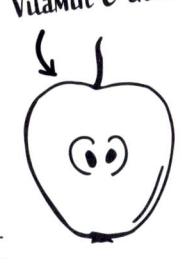

Der Braeburn-Apfel hat den höchsten Vitamin-C-Gehalt.

Im Apfel steckt ganz viel Pektin, ein wasserlöslicher Ballaststoff, der wie die Glucane in den Haferflocken deinen Blutzuckerspiegel vor starken Schwankungen schützt. Auf diese Weise macht dich der Apfel lange satt. Wähle zum Abnehmen lieber saure statt süße Sorten, da sie weniger Fruchtzucker enthalten. Äpfel punkten mit vielen Mikronährstoffen wie Folsäure, Kalzium, Eisen, Magnesium und Vitamin C. Allerdings sind diese direkt unter der Schale lokalisiert. Kaufe deine Äpfel deshalb am besten in Bioqualität, wasche sie und esse die Schale mit. Der **Vitamin-C-Gehalt** eines Apfels ist übrigens abhängig von der Sorte. Durchschnittlich liefern **100 Gramm Apfel circa 12 Milligramm**. Den höchsten Vitamin-C-Gehalt von 20 Milligramm pro 100 Gramm verbucht der Braeburn.

EIN WEITERER VORTEIL: Der Braeburn verliert durch lange Lagerung nicht an Vitamin C, anders als der Golden Delicious.

Auch bei den sekundären Pflanzenstoffen gibt es Unterschiede zwischen den Apfelsorten. Generell enthalten Sorten, die reich an Gerbstoffen sind, besonders viele Flavonoide. Zu ihnen gehören vor allem alte Apfelsorten wie Boskop oder Cox Orange.[12] Ältere Sorten vertragen übrigens auch viele Allergiker, die auf neue Züchtungen reagieren. Bei den Newcomern wurden Polyphenole weggezüchtet, da die sekundären Pflanzenstoffe Äpfel nach dem Aufschneiden schneller braun werden lassen. Allerdings verhindern eben diese gesunden und antioxidativ wirksamen Polyphenole auch, dass allergieauslösende Eiweiße ihre Wirkung entfalten können. Studien haben gezeigt: Je höher der Polyphenolgehalt eines Apfels, desto besser die Verträglichkeit unter Allergikern. Bekannte ältere und verträglichere Sorten sind der Wellant-Apfel, Santana und der Rote Boskop.[13]

KALORIEN SPAREN: Laut verschiedener Studien führt der Verzehr eines Apfels vor einer Mahlzeit dazu, dass wir anschließend im Schnitt 200 Kilokalorien weniger essen. Das verdanken wir den enthaltenen Ballaststoffen. Da ein kleiner bis mittelgroßer Apfel von un-

233

gefähr 100 Gramm durchschnittlich 50 Kilokalorien enthält, sparen wir 150 Kilokalorien ein.

Brokkoli

Brokkoli gilt als eine der gesündesten und vitaminreichsten Gemüsesorten überhaupt. Das grüne Kreuzblütengewächs enthält »super« viele Mikronährstoffe wie Kalium, Kalzium, Phosphor, Eisen, Zink und B-Vitamine. Hinzu kommen Flavonoide und weitere sekundäre Pflanzenstoffe wie Phytohormone und Sulforaphan (Senföl). Biochemisches Fachchinesisch? Okay, Butter bei die Fische: Was macht Brokkoli zum Superfood?

Yeah, Brokkoli lässt das Bauchfett schmelzen!

Brokkoli und dessen Sprossen können deine Pfunde am Bäuchlein zum Schmelzen bringen. Das bestätigt unter anderem eine Studie der japanischen Kanazawa-Universität, die die Wirkung von Sulforaphan an Mäusen testete. Das Ergebnis: Der Wirkstoff aus den Brokkolikeimen half den Tieren trotz fetthaltiger Fütterung, weniger Gewicht zuzunehmen und weniger Fett an Taille und Bauch anzusetzen.

In der Studie entdeckte man, dass die Einnahme von Sulforaphan bei fettreicher Ernährung zu einer 15 Prozent niedrigeren Gewichtszunahme führte, als dies bei derselben Ernährungsweise ohne die Supplementierung von Sulforaphan der Fall war. Der Bauchfettanteil sank um 20 Prozent und selbst die Fettleber trat den Rückzug an.[14]

Doch über welchen Mechanismus erfolgt die Gewichtsabnahme? Sulforaphan beschleunigt die Bräunung von weißen Fettzellen, was zu einem verstärkten Energieverbrauch, einer erhöhten Fettverbrennung und somit dem Abbau von Übergewicht führt. Sulforaphan

Na so was ... Brokkoli kann dein Sexleben verbessern

kann aber noch mehr: Derselbe Stoffwechselprozess initiiert eine Minderung von Entzündungen, die vom weißen Fettgewebe ausgehen, und reduziert folglich das Risiko chronischer Erkrankungen wie zum Beispiel Asthma bronchiale oder Allergien und bremst vorzeitige Hautalterung.[15] Laut aktueller Studienlage soll Brokkoli durch das enthaltene Sulforaphan sogar vor der Entstehung von Blasenkrebs, Dickdarmkarzinomen, Brust- und Prostatakrebs schützen.

Dank seines hohen Vitamin-C-Gehalts stärkt Brokkoli außerdem dein Immunsystem, schützt dich vor Erkältungen und schlaffer Haut (Stichwort: Kollagenbildung!).

234

Und wusstest du schon, dass Brokkoli dein Sexleben verbessern kann? Brokkoli senkt bei Männern den Östrogenwert und erhöht den Testosteronspiegel. Das verbessert die Potenz und kurbelt die Libido an. Also: häufiger Brokkoli auf die Teller, Jungs!

TIPP: Brokkolisamenöl für eine geschmeidige Mähne. Einfach kalt gepresstes Brokkolisamenöl auf die Haare geben. So wird dein Schopf vor Bruch und statischer Aufladung geschützt und lässt sich ganz einfach durchkämmen. Nicht mal Auswaschen ist nötig.[16]

Linsen

Linsen sind wertvolle Lieferanten von Biotin, Vitamin E, Zink, Eisen und B-Vitaminen. Mit einem **Proteingehalt** von **25 Prozent** sind sie Eiweißbomben. Besonders gut kann dein Körper das Eiweiß aufnehmen, wenn du Linsen mit anderen Proteinquellen kombinierst.

Linsen sind außerdem so »super«, weil dein Blutzuckerspiegel nach der Mahlzeit nicht schlagartig in die Höhe schießt. Deine Bauchspeicheldrüse dankt es dir, indem sie weniger und langsamer Insulin ausschüttet (Right-Carb-Effekt). Du fühlst dich lange satt und beugst Heißhungerattacken vor. Wer ohne zu hungern abnehmen will, holt Linsen am besten gleich heute aus der Versenkung.

Take Home Message

- Superfoods zeichnen sich meist durch einen hohen Gehalt an wertvollen Mikronährstoffen aus. Ein gesundheitlicher Mehrwert »exotischer Superfoods« im Vergleich zu unseren Local Heroes ist nicht gegeben.

- Exotische Nahrungsmittel bergen immer ein gewisses Risiko, Überempfindlichkeitsreaktionen oder Allergien auszulösen. Auch Wechselwirkungen mit Medikamenten sind möglich. Sei bei ihrer Verwendung aufmerksam und informiere dich über die Produktionsprozesse.

- Achtung bei Superfoods in Form von Nahrungsergänzungspräparaten oder Functional Food: Durch die Konzentration bestimmter toxischer Stoffe kann es zu gesundheitlichen Beschwerden kommen.[17]

- Aktuell gibt es keine wissenschaftlich zuverlässigen Daten, dass exotische Superfoods einen besonderen Effekt auf die Gesundheit haben, der über eine ausgewogene gesunde Ernährungsform hinausgeht. Auch für eine schlank machende Wirkung fehlen Belege.

- Setze also auf heimische Alternativen. Vorteil: Geringeres Risiko versteckter chemischer Belastungen, höherer Vitamingehalt aufgrund kurzer Transportwege – freut auch unsere Umwelt – sowie geringere Kosten. Du ersparst deinem Körper schädliche Stoffe und deinem Konto den finanziellen Kollaps.

- Regionale, saisonale Superfoods sind generell wirkstoffreich. Sie enthalten viele Vitamine, Mineralstoffe und Spurenelemente.

Sexy Body aus dem
Reagenzglas

Warum gelingt die Verführung mit
Nahrungsergänzungsmitteln?

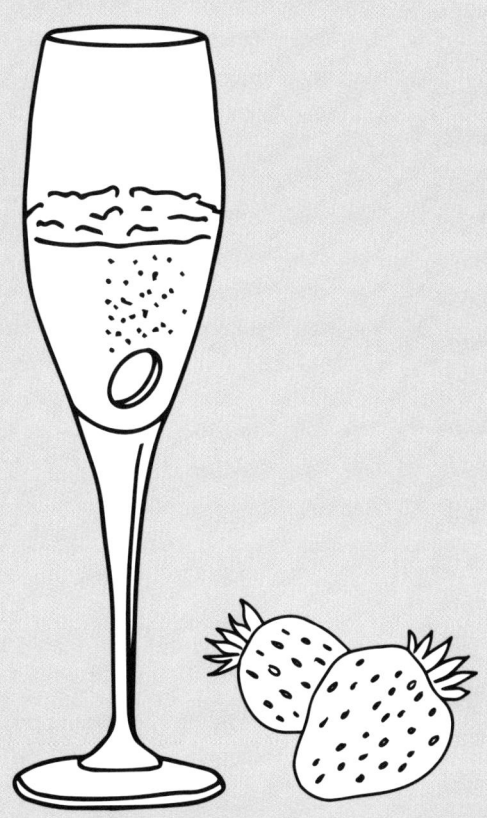

Eva verführte Adam mit einem paradiesischen Apfel. Richard Gere eroberte in *Pretty Woman* die schöne Julia Roberts mit Erdbeeren und Prickelbrause. Früchte verkörpern Anziehung und Verlangen. Stell dir mal vor, dein Liebster bereitet einen schönen Abend für dich vor. Kerzen überall in eurem Bad, der Boden bestreut mit Blütenblättern roter Rosen, leise Musik im Hintergrund … Er reicht dir ein Glas Champagner, dazu frische Früchte. Dein Kopfkino beginnt …

CUT! Das verfehlt das Thema dieses Buches.

Frisches Obst schmeckt und verführt. Tabletten auch?

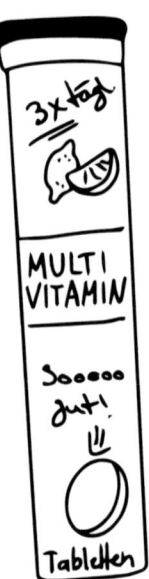

Gleiche Situation mit nur einem geänderten Detail: Dein Liebster reicht dir ein Glas Champagner, anstelle frischer Früchte aber ein Röhrchen Multivitamintabletten A–Z. Und? Beginnt auch hier dein Kopfkino? Lust auf Verführung aus dem Plastikröhrchen oder Reagenzglas?

Die Pillen führen aufgelöst in Champagner zwar zu einem explosionsartigen Vulkanausbruch in deinem Verdauungstrakt, aber wohl kaum zu einem sinnlichen Beben. Wir verbinden Sex und Erotik mit frischen Früchten, nicht aber mit einer Vitamintablette. Ob die Verknüpfung von Verführung und Obst lediglich am Aussehen der Früchte liegt oder an den gesunden Inhaltsstoffen, ist bislang nicht geklärt. Die Eigenschaft, dass ausschließlich »frische« Früchte Lust nach MEHR in uns wecken, scheint dabei eine wichtige Rolle zu spielen. Sie suggerieren Lebensenergie und locken uns mit ihrem reizvollen Äußeren. Wer findet schon einen verschrumpelten Apfel attraktiv? Wir tragen intuitiv das Verlangen nach frischer Natürlichkeit und makellosem, aber nicht künstlichem Aussehen in uns. Straffe Haut wird von den meisten Menschen attraktiver empfunden als Knitterfalten.

Frische Erdbeeren vom Feld sind sinnlicher als die gefriergetrocknete Variante in der Tüte oder eine Vitaminpille aus der Apotheke. Frisches Obst macht Appetit, es weckt Verlangen und Lust.

Frische Früchte = Sinnlichkeit, Verlangen & Gesundheit
Nahrungsergänzungsmittel = ???

Verführung und Attraktivität verbinden wir also eher mit frischen Früchten als mit Nahrungsergänzungsmitteln. Trotzdem greift laut einer Forsa-Umfrage im Auftrag der Verbraucherzentralen jeder dritte Deutsche täglich zu Mikronährstoffen aus dem Reagenzglas. Jeder vierte sogar zu zwei oder mehr solcher Produkte. Wie sieht es aber mit der Wirkung auf unseren Körper aus? Machen die künstlichen Helferlein wirklich schön und schlank? Unterstützen sie uns beim Abnehmen und verleihen uns eine robustere Gesundheit und mehr Leistungskraft?

Ich kann mich noch sehr gut daran erinnern, dass meine Mutter mir als Kind am Abend immer ein glibberiges orangefarbenes Gelee aus der Apotheke unterjubeln wollte. Sollte das Immunsystem stärken. Ich fand es ziemlich eklig, und krank bin ich trotzdem häufig gewesen. Seit dieser Zeit hat sich in der Landschaft der sogenannten »orthomolekularen Medizin« allerdings einiges getan. Ein riesiger Markt ist mittlerweile entstanden. »Eine Pille für jedes Problem.« Komisch. Denn laut Deutscher Gesellschaft für Ernährung (DGE) und weiteren Fachverbänden konnte in zahlreichen Studien bislang nicht nachgewiesen werden, dass Nahrungsergänzungspräparate eine unausgewogene Ernährung kompensieren. Warum greifen wir dennoch so gern zu den Pulvern und Pillen? Trauen wir der Industrie und Doc Google mehr als validen Studien?

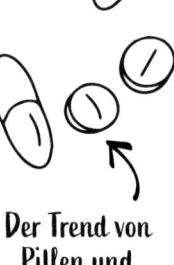

Der Trend von Pillen und Pulvern setzt sich fort.

Es ist erst mal einfach, den wohlklingenden Versprechungen Glauben zu schenken, um unseren passiven Lebensstil zu bedienen. Wieder einmal ist die Couchpotato (siehe Kapitel »*Mach mit – bleib fit*«) in uns aufgeflogen. Die vermeintlichen Antworten auf unsere Bedürfnisse glauben wir in Plastikröhrchen mit Brausetabletten zu finden. Zumindest das Gewissen ist dann wohl beruhigt, unser Körper lässt sich jedoch nicht blenden.

Das Kernproblem:
Von vielen Präparaten wissen wir nicht, welche Reaktionen sie in unserem Körper auslösen. Und wir kennen unsere persönliche Ausgangssituation überhaupt nicht. Oder kannst du mir gerade sagen, wie hoch dein Vitamin-D-Wert oder dein Magnesiumspiegel ist? Wie gut steht es aktuell um dein Immunsystem? Warum hast du zurzeit Haarausfall und

brüchige Nägel? Ist dein Biotinspiegel gerade im Keller oder leidest du doch an einer Schilddrüsenfunktionsstörung?

Wir hoffen zwar auf die Marketing-Versprechungen, aber woher wissen wir, ob die Helferlein aus dem Reagenzglas nicht auch negative Effekte in unserem Körper auslösen? Wie interagieren sie mit Nahrungsmitteln? Welche Wechselwirkungen mit Medikamenten können auftreten? Macht Hyaluronsäure in Kapseln straffe Schenkel und sind Antioxidantien in Pulverform wirklich ein Jungbrunnen?

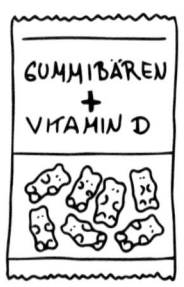

Kurzer Einschub: Ich stehe neulich an der Kasse in einer **PARFÜMERIE**. Mein Blick fällt zufällig auf einen Aufsteller mit Vitamingummibärchen, die das Immunsystem stärken sollen …?! Mit »besonders hohem Vitamin-D-Gehalt«. Führt euch das mal vor Augen: »Vitamine-to-Go« an der Parfümerie-Kasse im Bärchen-Look. Geht's noch? Ich glaubte, ich habe einen Knick in der Pupille. Aber was soll's … Sind schließlich nur Vitamine und Mineralstoffe drin. Kann ja eigentlich nicht schaden. Oder? Verschwimmt hier eine Grenze zwischen Süßigkeit, Nahrungsergänzungsmittel und Arznei?

What the f**k?! Kombinationen, die überraschen

Arzneimittel versus Nahrungsergänzungspräparat – Wer behält da noch den Überblick?

In einer Apotheke sind die Regale voll mit bunten Pappschachteln, darauf zahlreiche Aufschriften. Da stehen gängige Produkte, bei denen klar ist, gegen welche Beschwerden sie eingesetzt werden. Die meisten von uns wissen, dass Aspirin kein Nahrungsergänzungsmittel, sondern ein Medikament ist, welches zum Beispiel bei Kopfschmerzen Anwendung findet. Ein paar Zentimeter weiter steht noch mal Aspirin mit dem Zusatz »plus Vitamin C« auf der Verpackung. Ist das nun gesünder, weil noch Vitamine drin sind? Ist Aspirin plus C ein reines Medikament oder doch auch ein Nahrungsergänzungsmittel?[1]

Es gibt etliche Produkte, bei denen wir anhand der Verpackung spontan nicht erkennen können, ob wir ein Medikament oder ein Nahrungsergänzungspräparat kaufen. Nahrungsergänzungsmittel sind definiert als frei verkäufliche Produkte, die eine gezielte und ergänzende Aufnahme von Vitaminen, Mineralstoffen und Spurenelementen zusätzlich zum Lebensmittelverzehr ermöglichen. Ein Nahrungsergänzungsmittel soll,

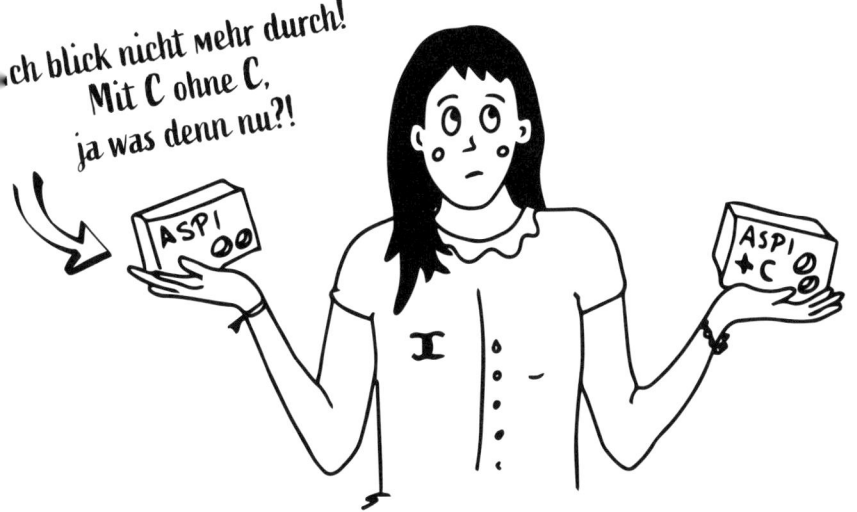

wie der Begriff schon sagt, unsere tägliche Nahrung **ERGÄNZEN**, wenn ein Mikronährstoffmangel besteht. Rein rechtlich gesehen, zählen Nahrungsergänzungsmittel (auch Supplemente genannt) zur Gruppe der Lebensmittel. Ein Nahrungsergänzungspräparat ist kein Medikament![1]

Neben den Nahrungsergänzungsmitteln können Vitamine und Mineralstoffe auch über angereicherte Medikamente aufgenommen werden. Ein Beispiel hierfür ist das gerade erwähnte Schmerzmittel plus Vitamin C. Ein Arzneimittel soll wiederum eine Erkrankung heilen oder Symptome lindern. Der Gesetzgeber hat deshalb mal festgelegt, dass sich ein Nahrungsergänzungspräparat in Aussage und optischer Aufmachung klar von einem Medikament absetzen muss. Krankheitsbezogene Aussagen sind nicht erlaubt.

Die Realität sieht jedoch anders aus. Während man Werbeslogans mit Gesundheitsversprechen auf diese Richtlinien anpassen kann, wird es beim »Look« der Verpackungen schon schwieriger. Denn Nahrungsergänzungsmittel gibt es in Pulverform, als Kapseln oder Tabletten. Medikamente auch. Eine Verpackung besteht nun mal aus Pappe oder Plastik in Form von Röhrchen und Schachteln. Arzneimittel zukünftig nur noch in Schachteln und Nahrungsergänzungsmittel ausschließlich in Röhrchen? Technisch nicht wirklich machbar oder sinnvoll.[1]

Studien und Prüfungen? Ach, muss nicht sein!

241

Aber was in unserem Land auf den Markt gelangt, wird doch wohl mit Sicherheit nach höchsten Standards kontrolliert und produziert?! Leider weit gefehlt. Um ein Arzneimittel neu auf den Markt zu bringen, brauchen die Pharmakonzerne im Durchschnitt über ein Jahrzehnt, bis die Kriterien des Arzneimittelgesetzes erfüllt sind. Ein Marathon aus klinischen Studien, die die Sicherheit und Wirksamkeit des Arzneimittels nachweisen müssen. Sind schlussendlich alle Hürden genommen, wird das Medikament durch die Europäische Zentralbehörde oder das Bundesinstitut für Arzneimittel und Medizinprodukte zugelassen.

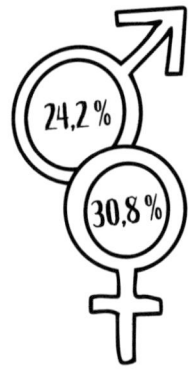

Ein Nahrungsergänzungsmittel zu produzieren und zuzulassen, ist hingegen deutlich einfacher. Eine Meldung beim Bundesamt für Verbraucherschutz reicht – ganz ohne Studien – und ab geht's auf den Markt. Auch bei den Mengenangaben der enthaltenen Mikronährstoffe ist man sehr kulant. Eine Abweichung des tatsächlichen Inhaltes von bis zu 50 Prozent gilt als zulässig.[2] So wundert es mich nicht, dass fröhlich auf Hochtouren entwickelt und hergestellt wird. Nach Daten des Informationsdienstes IQVIA wurden im Jahr 2018 deutschlandweit rund 2,1 Milliarden Euro mit Nahrungsergänzungsmitteln umgesetzt. Etwa 50 Prozent davon entfielen auf das Produktsegment der Vitamine und Mineralstoffe.[3] Laut Ergebnisbericht der »Nationalen Verzehrsstudie« greifen insgesamt mehr Frauen (30,8 Prozent) zu Nahrungsergänzungsmitteln als Männer (24,2 Prozent).

Augen auf beim Kauf im Internet! WWW

Die Einnahme dieser »ein Mehr an Gesundheit versprechenden« Produkte könnte abhängig vom subjektiv empfundenen Gesundheitszustand sein.[4] In der Nationalen Verzehrsstudie hat man gesehen, dass alle Probanden, die ihren Gesundheitszustand mit »schlecht« bewertet haben, auch eine hohe Supplementeinnahme angaben. Das am häufigsten eingenommene Monopräparat ist dabei Vitamin C. Eine Branche mit unerschöpflichen Wachstumschancen ist entstanden, wesentlich befeuert durch unsere Social-Media-Affinität. Hier sind wir wieder bei den Influencern, die dank Functional Food und Nahrungsergänzungsmittelchen physisch und psychisch in Topform sind. Oder es uns zumindest glauben lassen.

Im Prinzip ist das ja kein neues Phänomen. Nur die Werbekanäle haben sich verändert. Früher feierte man gemütlich auf der Couch bei Mett-Igel und Käsespießen Staubsauger- und Tupperpartys. Heute sind es eben die angereicherten Lifestyle-Produkte im World Wide Web, die von fleischgewordenen Litfaßsäulen mit breitem Dauergrinsen angepriesen werden. Orthomolekulare Produkte werden leider nicht immer von Personen mit fundierter Expertise wie Ernährungsmedizinern, Ökotrophologen oder Apothekern empfohlen, sondern auf sämtlichen Plattformen angeboten. Auch Aussagen wie »von Ernährungsexperten empfohlen« oder »Expertenmeinung« sind nicht geschützt und implizieren nicht automatisch wissenschaftliche Kompetenz. Von »Heldenkraft« über »Glow Inner Beauty Powder« bis »Penismarathon« als Spray zur Verlängerung des männlichen Geschmeides: Das Netz verspricht da unendliche Möglichkeiten. Aber Achtung: Was steckt wirklich in den Präparaten?

Oh, hat's nicht gewirkt?

Gerade bei Diätprodukten, Beauty-Pillen oder Potenzmitteln aus dem Ausland, die über das Internet vertrieben werden, tauchen immer wieder Inhaltsstoffe auf, die zu erheblichen Nebenwirkungen führen können. Hier ist als bekanntestes Beispiel Sibutramin zu nennen, ein rezeptpflichtiger Schlankmacher, der EU-weit 2010 aufgrund von Leberschäden, Herzinfarkten und Schlaganfällen vom Markt genommen wurde. Im Internet ist er jedoch immer noch erhältlich. Darüber hinaus stimmen die angegebenen Inhaltsstoffe in den Nahrungsergänzungspräparaten und eben die Mengenangaben oft nicht mit der Realität überein. Gerade im Bereich der Potenzmittel und Diätpräparate können solche Fehlangaben verheerende gesundheitliche Folgen nach sich ziehen.

WIR HALTEN FEST: Eigenes Wissen ist nicht nur Macht, sondern verleiht Sicherheit. Natürlich kannst du ohne ärztliche Diagnostik nicht in deinen Körper hineinsehen. Du kannst dich aber informieren und lernen, wie dein Körper funktioniert und was seine Funktionen bestmöglich unterstützt, und auch, was deinem Organismus schadet. Um auf Nummer sicher zu gehen, sprich mit fachkundigen UNABHÄNGIGEN Menschen, die dir nicht einfach das Präparat mit der größten Provision andrehen wollen. Im besten Fall sind eingeworfene Nahrungsergänzungsmittel schlicht rausgeworfenes Geld. Manche

Sprich mit fachkundigen unabhängigen Menschen!

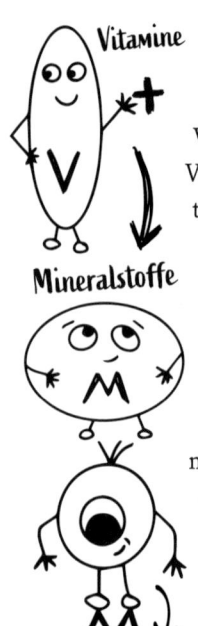

Vitamine

Mineralstoffe

Makroelemente
> 50 mg/kg
Körpergewicht

Spurenelemente
< 50 mg/kg
Körpergewicht

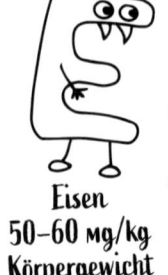

Eisen
50–60 mg/kg
Körpergewicht

Vitamine und Mineralstoffe können jedoch ein Gesundheitsrisiko darstellen, vor allem bei falschen Dosierungen. Zu viel Vitamin E wird mit dem Auftreten des plötzlichen Herztodes in Verbindung gebracht. Das klingt wenig verführerisch und bedeutet: Wissenschaftlich durchgeführte Studien belegen, dass eine regelmäßig hohe Zufuhr von Vitamin E in Form von Supplementen mit einem erhöhten Sterberisiko in Verbindung gebracht wird! Auch hier gilt wie beim Fleischverzehr: Du kriegst nicht nach zwei, drei Vitamin-E-Pillen einen Herzinfarkt und nippelst vermutlich auch nicht ab, wenn du Vitamin E mal für drei Monate supplementierst. Aber: Wer keinen nachgewiesenen Mangel hat und die Mittel einfach mal regelmäßig auf Verdacht schluckt, spielt mit seinem Leben – oder geht zumindest ein sinnloses höheres Risiko ein.

Ich möchte dir jetzt keine Angst vor Nahrungsergänzungsmitteln machen, sondern deine Sinne schärfen und dir helfen, dich in dem dichten Dschungel der Mikronährstoffe voller gefährlicher Werbefallen zu orientieren. Es ist teilweise schon für mich als Ernährungsmedizinerin schwierig, an zuverlässige Informationen zu gelangen. Die orthomolekulare Medizin ist ein heiß diskutiertes Thema, bei dem sich Wissenschaftler mit uns Praktikern (Ärzten) nicht immer einig sind. Es ist ein Unterschied, ob man den Sinn oder Unsinn von Nahrungsergänzungsmitteln durch experimentelle Studien beleuchtet oder sich an der Front, sprich am Patienten, befindet und mithilfe von Blutuntersuchungen möglicherweise Mangelerscheinungen aufdeckt.

Mikronährstoffe

Doch gehen wir noch einmal einen Schritt zurück: Was sind eigentlich die Mikronährstoffe, von denen hier die ganze Zeit die Rede ist?

Es handelt sich um eine Gruppe kleinster Teilchen mit riesengroßer Wirkung. Mikronährstoffe umfassen Vitamine und Mineralstoffe. Die Mineralstoffe werden noch weiter unterteilt, in Abhängigkeit von ihrer Menge in unserem Körper. Man unterscheidet Makroelemente, die mit einer Konzentration von mehr als 50 Milligramm pro Kilogramm Körpergewicht vertreten sind, von den Spurenelementen mit einer Konzentration von weniger als 50 Milligramm pro Kilogramm Körpergewicht. Ausnahme Eisen, das trotz seiner Konzentration von 50 bis 60 Milligramm pro Kilogramm Körpergewicht zur Gruppe der Spurenelemente gehört. Jedem kleinen Mikronährstoff ist eine besondere Aufgabe in unserem Körper zugedacht. Besteht nur ein winziger Mangel – wir sprechen hier über Milligramm oder Mikrogramm –, greifen unsere Körperfunktionen nicht mehr ineinander. Zunächst kommt es zu Störungen, daraus können sich mit der Zeit Erkrankungen entwickeln. Ohne Mikronährstoffe können wir nicht existieren, denn unser Körper nutzt sie für alle Stoffwechselvorgänge, zur Zellregeneration und Produktion von Hormonen und Botenstoffen.

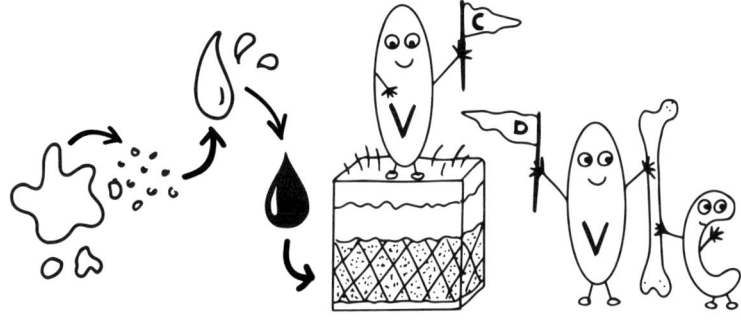

Mineralstoffe gehören zu den essenziellen Mikronährstoffen, die von unserem Körper nicht selbst synthetisiert werden können. Das bedeutet, wir müssen sie über unsere tägliche Nahrung zuführen. Bislang sind 22 Mineralstoffe identifiziert, die unser Körper zur Aufrechterhaltung seiner Funktionen benötigt.[5] Darüber hinaus gibt es 13 verschiedene Vitamine, die wir regelmäßig aufnehmen müssen: die vier fettlöslichen Vitamine A, D, E, K (du kennst die kleine Eselsbrücke, keine Schleichwerbung: EDEKA) und neun wasserlösliche. Die fettlöslichen Vitamine können leider nicht, wie ihre wasserlöslichen Kumpels, direkt von der Darmschleimhaut resorbiert werden. Sie brauchen dazu die Hilfestellung ihrer Assistenten, die Gallensäuren. Diese helfen den Vitaminen bei ihrer Umwandlung vom fettlöslichen in den wasserlöslichen Zustand. Nach der Resorption geht es dann über unser Blut weiter an die Zielstation, den Ort ihrer Verwendung. So wandern Vitamin D und der Mineralstoff Kalzium unter anderem in Knochen, Vitamin C ins Bindegewebe. Mikronährstoffe sind unerlässlich, damit unser Körper wie ein Zahnradsystem funktioniert. Doch woher wissen wir überhaupt, welche Menge unser Körper von den jeweiligen Minimolekülen braucht?

Zur groben Orientierung gibt es festgelegte tägliche Zufuhrempfehlungen der DGE, die sowohl eine Unterversorgung als auch eine Überdosierung verhindern sollen, denn Mikronährstoffe funktionieren nur optimal, wenn sie in der richtigen Menge in unserem Körper vorhanden sind. Ein Zuwenig (Hypovitaminose) führt zu Mangelerkrankungen, ein Zuviel kann Vergiftungserscheinungen hervorrufen.

Einziger Haken der Zufuhrempfehlungen: Sie orientieren sich an einem **GESUNDEN** Durchschnittsmenschen. In der Realität ist aber nicht jeder Erdling gleich gesund. Auch Co-Faktoren wie Körpergewicht und -größe, die Einnahme von Medikamenten, regelmäßiger Alkoholkonsum, Rauchen, Schwangerschaft oder erhöhter Stress sind zu berücksichtigen. All diese Faktoren konnten bei der Festlegung der Referenzwerte logischerweise nicht einfließen. Also wurde »gemittelt«.

Auch wenn wir uns noch so sehr um eine »gesunde« Ernährung bemühen, wissen wir also eigentlich nicht, ob wir unseren Tagesbedarf erfüllen. Schließlich befindet sich auf der Schale einer Birne keine Zutatenliste mit prozentualem Nährstoffgehalt für exakt diese Birne. Doch hier kann ich erst mal Entwarnung geben. Der Tagesbedarf bedeutet nicht, dass du von allen existierenden Vitaminen und Mineralstoffen täglich den empfohlenen Wert erreichen musst. Unser Körper verfügt für viele Mikronährstoffe über einen Speicher. Vitamin B12 wird zum Beispiel über Jahre in unserer Leber gespeichert. Also kein Grund, dich unter Druck zu setzen. Problematisch kann eine dauerhafte Ernährungsweise sein, etwa die vegane, in der Vitamin B12 unterrepräsentiert ist. Dazu später mehr.

Die fettlöslichen Vitamine werden bis auf das Vitamin K in der Leber und im Fettgewebe gespeichert. Für die wasserlöslichen Kollegen und Vitamin K gibt es keinen festen Lagerort. Trotzdem werden sie über Wochen bis Monate in unserem Körper deponiert. Hinzu kommt, dass der festgelegte Referenzwert für die Mikronährstoffe die Menge ist, die man verzehren muss, um nicht in eine Unterversorgung zu geraten, plus weiterem Sicherheitspuffer. Liegst du also momentan darunter, gerätst du nicht zwingend in einen Mangelzustand oder wirst direkt krank. Von einer zu geringen Mikronährstoffzufuhr bis zum Auftreten von Symptomen können Jahre vergehen. Wir haben also genügend Zeit, genau das zu vermeiden.

Symptome

Plasmakonzentration ↓

Aktivitätsminderung von Enzymen

Abnahme der Gesamtmenge

Es geht nicht darum, Nahrungsergänzungsmittel generell zu verteufeln, zu hypen oder sie als »überflüssigen PR-Gag« zu brandmarken. Auch wenn nach aktuellem medizinischem Wissensstand die generelle Einnahme von Nahrungsergänzungspräparaten nicht empfohlen wird, gibt es eben auch Ausnahmen, die die Regel bestätigen. Wichtig ist, dass ein Bedarf auch wirklich besteht und festgestellt wird.

Vitamin D – das Sonnenvitamin

Eine besondere Rolle in der Welt der Mikronährstoffe spielt Vitamin D. Dabei ist es eigentlich kein Vitamin, da unser Körper den überwiegenden Teil mithilfe von Sonnenstrahlung selbst produzieren kann. Es wird aber im allgemeinen Sprachgebrauch weiter als Vitamin bezeichnet, also machen wir es auch einfach mal so. Voraussetzung für die körpereigene Herstellung ist, dass die Sonnenstrahlung (Ultraviolettstrahlung) mindestens in einem 45-Grad-Winkel auf deine Haut trifft. Der Schatten muss also kürzer sein als du selbst. Das ist auf unserem Breitengrad jedoch nur zwischen April und Oktober in der Mittagszeit der Fall. Die Vitamin-D-Produktion wird zusätzlich durch Faktoren wie Hauttyp und -farbe, Sonnenschutzmittel, Durchquerung der Sonnenstrahlung von Glas und Kunststoff, Dauer der Sonnenbestrahlung und Fläche der beschienenen Hautareale beeinflusst.

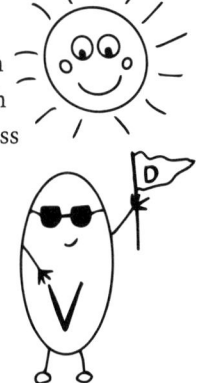

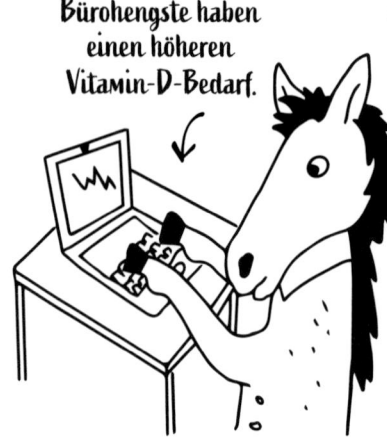

Bürohengste haben einen höheren Vitamin-D-Bedarf.

Darf's ein bisschen mehr sein?

Menschen in fortgeschrittenem Lebensalter haben einen höheren täglichen Bedarf, da ihre Haut weniger Vitamin D bildet. Sie halten sich häufig weniger in der Sonne auf, Erkrankungen der Leber, Nieren und des Magen-Darm-Traktes kommen hinzu. Personen mit dunkler Hautfarbe bilden weniger Vitamin D als Menschen mit heller Haut.[6] Im Winter ist die Ultraviolett-, kurz UV-Strahlung durch das Sonnenlicht grundsätzlich so schwach, dass sich der überwiegende Teil unserer Bevölkerung in einem deutlichen Defizit befindet, ganz egal, wie lange man täglich draußen ist. Aber auch Sunblocker-Junkies mit Faltenphobie (schon ab Lichtschutzfaktor 8 wird kein Vitamin D mehr gebildet!) und Bürohengste, die sich von morgens bis abends am Rechner den Hintern platt sitzen, haben einen höheren Bedarf als zum Beispiel eine Botanikerin, die viel an der frischen Luft arbeitet.

Da Vitamin D zu den fettlöslichen Vitaminen gehört, wird es unter anderem im Fettgewebe gespeichert. Folglich gehören übergewichtige Menschen ab einem BMI von 30 ebenfalls zu denjenigen, die ein bisschen mehr benötigen, da bei ihnen zwar viel im Speicher liegt, aber nur wenig aktives Vitamin D vorhanden ist. Der Vitamin-D-Mangel ist ein globales Gesundheitsproblem, von dem weltweit mehr als eine Milliarde Menschen betroffen sind.[7]

Es bestehen drei verschiedene Formen des Vitamins mit etwas sperrigen Namen in unserem Körper.

- **Colecalciferol** ist die Form, die von unserer Haut hergestellt wird oder die wir über ein Nahrungsergänzungsmittel zuführen.
- **Calcidiol** entsteht in der Leber aus Colecalciferol und fungiert als Transporter und Speicherform. Bei Untersuchungen wird es im Blut bestimmt.
- **Calcitriol** ist die aktive Form.

Calcidiol ist in deutlich höheren Konzentrationen in unserem Blut vorhanden als die aktive Form Calcitriol. Deshalb wird Cacidiol auch bei der Blutuntersuchung gemessen. Es gibt, je nach Labor, zwei verschiedene Methoden. Gemessen werden kann das Calcidiol in Nanogramm pro Milliliter (ng/ml) oder in Nanomol pro Liter (nmol/l). Doch Vorsicht: Die Ergebnisse werden sehr unterschiedlich interpretiert. Achte deshalb immer auf das »Kleingedruckte« und nutze zur Orientierung die folgende Tabelle:

ZUSTAND	SPIEGEL IN NG/ML	SPIEGEL IN NMOL/L
Absoluter Mangel	<10	<25
Latenter Mangel	10-20	25-50
Normalwert	20-40	50-100
Optimalwert	40-60	100-150
Toxischer Wert	>120	>300

Die hauptsächlichen Produktionsorte für Vitamin D befinden sich in der Haut, der Leber und den Nieren. Daraus resultiert, dass ein Vitamin-D-Mangel zu sehr unterschiedlichen Erkrankungen beitragen kann. In einer aktuellen Review wurden Zusammenhänge zwischen einem Vitamin-D-Mangel und einer Vielzahl akuter und chronischer Krankheiten gezeigt: generelle Infektneigung, Karies, Parodontitis, Autoimmunerkrankungen, Herz-Kreislauf-Erkrankungen, Brustkrebs, Typ-2-Diabetes und neurologische Erkrankungen.[8]

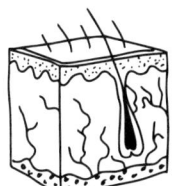

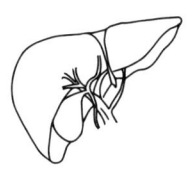

Zudem soll ein normwertiger Vitamin-D-Spiegel das Sterblichkeitsrisiko senken. Bedeutet wiederum nicht, dass man dann automatisch hundert Jahre alt wird, aber die Chancen stünden immerhin etwas besser ... Eine weitere Studie zeigte ein erhöhtes Risiko zur Entwicklung einer Depression bei niedrigen Vitamin-D-Werten. Das kennen wir umgangssprachlich auch als Winterdepression.[9] Die aktuell empfohlene Mindestzufuhr laut Robert Koch Institut und DGE liegt bei 800 IE (Internationale Einheit) = 20 Mikrogramm (µg) täglich in

Haut, Leber und Niere sind Produktionsorte von Vitamin D.

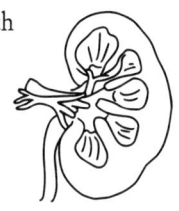

den Wintermonaten, also dann, wenn deine Haut nicht der Sonnenstrahlung ausgesetzt wird. Aus meiner praktischen Erfahrung reicht diese empfohlene Dosierung bei einem bestehenden Mangel nicht, sodass ich in der dunklen Jahreszeit mindestens 20 000 IE = 500 Mikrogramm pro Woche empfehle. Allerdings immer auf Grundlage der Blutwerte meiner Patientinnen und Patienten. Und eben nur bei nachgewiesenem Mangel.

Besteht der Verdacht, dass du unter Vitamin-D-Mangel leidest oder möchtest du deinen individuellen Bedarf wissen, empfehle ich dir eine Spiegelbestimmung aus deinem Blutserum. Auf Basis deines persönlichen Ausgangswerts kann dein Arzt für dich die optimale tägliche Dosis ermitteln.

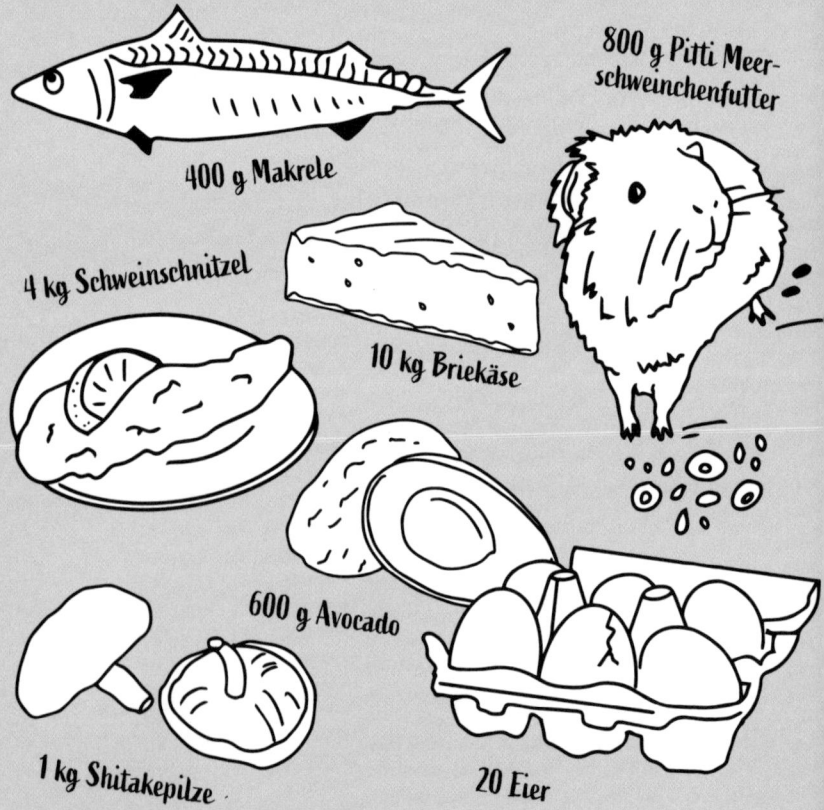

Um die empfohlene Mindestzufuhr von 20 µg = 800 IE Vitamin D zu erreichen, müsstest du täglich folgende Mengen verputzen:

400 g Makrele

800 g Pitti Meerschweinchenfutter

4 kg Schweinschnitzel

10 kg Briekäse

600 g Avocado

1 kg Shitakepilze

20 Eier

Und bitte: Führe keine auf dem Markt befindlichen Selbsttests durch. Die sind ungefähr so aussagekräftig wie die Glaskugel einer Wahrsagerin. Auch einen Mangel anhand von Symptomen auszumachen, ist wenig zielführend. Abgeschlagenheit, depressive Verstimmung und Infektanfälligkeit sind nicht ausschließlich symptomatisch für einen Vitamin-D-Mangel. Kann sein, muss aber nicht.

Dein Arzt wird dir auch sagen, welches Präparat das richtige für dich ist. Vitamin-D-Präparate gibt es nämlich in verschiedenen Formen. Zum Beispiel mit Zusatz von Vitamin K oder Magnesium, als Tabletten oder Tropfen und in unterschiedlichen Dosierungen. Für Vegetarier und Veganer gibt es Alternativen zu den gängigen Vitamin-D-Präparaten, die sonst meistens aus tierischen Erzeugnissen bestehen. Eine tägliche Zufuhr von mehr als 4000 IE sollte nur bei sehr ausgeprägtem Mangel sowie bestimmten Erkrankungen temporär überschritten werden und ausschließlich unter ärztlicher Kontrolle. Aus Sonnenlicht kann übrigens keine Überdosierung resultieren, da der Körper zum Schutz ab einer gewissen Dauer die Vitamin-D-Produktion einstellt. Eher holst du dir einen Sonnenbrand als einen Vitamin-D-Overkill.

> **Die erste Wahl ist immer eine vollwertige, cleane Ernährung.**

Vitamin D über unsere Ernährung aufzunehmen, ist sehr schwierig. Um die empfohlene tägliche Mindestzufuhr abzudecken, reicht es nicht, sich bestens zu ernähren. Den Hauptteil muss unser Körper in den Sommermonaten selbst produzieren, oder wir substituieren im Winter mittels Nahrungsergänzungspräparaten. Nur wenige Nahrungsmittel enthalten das Sonnenvitamin – und dann auch nur in geringen Konzentrationen. Hauptsächlich ist Vitamin D vorhanden in fettreichem Seefisch wie Hering, Makrele, Sardine oder Wildlachs sowie in verschiedenen Pilzarten wie Pfifferlingen, Champignons und Steinpilzen, da die Oberfläche der Pilze während des Wachstums teils der Sonne ausgesetzt ist. Auch Eigelb, Avocado und Lebertran enthalten Vitamin D.

> **Vitamin D über unsere Ernährung aufzunehmen, ist sehr schwierig.**

Wir haben also gelernt: Das Wundervitamin D soll uns vor Infektionen, vorzeitigem Tod (gar nicht so unwichtig, oder?), Osteoporose, chronischen Entzündungsprozessen, Diabetes Typ 2 und Depressionen schützen. Nach aktuellem Kenntnisstand gibt es zwar deutliche Hinweise für diese protektiven Wirkungen, allerdings noch keine konkreten Informationen über die Beziehungen zwischen Dosis und Wirkung. Es bestehen auch noch Fragestellungen darüber, ob Vitamin D überhaupt ausreichend über Nahrungsergänzungsmittel aufgenommen und verwertet werden kann. Eindeutig wissenschaftlich belegt ist, dass Vitamin D nachweislich die Knochensubstanz stärkt. Die Knochenmatrix selbst besteht zwar aus Kalzium, doch ohne die Hilfe von »Super D« landet nichts im Knochen. Solltest du also auch in fortgeschrittenem Alter deine Beine noch in achsgerechter Form im »kleinen Schwarzen« präsentieren wollen, ist Vitamin D das Mittel der Wahl für dich.

Ein ungesunder Lebensstil kann auf Dauer Mängel herbeiführen.

Meine Empfehlungen für den Sommer: 10 bis 20 Minuten (je nach Hauttyp) raus in die Mittagssonne und die körpereigene Produktion aktivieren. So legst du wie ein Hamster Vorräte für schlechte Zeiten (Wintermonate) an. Dabei muss die UV-Strahlung auf die nackte Haut treffen. Begib dich am besten in die Horizontale, da in dieser Position mehr Sonnenstrahlen deine Haut erreichen. Aber Vorsicht vor Sonnenbränden. Je größer die Fläche der beschienenen Haut, desto schneller sind die Speicher voll und desto kürzer brauchst du deine Haut ungeschützt der Sonne aussetzen. Mach für 15 Minuten FKK. Schützt vor Sonnenbrand, ausgedörrter Haut und freut deinen Nachbarn. Die jugendfreie Variante geht natürlich auch: nackte Arme und Gesicht von der Sonne bescheinen lassen.

Der temporäre Einsatz von Nahrungsergänzungspräparaten KANN in bestimmten Situationen also durchaus Sinn ergeben. So auch neben einer Vitamin-D-Substitution in den Wintermonaten zum Beispiel bei physischen und psychischen Überforderungszuständen oder durch längerfristige Einwirkung von Umweltschadstoffen (Mikronährstoffräuber!). Im Leistungssport, bei Rauchern (Vitamin C, Zink), Alkoholmissbrauch (Vitamin B1, B6, B12, Niacin, Pantothensäure, Folsäure, Magnesium), der Einnahme der Antibabypille (Vitamin B1, B2, B6, C, A, E, Folsäure) oder durch den übermäßigen Verzehr industriell stark weiterverarbeiteter Lebensmittel (Junkfood, Fertiggerichte) kann sich über lange Zeit ein eklatanter Mikronährstoffmangel einschleichen. Das sehe ich dann immer wieder an den Blutwerten meiner Patientinnen und Patienten.

Auch bei vegetarischer und veganer Ernährung ist Achtsamkeit geboten.[10] Eine zentrale Rolle spielt Vitamin B12. B-Vitamine werden zwar überwiegend von Pflanzen synthetisiert, doch B12 tanzt hier aus der Reihe. Man findet es vorwiegend in Nahrungsmitteln wie Leber oder Muskelfleisch, Fisch und Meeresfrüchten, aber auch in Eiern und Milchprodukten, sodass der Vitamin-B12-Haushalt eines Vegetariers durchaus ausgeglichen sein kann. Verluste treten durch Pasteurisieren und Sterilisieren von Milchprodukten sowie beim Kochen auf. Aber auch hohe Vitamin-C-Mengen und Alkohol setzen die Verfügbarkeit herab.

Cyanobakterien wie Spirulina oder AFA-Algen können Vitamin B12 zwar herstellen, die Form ist für uns Menschen jedoch nicht verwertbar. Deshalb sind Nahrungsergänzungsmittel mit diesen Algen keine geeignete Vitamin-B12-Quelle. **Mikroalgen** wie Chlorella wiederum können zwar selbst kein Vitamin B12 synthetisieren, sind aber in der Lage, eine für den Menschen bioverfügbare Form aus der Umgebung aufzunehmen und anzureichern. Bei Untersuchungen von Spirulina-, AFA- und Chlorella-Erzeugnissen ist aufgefallen, dass die Angaben des Mikronährstoffgehalts für B12 nicht zuverlässig waren. Zu hohe Angaben in der Produktkennzeichnung sowie eine mangelnde Bioverfügbarkeit können deshalb ein Problem für die Versorgung von Veganern, aber auch für Vegetarier darstellen.[11] Setze also nicht »blind« auf die Produkte.

Eine ausreichende Vitamin-B12-Versorgung ist nach derzeitigem medizinischem Kenntnisstand bei veganer Ernährung nur durch Einnahme eines Nährstoffpräparates möglich.

Veganer sollten den Vitamin-B12-Gehalt durch Präparate aufstocken.

Bist du dir unsicher, ob bei dir ein Mikronährstoffmangel besteht, frage einen Ernährungsmediziner oder einen Arzt mit entsprechender Kompetenz. Meistens macht es Sinn, bei nachgewiesenem Mangel gezielt mit hochwertigen und höher dosierten Einzelwirkstoffen zu arbeiten und diese dann entsprechend der vorliegenden Blutwerte zu kombinieren. »Multipräparate« enthalten

253

häufig von vielem ein bisschen in »homöopathischen Dosierungen«. Sie sind überteuert und meistens auch nicht sinnhaft, da unsere Körper in der Regel keine Unterstützung von »A–Z« benötigen. Nahrungsergänzung muss gezielt Mängel bekämpfen und behandeln, WENN entsprechende Risikofaktoren vorhanden sind. Um dauerhaft natürlich schlank zu sein, sind »Abnehmpräparate« vollkommen ungeeignet. Besonders problematisch: Du lernst nicht, dich mit deinem Essverhalten auseinanderzusetzen, entwickelst weder ein Gefühl für das richtige Maß von Portionsgrößen noch für die Qualität von Nahrungsmitteln. Erneut schlagen Jo-Jo-Effekte eine »bequeme« Pillen-und-Pulver-Taktik. **Einen natürlich schlanken Körper schenkt dir die Natur, nicht das Reagenzglas.** Wer nach meinem Clean-Eating-Konzept lebt, braucht aus ernährungsmedizinischer Sicht keine Bedenken zu haben, in eine Mikronährstoffunterversorgung zu geraten.

»Multipräparate« sind häufig nicht zu empfehlen.

Take Home Message

- Du brauchst keine Vitamine in Pillen oder Pulverform, sofern kein Mangel oder Risikofaktoren für eine mikronährstoffbezogene Erkrankung vorliegen.

- Ausnahmen: Vitamin D in den Wintermonaten. Vegetarier sollten gegebenenfalls und Veganer müssen Vitamin B12 supplementieren. Eventuell ist auch ein Vitamin-B-Komplex erforderlich. Blutuntersuchungen beim Arzt liefern genaue Antworten! Substitution sollte gezielt mit hochwertigen Präparaten und ärztlich begleitet erfolgen.

- Die Grundlage der Nährstoffversorgung ist immer eine cleane vollwertige, pflanzlich orientierte Ernährung mit frischen saisonalen Nahrungsmitteln. Keine Pillen.

- Bei Fragen zu den Präparaten kann auch die Verbraucherzentrale oder die Apotheke weiterhelfen. Dort erwirbst du zumindest Mittelchen ohne gesundheitsgefährdende Inhaltsstoffe.

Bleib clean im Supermarkt

Du hast die (Aus-)Wahl!

Nachdem du jede Menge Hintergrundwissen über einen gesunden cleanen Lifestyle gesammelt hast, gehen wir gleich an die Front. Die Theorie wird zur Praxis. Und die Praxis beginnt im Supermarkt. Wir treffen noch ein paar Vorbereitungen, dann ziehen wir gemeinsam durch die Geschäfte.

Einkaufen muss nicht anstrengend und stressig sein. Wenn man weiß, was man will und wo man es findet, macht der Streifzug durch den Supermarkt richtig Spaß. Die größte Hürde ist es anfangs, die richtigen Lebensmittel und Getränke für unsere Clean-Eating-Grundsätze und dein neues Konzept zu finden. Möglicherweise ist es zunächst ungewohnt, Produkte nach den neuen Kriterien auszuwählen und alte »Laster« links liegen zu lassen. Du fragst dich vielleicht: »Wo kann ich cleane Nahrungsmittel einkaufen? Was kostet mich ein cleaner Lifestyle? Und wie kann ich den Chipstüten und Schokoriegeln auch wirklich widerstehen?«

Unsere Gedanken haben eine enorme Macht über unseren Körper!

Keine Angst! Mit solchen Fragen bist du nicht allein. Als ich begonnen habe, meine Ernährung nach und nach clean zu gestalten, habe ich mich mit den gleichen Fragen beschäftigt. Leider neigen wir Menschen dazu, auf das zu schauen, was wir nicht haben (dürfen). Solche Gedanken blockieren uns beim Erreichen unserer Ziele und verhindern unsere Erfolge. Bei meinem Clean-Eating-Konzept wird dir grundlegend nichts genommen (80:20-Prinzip). Dafür bekommst du viel Neues hinzu: durch Nahrungsmittel, die dich natürlich schlank und gesund machen. Stell dir einfach vor, wie »leicht« du dich nach zwei, drei Monaten beim Schlendern durch die Geschäfte fühlst. Es fehlt dir an nichts – außer an Fettpölsterchen an Bäuchlein und Schenkeln. Was wir von uns erwarten, wird eintreffen, denn unsere Gedanken haben eine enorme Macht über unseren Körper. Erwarte das Beste von dir, und du wirst glücklich sein. Das verspreche ich dir!

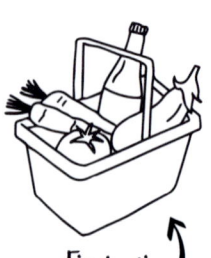

Finde die richtigen Lebensmittel und hab' Spaß dabei!

Schon nach wenigen Shoppingtouren durch die Märkte entwickelst du ein natürliches Gefühl, welche Produkte industriell stark weiterverarbeitet sind und nicht in das Konzept passen. Du wirst in der Lage sein,

Nahrungsmittel auszuwählen, die dein Inneres und Äußeres stärken. Egal ob du Veränderungen in deinem Leben eher radikal (ganz oder gar nicht!) angehst oder bedächtiger deinen cleanen Weg findest: Aller Anfang ist schwer und beginnt immer mit einem ersten Schritt. Und den gehen wir jetzt zusammen.

Am Anfang ist Inventur angesagt.

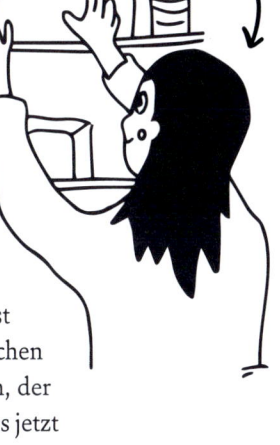

Unsere Vorratsschränke haben wir schon im Kapitel *»Das 80:20-Prinzip«* ausgemistet. Falls du noch geheime Verstecke mit ungesunden Snacks, zuckrigen Versuchungen und Junkfood hast, sei ehrlich zu dir selbst und befrei dich von dem Ballast. Schenke die restlichen Kinderriegel und Chipstüten am besten einer Person, der du ein paar zusätzliche Pfunde gönnst. Wir statten uns jetzt neu aus.

Step 1: Plane deine Woche.

Überlege dir, welche Gerichte in der folgenden Woche auf deinen Teller kommen. Plane dabei ganz in Ruhe, was du in den nächsten Tagen zum Frühstück, Mittag- und Abendessen zu dir nehmen möchtest, und berücksichtige auch deine Zwischenmahlzeiten und Snacks. Mach eine Bestandsaufnahme, welche deiner noch vorhandenen Vorräte sich gut für dein neues Clean-Eating-Konzept eignen und mit deinen Einkäufen kombinieren lassen. So vermeidest du unnötige Wege in Lebensmittelgeschäfte, weil du etwas vergessen hast.

Fest steht, die Vorteile eines Wochenplans überwiegen:

- Kürzerer Aufenthalt im Supermarkt (Du vergisst nicht die Hälfte).
- Weniger Stress (Du hast einen »Plan«).
- Du sparst Geld, weil Lusteinkäufe vermieden werden.
- Du beugst unkontrollierten Heißhungerattacken vor, weil immer cleane Vorräte im Haus sind.

Du hast im Kapitel *»Über mich«* einen meiner Wochenpläne gesehen und mittlerweile eine ganze Reihe Informationen erhalten, welche Nahrungsmittel deine Gesundheit stärken. Dieses Kapitel schließt mit dem gleichen Wochenplan ab – blanko und zum Ausfüllen. Hier ist Platz für deine Planung, die natürlich ganz anders aussehen kann als meine. Du wirst wahrscheinlich einige Mahlzeiten oder Snacks ersetzen wollen, etwa weil du vegan lebst oder einfach einen anderen Geschmack hast. Nun hast du die besten Voraussetzungen, eigene Gerichte zu kochen und zu gestalten, die gesund und lecker werden.

Überleg dir vorab, was in der folgenden Woche auf deinen Teller kommt.

Step 2: Dein Einkaufszettel

Ein strukturierter Einkaufszettel ist das A und O. Ich erstelle meine Einkaufsliste mit der Notizen-App auf dem Smartphone. Die Lebensmittel sortiere ich direkt nach Geschäften, in denen ich üblicherweise einkaufe. Gedanklich gehe ich alle Regale durch, vom Eingang bis zur Kasse. So habe ich meine cleanen Basics in jedem Geschäft direkt griffbereit. Neben meinen Grundnahrungsmitteln und Must-haves lasse ich pro Geschäft immer noch etwas Platz für »neue« Lebensmittel in meiner Liste, die ich in der folgenden Woche ausprobieren will. Denn: Probieren geht über Studieren. So entsteht von Woche zu Woche ein individueller Einkaufszettel, und die Abwechslung steigt.

Gute Organisation und Planung verhindert Lebensmittel-Mumifizierung.

Eine gut organisierte Einkaufsliste gibt Sicherheit im Supermarkt und verhindert, dass du unnötig Geld für Produkte ausgibst, die dann in deinen Schränken mumifizieren.

Um dir den Start noch leichter zu machen, habe ich dir über den QR-Code Einkaufslisten zusammengestellt. Dort findest du Nahrungsmittel und Produkte, die in unser Clean-Eating-Konzept passen. Natürlich ist es eine Auswahl, denn eine vollständige Auflistung würde dem Umfang eines Brockhaus entsprechen. Und die Enzyklopädie wird schließlich auch nicht mehr gedruckt. Das kannst du dafür aber mit der Einkaufsliste machen, oder sie dir auf dem Smartphone anschauen. Suche gezielt nach Rezepten im Internet, die deine cleanen Lieblingszutaten enthalten. Auf www.docdiessner.de

Die Einkaufsliste findest du hier:

kannst du einige meiner persönlichen Rezepte testen. Probiere ansonsten einfach aus und lerne neue Nahrungsmittel kennen. Eine einseitige Ernährung ist auf Dauer nicht nur fad und langweilig, sondern bekanntlich auch ungesund.

Step 3: Einkaufen mit vollem Magen

Einer meiner wichtigsten Tipps, die ich dir an die Hand geben kann: Geh niemals mit knurrendem Magen zum Einkaufen. Wenn dir der Magen schon in den Kniekehlen hängt, bist du nicht nur unkonzentriert, du wirst auch zum leichten Opfer der Lebensmittelindustrie. Denn übermannt dich der Hunger, wächst das Bedürfnis nach schneller Sättigung überproportional an. Du greifst wie fremdgesteuert zu Produkten, die nicht zu deiner cleanen Ernährung passen, und gibst obendrein mehr Geld aus als geplant. Gut gesättigt einzukaufen hilft dir, bei den nahrhaften Produkten zu bleiben und keinen vermeintlich verlockenden Düften und appetitlichen Werbebildchen zu verfallen. Wenn du deine Einkäufe nicht nach deinen Mahlzeiten tätigen kannst, gönn dir vorher einen gesunden cleanen Snack, zum Beispiel einen Apfel, einen selbst gebackenen Oatmeal-Muffin oder einen Kokosjoghurt mit gemischten Beeren. Und selbst in Discountern und Drogeriemärkten gibt's mittlerweile cleane Riegel ohne chemische Zusatzstoffe, unter anderem aus Cashews, Datteln und Rohkakao, wenn dich der Heißhunger auf Süßes schlagartig überfällt und deine Snack-Reserven aufgebraucht sind.

Hungrig einkaufen verleitet zu schnell verfügbarem Essen.

Der Magen knurrt ... Oh, was duftet hier so gut?

Step 4: Jetzt wird's ernst.

Zu Beginn deiner Ernährungsumstellung werden deine Einkäufe etwas mehr Zeit in Anspruch nehmen, bis du gelernt hast, welche Nahrungsmittel mit dem cleanen Lifestyle vereinbar sind. Bei jedem Produkt, das in deinem Einkaufswagen landet, ist das Lesen der Zutatenliste essenziell. Sei auch aufmerksam, wenn du die Zusammensetzung deiner Lebensmittel bereits zu kennen glaubst. Die Produzenten verändern manchmal ihre Rezepturen, und selbst das gleiche Produkt kann je nach Hersteller in seiner Zutatenzusammensetzung variieren. Ein gutes Beispiel sind

259

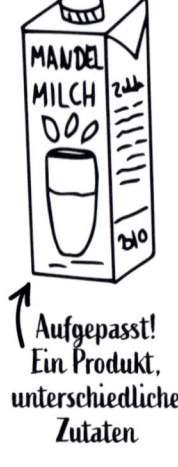

Kuhmilchalternativen wie Soja-, Mandel- oder Reis-Drinks.[1] Durchaus denkbar, dass die »Pflanzenmilch« an Zusätzen nur Meersalz und Öl enthält. Es gibt aber auch viele Produzenten, die den pflanzlichen Milchalternativen ein ganzes Portfolio an chemischen Zusatzstoffen und Süßungsmitteln verpassen.

Aufgepasst! Ein Produkt, unterschiedliche Zutaten

Die Zutatenliste

Lebensmittelhersteller versuchen uns permanent mit ihren fröhlichen Farben und Aufschriften zu verführen. Schreibt der Hersteller »zuckerfrei« oder »vegan«, muss sein Produkt nicht auch gleich gesund sein. Hinter solchem Clean-Labeling stecken häufig Mogelpackungen. Liest du die Zutatenliste sorgfältig durch, kannst du feststellen, ob die Lebensmittel wirklich in deinen cleanen Lifestyle passen.

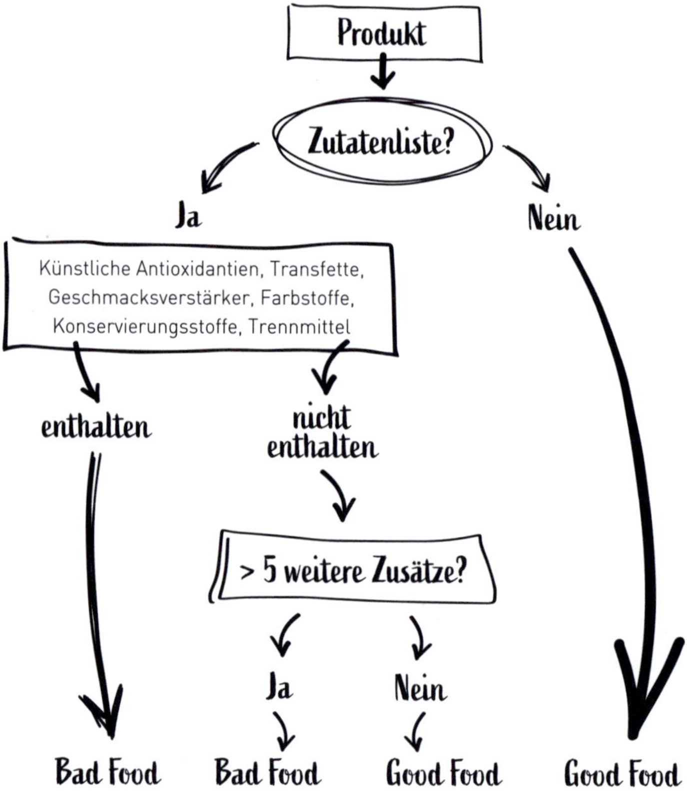

```
                    ┌──────────────┐
                    │   Produkt    │
                    └──────┬───────┘
                           ↓
                  ╭─────────────────╮
                  │  Zutatenliste?  │
                  ╰─────────────────╯
                  ↙                 ↘
                Ja                   Nein
    ┌───────────────────────────────┐
    │ Künstliche Antioxidantien,    │
    │ Transfette,                   │
    │ Geschmacksverstärker,         │
    │ Farbstoffe,                   │
    │ Konservierungsstoffe,         │
    │ Trennmittel                   │
    └───────────────────────────────┘
        ↓                ↓                              ↓
    enthalten      nicht enthalten
                        ↓
              ┌─────────────────────┐
              │ > 5 weitere Zusätze?│
              └─────────────────────┘
                  ↓           ↓
                 Ja          Nein
                  ↓           ↓
   Bad Food   Bad Food    Good Food              Good Food
```

Hierauf kannst du dich verlassen: Alle Nahrungsmittel, die du frisch kaufen kannst, sind clean! Frisches Obst, Gemüse und Kräuter haben nur eine Zutat – sich selbst. Kaufe ansonsten vorzugsweise nur Produkte, die eine kurze oder natürliche Zutatenliste (höchstens fünf Zusätze!) und auch nur Inhaltsstoffe haben, die du kennst. Tomaten aus der Dose mit vier zusätzlichen E-Zahlenkombis lässt du besser im Regal und nimmst die frischen aus der Gemüseabteilung.

Grundregeln beim Lesen einer Zutatenliste:
Jedes Produkt, das industriell verarbeitet wurde und mehr als eine zusätzliche Zutat enthält, muss laut Gesetzgeber eine Zutatenliste auf der Verpackung aufweisen. Und noch mal zur Erinnerung: Je kürzer die Zutatenliste deines Lebensmittels, desto weniger ist es industriell verarbeitet. Lebensmittel mit »chemischen« Bezeichnungen wie Farb-, Aroma- und Konservierungsstoffen sind nicht clean! Denke daran: Auch industriell zugesetzte Antioxidantien, Geschmacksverstärker und Süßungsmittel gehören nicht in unsere tägliche Nahrung. Lightprodukte oder fettreduzierte Lebensmittel sind immer chemisch behandelt und somit auch nicht clean![1]

MEIN TIPP: Wenn ich neue Lebensmittel ausprobieren möchte, gucke ich manchmal schon im Vorfeld auf der Website des Herstellers nach den Inhaltsstoffen. Das spart Zeit im Supermarkt.

Mein cleaner Wochenplan

	Montag	Dienstag	Mittwoch	Donnerstag	Freitag	Samstag	Sonntag
Morgen							
Snack							
Mittag							
Snack							
Abend							

Cleanes Essen unterwegs

Vom Arbeitsplatz bis zur Frittenbude.

Stress, Hektik, keine Zeit ... Das kennt wohl jeder von uns. Morgens, wenn um 6 Uhr mein Wecker klingelt, schlägt's Vollalarm in meinem Oberstübchen – in Erwartung des nahenden alltäglichen Wahnsinns.

Los, ihr Nebennieren: Wacht auf und schüttet Cortisol (Stresshormon) aus! Schon schießt Adrenalin in meine Blutgefäße. Ich laufe auf Hochtouren, bevor ich überhaupt anfangen kann, richtig zu denken. Dann immer die gleiche Frage: Fight or Flight? Okay, ich trete den Kampf an, Wegducken ist keine Option. Obwohl ich keine Kinder habe, reichen zwei Hunde und mein Y-chromosomaler häuslicher Begleiter (Lebenspartner) für derartige biochemische Explosionen am frühen Morgen aus. Ich springe aus dem Bett, schlüpfe in ein Paar Leggings und stülpe mir einen Hoodie über. Auf geht's nach unten.

Dort werde ich bereits von Oscar und Brutus-Ferdinand (unseren Hunden) erwartet, die mich jeden Morgen angucken, als hätten sie eine dreiwöchige Buchinger-Fastenkur hinter sich. Hunde füttern, Hoodie-Kapuze über die Rübe, Sonnenbrille auf, und los geht's im »Gangsta's Paradise«-Style zum kurzen Spaziergang in den Park: Doc from the Block. Wieder zu Hause: Kniften für den Liebsten vorbereiten und nebenbei einen Kaffee herunterstürzen. The same procedure as every day – Kommt dir das bekannt vor?

Fight or Flight!
Stress am Morgen und dann zur Arbeit hasten, kann den gesamten Tag vermiesen und überfordert Körper und Geist.

So sah mein Start in den Tag vor einigen Jahren aus. Angekommen in meiner Praxis: Ohhhhmmmmm – die reinste Erholung. Erst mal tief durchschnaufen und genüsslich in mein Schokocroissant beißen, das ich mir auf dem Weg noch schnell an der Tanke gekauft habe. Dazu einen »Latte to go« mit einer Extraportion Zucker drin.

Wie meine weitere Nahrungsaufnahme in den nächsten neun Stunden aussah, kannst du dir vermutlich vorstellen. Stundenlang Obst oder Gemüse waschen, in kleine Häppchen schneiden oder schonend im Dampfgarer zubereiten? Nix für den Doc. Zeit für Meal-Prep? Schon klar ... eingepackt hat mein Essen in der Mittagspause der Balkangrill von gegenüber oder die Pizzabude im Praxisgebäude. Mit schwerem Magen und blutleerem Kopf – den roten Saft brauchte mein Körper für die Verdauungsprozesse – ging es dann zurück in die Sprechstunde.

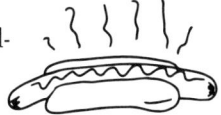

Geprept hat in der Mittagspause dann der Balkangrill von gegenüber ...

Zwei Stunden später: Ich transformierte von der postprandialen (nach dem Essen) Fressnarkose zum Nachmittagstief. Kaffee musste her, dazu ein paar Butterkekse mit Schokoüberzug. Wer will schon auf einen nackten Unterteller gucken. Abends knurrte mir dann bereits auf dem Nachhauseweg der Magen. Also sofort der Griff in den Kühlschrank – und schwuppdiwupp schob ich mir zur Belohnung für mein Tagwerk erst mal einen Schokoriegel in den Mund. Während ich mir den zarten Schmelz auf der Zunge zergehen ließ, beschäftigte ich mich mit der letzten entscheidenden Frage des Tages: Wohin heute Abend zum Essen? Zum Griechen, Italiener oder doch lieber auf die Couch und bestellen? Wer die Wahl hat, hat die Qual ... doch gesund war das nun wirklich nicht!

Wie ich dir beschrieben habe, ging es mir alles andere als gut mit meinen alten Ernährungsgewohnheiten. Ich fühlte mich aufgedunsen, matt, zu schwer(-fällig) und kränklich. Meine Haut juckte und brannte häufig nach solchen Exzessen. Sie wurde von Monat zu Monat empfindlicher und irritierter. Ich habe immer weniger natürliche Lebensmittel vertragen. Vor allem histaminreiche Nahrungsmittel verschlechterten meine Beschwerden zusehends. Gutes Körpergefühl, top Energie, super Stimmung? Schöne Träume ...

Seitdem ich gelernt habe, mich clean zu ernähren, haben sich nicht nur mein Körper, sondern auch meine Gesundheit und Fitness verändert. Puffy Eyes am Morgen sind nun genauso historisch wie mein chronisches Erschöpfungssyndrom (»chronic fatigue«). Meine Haut hat ihre Widerstandskraft zurückerlangt, und Nahrungsmittelunverträglichkeiten sind passé. Ich strahle wieder von innen und außen. Doch gibt es beim Bäcker oder an der Tanke nur ungesunden Kram? Ist Fast Food und Restaurantessen generell tabu, wenn du dich gesund ernähren willst?

Geht natürlich schlank und gesund auch auf Italienisch oder Griechisch?

Geht! Behaupte ich. Logischerweise ist es immer besser, selbst zu kochen oder zu backen. Du brauchst dir keine Gedanken darüber zu machen, welche Zutaten und Zusatzstoffe tatsächlich im Restaurant oder Imbiss verwendet wurden. Spaghetti-Bolo kann mit Vollkornpasta und cleanen Zutaten oder mit jeder Menge Geschmacksverstärkern und Konservierungsstoffen vom Koch des Hauses zubereitet sein. Du hast im Restaurant und selbst beim Vollwertbäcker wenig Einblick in die Zusammensetzung, die Qualität und die Herstellungsprozesse der Nahrungsmittel. Kochst du selbst, hast du die Kontrolle. Mir gefällt dieser Gedanke.

»Toller Ratschlag, Doc! Ich hab aber echt keine Zeit zum Schälen oder Schnibbeln. Aufwendig zu kochen, lohnt sich außerdem nicht in meinem Singlehaushalt.« Oder: *»Ich habe drei kleine Kinder, die mögen kein Grünfutter ... Außerdem hat Frau Doktor doch gerade selbst beschrieben, wie ihr Alltag noch vor ein paar Jahren aussah.«*

Richtig, **AUSSAH**, nicht mehr **AUSSIEHT**. Meine freie Zeit hat sich quantitativ nicht verändert. Durch die cleane Ernährung bin ich jedoch zu deutlich **MEHR** in der Lage, und mit etwas Vorplanung und Übung nimmt die Zubereitung meiner Speisen kaum mehr Zeit in Anspruch. Ich brauche kein Nickerchen nach dem Mittagessen und leide in Stresssituationen auch nicht unter Heißhungerattacken – im Gegensatz zu früher, wo ich nach getaner Arbeit nicht schnell genug an den Kühlschrank kommen konnte. Auch an der Tanke muss ich nur noch halten, wenn die Warnlampe blinkt. Planung ist eben das halbe Leben und Selberdenken hat noch niemals geschadet.

Bedeutet im Klartext: Wenn du einen gesunden Lifestyle führen willst, musst du vorplanen und mitdenken. Auch wenn es ins Büro, Restaurant oder an die Frittenbude geht. Das zeitliche Investment und die Anforderung an deine grauen Zellen sind dabei nicht überdimensioniert hoch, denn mein Clean-Eating-Konzept ist flexibel. Denk bereits am Vortag an deinen nächsten Arbeitstag, wenn du abends kochst. Ob du nun drei Lachsstücke auf deinen Grill oder in die Pfanne legst oder eins, wo ist da der zeitliche Mehraufwand? Gleiches gilt, wenn du Vollkornreis, Haferflocken oder Eier kochst. Warum also deine Gesundheit und dein

Aussehen von der Gastronomie oder der Industrie fremd-
bestimmen lassen, wenn es nur ein bisschen Vorplanung
braucht?

Wenn du Gemüse eingekauft hast, wasch es zu Hause
und schneide alles klein. Dünste das Gemüse anschließend
in der Pfanne mit ein bisschen Rapsöl und teil es in mehrere
Portionen auf. Veredle die einzelnen Portionen mit verschiedenen Gewürzen – je nach Geschmack zum Beispiel
mit indischem Curry, italienischen Kräutern oder mit Chili
und Paprika. Anschließend portionsweise einfrieren. Ist die
Zeit dann mal besonders knapp: Einfach auftauen und ein Stück
Hühnerbrustfilet, Wildlachs oder ein paar Scampi dazu und ab in die
Pfanne. So zauberst du aus einer großen Portion Gemüse im Handumdrehen drei verschiedene »Tiefkühlgerichte«. Das nenne ich zeitökono-
misches Kochen.

Tipp vom Doc!
Aus 1 mach 3 mit den richtigen Gewürzen und Zutaten.

Der berufliche Alltag

Er stellt die größte Hürde dar, sich gesund zu ernähren. Neben dem täglichen engen Zeitfenster für die damit verbundenen Vorbereitungen kommen auch noch Gewohnheiten und Verlockungen durch das berufliche
Umfeld hinzu. Vielleicht wird es nicht gerne gesehen, wenn du dir deine
vorgekochten Mahlzeiten am Arbeitsplatz aufwärmst, da beim Erhitzen
auch Gerüche entstehen. Eventuell fehlt auch einfach die Möglichkeit,
Speisen vor Ort zuzubereiten. Oder du spürst den gesellschaftlichen
Druck, nicht aus der Reihe zu tanzen, da die Kollegen meistens zusammen zum Imbiss um die Ecke gehen oder eine Sammelbestellung in der
nahe gelegenen Pizzeria aufgeben.

Die Mittagspausen verbringt man vorzugsweise in
geselliger Runde. Eine Extrawurst kommt in der Regel
nicht gut an, wenn's nicht die doppelte Currywurst zur
Pommes ist. Also subventionierst du stetig zusammen
mit deinen Kolleginnen die Junkfood-Industrie. Auch
der tägliche Anblick der Süßigkeitenschalen auf den
Schreibtischen aktiviert das Belohnungszentrum deines Gehirns. Verlangen setzt ein: Her damit! Wir neigen einfach dazu, alles vertilgen zu wollen, was uns vor
die Linsen kommt. Ach, und selbst wenn es eine kleine

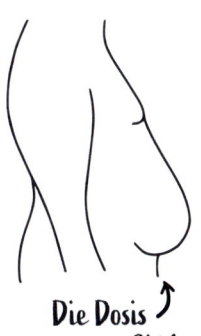

Die Dosis macht das Gift! 267

Küche gibt, kommen Tomatensoßenflecken in der Nachmittagsbesprechung richtig gut. Mehr Farbe im Arbeitsalltag!

Aber Spaß beiseite: Es geht nicht um die eine Mahlzeit, die du mal beim Italiener oder Thai mitbestellst, oder den gemeinsamen Besuch im Café mit einem Stückchen Kuchen und Cappuccino. Auch beim »Auswärtsessen« gilt: Die Dosis macht das Gift.

Ein in Vollzeit berufstätiger, regelmäßig essender Mensch nimmt bis zu drei Mahlzeiten pro Tag außerhalb seines eigenen Haushalts ein. Eine Hauptmahlzeit und zwei Zwischenmahlzeiten pro Tag. Hochgerechnet auf eine fünftägige Arbeitswoche kommt man auf fünf Hauptmahlzeiten und zehn Zwischenmahlzeiten. In einem Monat mit 21 Arbeitstagen (wir »mitteln« mal), essen wir somit 21 Hauptmahlzeiten und 42 Zwischenmahlzeiten am Arbeitsplatz.

Pro Kalenderjahr sind das grob 254 Arbeitstage, minus circa 30 Urlaubstage (und in denen ernähren wir uns natürlich gaaanz gesund, klar ...) = 224 Arbeitstage: Macht **224 Hauptmahlzeiten** und **448 Zwischenmahlzeiten** außer Haus. Das ist dann doch eine ordentliche Portion Zahlensalat im Kopf ... und noch ordentlichere Portionen in den Schalen oder auf den Tellern.

Es geht auch clean am Arbeitsplatz, ohne zwischenmenschliche Ausgrenzung.

Es geht aber auch am Arbeitsplatz und in den Pausen clean. Ohne zwischenmenschliche Ausgrenzung und vor allem mit wenig Equipment. Zwar braucht es am Anfang ein wenig Übung – das weiß ich sehr gut aus eigener Erfahrung. Hast du dir aber deine persönliche Strategie erarbeitet, wird es dir von Tag zu Tag leichterfallen und gelingen! Für einen reibungsloseren Start gebe ich dir ein paar Tricks aus meinem Alltag mit an die Hand.

Clean am Arbeitsplatz

- Plane »morgen« schon »heute«. Nimm Nahrungsmittel für mindestens drei Mahlzeiten (eine Haupt-, zwei Zwischenmahlzeiten) mit zur Arbeit, um Heißhungerattacken zu vermeiden.
- Hamstern geht auch gesund: In die Schreibtischschublade kommen haltbare Snacks wie Mais-/Dinkel-/Reiswaffeln, gesalzenes Popcorn oder Apfelchips.
- Als Alternative zu Gummibärchen oder Schokokeksen: Studentenfutter und Trockenobst. Beachte die Portionsgröße:

Trockenobst enthält viel Fruchtzucker, Nüsse punkten zwar mit jeder Menge gesunder Fette, bringen insgesamt aber eben einen hohen Fettanteil und Kalorienwert. Denke an die Nussknackerin.

- Trinken nicht vergessen (2 bis 2,5 Liter Wasser, ungesüßte Kräutertees, selbst gemachter Eistee)! Ist Wasser »nicht so deins«, einen Spritzer Zitrone, frische Minze, Ingwer oder einen Schuss Direktsaft (ohne Zucker) – wir wollen nicht päpstlicher sein als der Papst – hinzugeben für den Geschmack.
- Koche große Portionen und friere den Rest deiner Speisen ein.
- Erstelle dir eine Liste mit »cleanen Basics«, die dir schmecken und die du immer bei dir hast.
- Kaufe dir Aufbewahrungsbehältnisse unterschiedlicher Größe (BPA-frei, sonst wird es ungesund – besonders, wenn solche Gefäße in der Mikrowelle erhitzt werden).
- Hast du mal ganz besonders wenig Zeit, greife anstelle von frischem Obst oder Gemüse in die Tiefkühltruhe. Geht super easy und ist in keiner Weise ungesünder.
- Finger weg von abgepacktem, vorportioniertem Salat und Obst aus dem Kühlregal. Die Verpackungen aus Plastikfolie stellen einen optimalen Nährboden für unerwünschte Mikroorganismen (schlechte Bakterien) dar.
- Gehst du auswärts essen oder bestellst beim Lieferservice, orientiere dich an meinen beispielhaften Menükarten.

Es gibt auch viele cleane Nahrungsmittel, die sich schon in ihrer Reinform als Zwischenmahlzeit für deinen Arbeitsalltag eignen oder aus denen du in kurzer Zeit ein wunderbares Essen zubereiten kannst. Beispiele findest du auf der Karte **»Im Büro«**. Zugriff auf alle Karten erhältst du über den QR-Code am Ende des Kapitels.

Auf der anderen Seite gibt es natürlich auch die Lebensmittel, die einfach einen hohen Zeitaufwand in der Weiterverarbeitung erfordern. Hier kommt es also darauf an, dass du eine an dein persönliches Zeitfenster angepasste intelligente Nahrungsmittelauswahl triffst.

Wenn ich mal den ganzen Tag »on tour« bin (Shopping-Marathon mit meiner Mutter – muss auch mal sein) oder einen Vortrag auf Kongressen halte, habe ich immer ein paar cleane Notfall-Nahrungsmittel dabei. So bin ich jederzeit »prepared« und muss nicht die nächste Filiale mit goldenem »M« oder das Büfett im Kongresssaal plündern.

Meine cleanen Basics für die Handtasche:

- Reiswaffeln
- Vollkornknäckebrot
- Porridge »Natur« im To-go-Becher (heißes Wasser gibt es fast überall)
- Apfel oder Banane, Kohlrabi-Sticks
- Getrocknete, ungeschwefelte Aprikosen, Apfelringe
- Selbst gemachte Hafer-Bananen-Cookies (Rezept über den QR-Code)

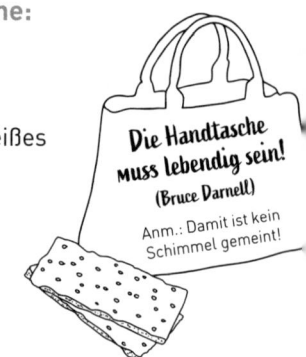

Die Handtasche muss lebendig sein!
(Bruce Darnell)

Anm.: Damit ist kein Schimmel gemeint!

Rezept für Bananen-Haferflocken-Cookies!

Natürlich gehört es zu unserer Lebensqualität, zwischendurch im Restaurant zu essen oder sich mal in der Weinbar einen hinter die Binde zu kippen. Restaurantessen, »Food-to-Go« und auch der Lieferservice sind nicht zwingend deine Feinde. Ich finde beispielsweise ein gutes italienisches Restaurant hervorragend geeignet für einen cleanen Lifestyle. Auch wenn ich meine Eltern in Bayern besuche, jodelt meine Waage nach einem Wochenende gutbürgerlicher Küche keinen Vollalarm. In einem Wirtshaus kannst du dich genauso clean und kalorienreduziert ernähren wie beim Italiener, Griechen oder Asiaten.

FAST FOOD KANN DURCHAUS SEXY SEIN – JUNKFOOD IST IMMER UNSEXY!

Und hier das BESTE Beispiel: ein selbst gemachter Burger mit Dinkel-Bun und Bio-Tartar-Patty, bestückt mit frischem knackigem Salat und Tomate. Dazu ein paar Kartoffel-Wedges aus der Heißluftfritteuse und unsere selbst gemachte Currysoße aus cleanen Nahrungsmitteln. Das ist alles andere als ungesund, dafür aber extrem lecker. Und du hast dabei immer die Wahl:

Kochst du selbst, vermeidest du die Entstehung von Transfettsäuren, die zum Beispiel beim Frittieren in einem billigen Fettbad in der Burgerbude entstehen. Genauso entscheidest du über die Qualität deines Burger-Pattys. Ekelfleisch mit Knorpelresten aus Massentierhaltung versus Tartar vom Bio-Weiderind. Bereitest du deine Gerichte aus cleanen Nahrungsmitteln selbst zu, ist an »Fast Food« überhaupt nichts auszusetzen. Es wird weder deine Waage belasten noch deine Gesundheit. Fast Food bedeutet eben nicht zwangsläufig Junkfood.

Wissen, was drin steckt! Selber zu kochen ist immer die beste Wahl.

Zu Hause wird es dir zunächst leichterfallen, dich clean zu ernähren. Da steht im besten Fall ein gut gefüllter Kühlschrank mit Nahrungsmitteln, von denen du weißt, dass sie wirklich clean und gesund sind. Und Vorratsschränke mit un- oder wenig weiterverarbeiteten Vollkornprodukten sowie eine Brigade Gewürze. Zu Hause fühlst du dich sicher.

Doch egal, ob deine Chefin zum Abendessen im Restaurant einlädt oder du mit deinen Freunden mal die Nacht zum Tage machst, sollte dich das ernährungstechnisch nicht in eine emotionale Dysbalance treiben. Entspann dich, genieße solche Events und hab dann auch richtig Spaß dabei. Erinnere dich an das 80:20-Prinzip. Du bist nicht durch permanente Askese natürlich schlank, sexy und gesund, sondern durch einen Lifestyle, mit dem du dich zu 100 Prozent identifizieren und wohlfühlen kannst. Man darf's also auch mal knallen lassen.

GRUNDSÄTZLICH GILT: Vermeide Gerichte, die sehr salzhaltig sind oder denen große Mengen Haushaltszucker zugesetzt wurden. Auch industriell weiterverarbeitete Lebensmittel, vor allem Teige für Brote, Kuchen und Plätzchen sind häufig aufgrund der zahlreichen chemischen Zusatzstoffe und der im Verarbeitungsprozess entstehenden Transfettsäuren ungeeignet und ungesund. Also: weitestgehend Hände weg. Unterschiede gibt es natürlich immer. Ein Vollkornbrot mit guten, gesunden Zutaten vom Biobäcker hat eine ganz andere Wertigkeit als das abgepackte Brot im Plastikbeutel aus dem Discounter.

Vermeide sehr salzhaltige Gerichte und Haushaltszucker.

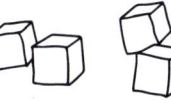

Doc Diessners Tipps fürs Restaurant:

- Kalorienfalle: Baguette, Brot und Pizzabrötchen vor dem Essen. Tunken wir zu Hause auch eine trockene Schnitte in die Butterdose, bevor wir das gekochte Festmahl auftischen?!
- Verzichte auf Beilagen wie Hartweizengrießnudeln, polierten Reis, TK-Pommes.
- Wähle Vinaigrette anstelle eines sahnehaltigen Dressings für deinen Salat.
- Bestell Soßen und Dressings immer »by the side«.
- Bevorzuge Soßen auf Tomatenbasis und meide Butter- und Sahnesoßen.
- Teile dir die Vorspeise und das Dessert mit deinen Begleitern (Alleinessen macht dick, Teilen macht Spaß).
- Wähle fettarme Fleischsorten (Hühnerbrustfilet, Kalbsschnitzel, Rinderfilet, Tartar), die gegrillt und nicht gebraten sind.
- Bevorzuge fettreiche Kaltwasserfische. Die wertvollen Omega-3-Fettsäuren stecken in Lachs, Hering und Thunfisch.
- Trinke Tafelwasser und trockenen Wein in Maßen anstelle von Pils und Weizenbier.
- Halte dich an das 80:20-Prinzip. Wenn du in den Tagen zuvor »clean« gewesen bist, darf es auch mal eine Pizza sein. Vor allem die traditionelle italienische Variante ist eine ganz gute Ausnahme: dünner Boden, eine leichte Tomatensoße und Büffelmozzarella in Maßen statt Pressfleischbelag und drei Zentimeter dicker Instant-Käse-Schicht.

Hier geht's zu den Speisekarten: ↙

Über den QR-Code zeige ich dir anhand verschiedener Menükarten, welche Gerichte und Lebensmittel du typischerweise beim Griechen, Asiaten, Italiener, im Wirtshaus und American Diner findest, die mit einer cleanen Ernährung vereinbar sind. Darüber hinaus erfährst du, welche Gerichte du zugunsten deiner schlanken Linie und Gesundheit besser auf der Karte stehen lässt. Tipps für »Essen auf die Hand« vom Bäcker und von der Tanke sowie Verpflegung für deinen Arbeitstag erhältst du ebenfalls über den Code.

Ich wünsche dir guten Appetit und viel Vergnügen!

Was dich schlank und sexy macht

Flacher Bauch trotz vollem Magen.

Willst Du mit mir gehen?

Ja ☐
Nein ☐
Vielleicht ☐

Kreuze an ♡

Das dicke Ende kommt zum Schluss: In diesem Kapitel zeige ich dir abschließend die cleanen Nahrungsmittel, die meine persönlichen Favoriten für einen schlanken, attraktiven Körper sind. Meine Must-haves, von denen ich so überzeugt bin, dass ich sie (je nach Saison) immer auf Vorrat habe, weil sie zu meiner eigenen Clean-Eating-Routine gehören.

Ein paar persönliche Worte

Ich bin Mitte vierzig und würde über mein Inneres und Äußeres behaupten, dass ich glücklich bin. Erfreulicherweise habe ich wohl zum richtigen Zeitpunkt bemerkt, dass ich meine Ernährung gesünder gestalten muss. Rückblickend kann ich dir aus meiner Erfahrung sagen, dass man niemals zu früh mit dem cleanen Lifestyle beginnen kann. Junkfood lockt mich heutzutage zum Glück kaum noch. Ich empfinde meine cleane Ernährung nicht als Entbehrung, sondern als geschmackliche und gesundheitliche Bereicherung. Sie ist simpel und köstlich. Mein Herzensanliegen ist es, dir mit meinem Buch den Weg dahin zu ebnen. Das selbstständige Denken und Handeln kann ich dir nicht abnehmen, dir aber vielleicht etwas auf die Sprünge helfen. Auch du kannst gesund, voller Energie und schlank sein. Dich einfach wohlfühlen in deiner Haut.

Man kann niemals zu früh mit dem cleanen Lifestyle beginnen.

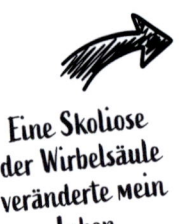

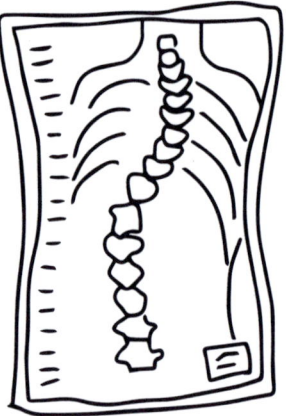

Eine Skoliose der Wirbelsäule veränderte mein Leben.

Aber gehen wir kurz ein paar persönliche Epochen zurück. Mit 13 Jahren veränderte sich mein Leben drastisch. Aus meiner »heilen Welt« wurde ein Jahr des blanken Horrors. Ich erkrankte an einer Lungenentzündung, weshalb eine Röntgenaufnahme des Thorax durchgeführt wurde. Als »Zufallsbefund« kam eine Skoliose heraus. Das ist eine s-förmige Verformung der Wirbelsäule über das physiologische (normale) Maß hinaus. Meine Wirbelsäule war zum Zeitpunkt der Diagnose schon so krumm, dass mir der Orthopäde ein Plastikkorsett verordnete, um sie wieder in die richtige Position zu drücken. Das Korsett musste

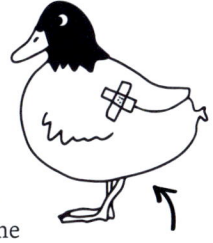

Für meine Klassenkameraden war ich das hässliche Entlein.

ich 23 Stunden am Tag tragen. Auch in der Schule. Ab dem Tag, an dem ich das erste Mal mit dem Ungetüm meine Klasse betrat, war ich das Opfer der Nation. Ich mutierte zum Außenseiter. »Niemand wollte mit mir gehen« oder mit mir sprechen. Meine Mitschüler nannten mich Quasimodo und legten mir Heftzwecken auf meinen Stuhl. Für meine Klassenkameraden war ich das hässliche Entlein und in der Schule fortan auf mich allein gestellt. Meine Rettung war damals, so skurril es sich anhört, dass die Korsettbehandlung erfolglos blieb und ich doch operiert werden musste. Endlich war ich das monströse Plastikteil los. Was für eine Entlastung.

Heute denke ich anders darüber. Eine Operation ist **immer** der letzte Ausweg. Nach diesem Leitgedanken berate ich auch Patientinnen und Patienten in meiner Praxis. Damals war die Operation für mich subjektiv die erhoffte Erlösung, die mir enormen psychischen Druck genommen hat. Ich wechselte anschließend die Schule, und meine Welt war in Ordnung. Mein 25 Zentimeter langes Metallgestänge, das ich seit der Operation in meinem Rücken mit mir herumtrage, sah ja niemand.

Meine Mitschüler legten mir Heftzwecken auf meinen Stuhl.

Ich habe mein Lachen und auch mein Selbstvertrauen zurückgewonnen, nachdem mir beides durch das Zwangskorsett in einem denkbar ungünstigen Alter genommen wurden. Und klar: »Kinder sind grausam.« Geschenkt.

Unser Lifestyle holt uns früher oder später allerdings einfach ein und, was soll ich sagen: Viele ehemalige Mitschüler hatten damals ihren Spaß mit meinem Korsett, haben heutzutage aber durch einen ungesunden Lebenswandel vielleicht auch das ein oder andere Problem mit sich herumzutragen. Ich bin einfach froh, meine Zufriedenheit heute aus meinem Körpergefühl, meiner Entwicklung und meinem Leben ziehen zu können. Der 13-jährigen Meike, meinem jüngeren Ich, würde ich gerne sagen: »Du schaffst das, alles wird gut. Heute fühlen wir uns besser denn je.« Für sie wäre es schön zu wissen, dass mit der Zeit vielleicht doch der ein oder andere mit ihr »gehen wollen« wird und sie nicht mit Heftzwecken malträtieren würde.

Spaß beiseite. Klar hätte ich mir damals gerne selbst Mut zugesprochen, aber das geht nun mal nicht. Dich aber möchte ich motivieren und dir anhand meines persönlichen Werdegangs zum Abschluss des Buches zwei Dinge mit auf den Weg geben.

Erstens: Ein schlanker, schöner und gesunder Körper ist nicht anhand einer Kilogrammzahl auf deiner Waage definiert. Es gibt Menschen mit sexy Rundungen, die als unheimlich attraktiv gelten (J-Lo) und sich gewichtstechnisch im oberen Normbereich des BMI bewegen. Genauso gibt es »Skinnyladies«, die im unteren Bereich liegen und von Natur aus auch schon immer schlank waren.

Schönheit liegt im Auge des Betrachters. Ja, sogar mit einem Rippenbuckel, wie ich ihn habe, und einem Haufen Metall im Kreuz kannst du schön und attraktiv auf deine Mitmenschen wirken und dich dabei auch noch gut fühlen. Wir alle haben subjektiv empfundene größere oder kleinere Makel. Entscheidend ist deine Gesundheit, denn nur ein leistungsfähiger Körper ist sexy.

Raff dich auf und krieg deinen Hintern hoch.

Zweitens: Es ist niemals zu spät oder zu früh, sein Leben zu ändern und umzukrempeln. Auch nicht, wenn du glaubst, du hast schon alles versucht und dein Körper will seine Kilos einfach nicht abgeben, während Fitness und Gesundheit nicht in Schwung kommen wollen. Raff dich auf und krieg deinen Hintern hoch. Die beschwerlichen ersten Tage zahlen sich am Ende doppelt aus.

Was dich schlank und sexy macht – Meine Top Ten

Meine zehn persönlichen Beautyfoods liefern Schönheit für innen und außen. Sie stärken unser Immunsystem, liefern uns viele Nährstoffe und Vitamine, machen uns satt, sind dennoch kalorienarm (Ausnahme: Kakao, Kurkuma – aber davon isst du keine fünf Gewürzstreuer) und helfen dir, ohne Hunger top versorgt abzunehmen. Dazu regen die meisten von ihnen unsere Verdauung an und regulieren sie. Die cleanen Beautyfoods sorgen für eine schöne, reine Haut und bremsen Alterungsprozesse. In der Übersicht findest du Angaben, was meine Favoriten pro 100 Gramm enthalten und welche »Gesund-Schlank-Schön-Effekte« sie zu bieten haben. Klare Empfehlung: Reinhauen!

Blaubeere

Saison: Juli bis September
Brennwert: 36 kcal
Makros: Proteine 0,6 g; Kohlenhydrate 6 g; Fette 0,6 g
Mikros: Vitamin C & E, Antioxidantien (Anthocyane!), Eisen
Effekte: beugen Krebs vor, wirken laut Studien gezielt gegen Bauchfett dank Polyphenolen[1], straffen die Haut, stärken die Knochen[2]

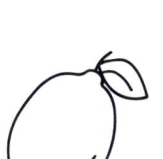

Zitrone

Saison: je nach Herkunftsland, ganzjährig verfügbar
Brennwert: 39 kcal
Makros: Proteine 0,7 g; Kohlenhydrate 3,2 g; Fette 0,6 g
Mikros: Vitamin C, Kalium, Kalzium, Folsäure, Flavonoide (Zitronenschale)
Effekte: Ausgleich Säure-Basen-Haushalt, Wundheilung, Säuregehalt hilft beim Verdauen von fettigen Speisen, 100 g decken die Hälfte unseres Tagesbedarfs an Vitamin C, Stoffwechselbooster

Chicorée

Saison: Oktober bis April
Brennwert: 16 kcal
Makros: Proteine 1,3 g; Kohlenhydrate 2,3 g; Fette 0,2 g
Mikros: Vitamin A, B1, B2, C, Bitterstoffe, Inulin, Kalzium, Magnesium, Phosphor
Effekte: zügelt Appetit (Bitterstoffe!) und Heißhunger durch stabilen Blutzuckerspiegel (Inulin), stärkt Sehkraft (Vitamin A) und Mikrobiom, senkt den Cholesterinspiegel, reguliert die Verdauung

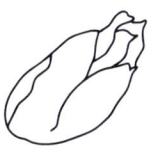

Sauerkraut

Saison: unabhängig
Brennwert: 19 kcal
Makros: Proteine 0,9 g; Kohlenhydrate 4,3 g; Fette 0,1 g

Mikros: Vitamin A, B, C, K, Folsäure, Isothiocyanate (sekundäre Pflanzenstoffe)

Effekte: probiotisch, beugt Krebs vor (Isothiocyanate), entspannt und beruhigt das vegetative Nervensystem (Acetylcholin), Kollagenbildung (Vitamin C), macht lange satt und entschlackt[3]

Spinat

Saison: April bis Oktober

Brennwert: 16 kcal

Makros: Proteine 2,7 g; Kohlenhydrate 0,6 g; Fette 0,3 g

Mikros: Vitamin A, B, C, E, Kalium, Magnesium, Eisen, Phosphor, Kupfer, Jod, Thylakoide

Effekte: stärkt Sehkraft (Vitamin A) und Nervensystem (Magnesium), gesunde Haut, liefert Eisen, schützt Zellen (Vitamin E), entwässert (Kalium), reguliert die Verdauung.

Tipp: bremst als Green-Smoothie vor dem Frühstück Heißhunger auf Süßes und Fettiges[4]

Rohkakao

Saison: ganzjährig (nicht regional)

Brennwert: 337 kcal

Makros: Proteine 23 g; Kohlenhydrate 10 g; Fette 15 g

Mikros: Magnesium (top), Kalzium (top), Zink, Vitamin C und Antioxidantien (Flavonoide, Catechine!)

Effekte: beugt vorzeitiger Hautalterung vor, antiinflammatorisch, reguliert Blutzucker und Verdauung, hält lange satt (Ballaststoffe), schützt die Zellen vor UV-Strahlung, entkrampft und entspannt

EXTRATIPP: 5–20 g Kakao-Nibs pro Tag

Karotte

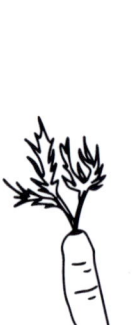

Saison: Juni bis November

Brennwert: 31 kcal

Makros: Proteine 0,9 g; Kohlenhydrate 4,7 g; Fette 0,1 g

Mikros: Betacarotin, Pektin

Effekte: verschaffen Durchblick (Sehkraft-Booster), attraktiver »goldener« Teint, UV-Lichtschutz, verlangsamen Hautalterung, magenfreundlich

DOPPEL-TIPP: Mit Pflanzenöl verzehren, um das fettlösliche Betacarotin optimal zu nutzen. Dünsten, um noch mehr von der wichtigen »Vorstufe des Vitamin A« verfügbar zu machen!

Tomate
Saison: Juli bis September
Brennwert: 19 kcal
Makros: Proteine 0,7 g; Kohlenhydrate 3,5 g; Fette 0,1 g
Mikros: Carotinoide (Lycopin), Kalium, Magnesium, Folsäure
Effekte: strahlender Teint, ebenmäßigeres Hautbild, verlangsamt Hautalterung, schützt vor UV-Strahlung, »Natürlich-Schlank-Snack« (hoher Wassergehalt)

Ingwer
Saison: regional Spätherbst, ganzjährig erhältlich (Import)
Brennwert: 80 kcal
Makros: Proteine 1,8 g; Kohlenhydrate 18 g; Fette 0,8 g
Mikros: Gingerol, Vitamin C, Magnesium, Eisen, Kalzium, Kalium, Natrium, ätherische Öle (Linalool!)
Effekte: antioxidativ, antientzündlich, entspannt Muskeln, lindert Reisekrankheit, Schwangerschaftsübelkeit, Menstruations- und Verdauungsbeschwerden (Gingerol), beruhigt nervöse Mägen, unterstützt Kohlenhydratverwertung und Proteinsynthese, senkt den Blutzuckerspiegel

Kurkuma, Gelbwurz
Saison: ganzjährig
Brennwert: 369 kcal
Makros: Proteine 37,8 g; Kohlenhydrate 58,2 g; Fette 9,9 g
Effekte: antiinflammatorisch, Radikalfänger, verbessert entzündliche Hauterkrankungen (Akne, Neurodermitis, Rosazea) und Verdauung, antioxidativ, neutralisiert Säure, vermindert Völlegefühl und Blähungen, Einschlafstörungen und Nervosität

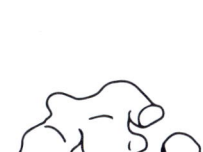

Last, but not least

Mir ist es wichtig, einen persönlichen Ernährungsratgeber zu schreiben. Von mir für dich. Deshalb findest du in diesem Buch einige Anekdoten aus meinem Alltag. Auch wenn es für mich als Ärztin eine Art Rollentausch ist, die Lesenden und Leute nun an meinem Leben teilhaben zu lassen und von mir zu erzählen, statt zuzuhören. Mein Ziel ist, dir auf unterhaltsame Weise zu zeigen, dass ein cleaner gesunder Lifestyle pure Freude bereitet. Dazu gehören auch mal ein paar Scherze und eine lockere Atmosphäre, weshalb ich mich auch gegen das förmliche »Sie« in diesem Buch entschieden habe.

Ein cleaner gesunder Lifestyle bereitet pure Freude.

Mir fällt gerade spontan folgende Textzeile aus dem Song von Geier Sturzflug ein: »*Eins kann mir keiner ... Eins kann mir keiner nehmen und das ist die pure Lust am Leben ...*« Und die sollst du auch beim Lesen meines Buches empfinden. Ich möchte dir keine Tipps geben, die so dröge wie eine drei Wochen alte Vollkornbrotscheibe sind, sodass auch dieser »Ernährungsschinken« zwischen deinen anderen Ratgebern verstaubt, nachdem du auf Seite 10 eingeschlafen bist. Außerdem habe ich darauf verzichtet, jedes Wort zu gendern, sondern wechsle lieber zwischen den Formen. So fühlt sich hoffentlich jeder angesprochen und zum Weiterlesen animiert. Ich wünsche mir für uns, dass wir Nahrung mit Sensibilität anfassen und achtsam auf die Zeichen unserer wunderbaren Körper hören. Und du immer mal wieder mit einem guten Gefühl dieses Buch aus deinem Regal ziehen wirst.

Alles Liebe
Deine Dr. med Meike Diessner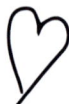

Dank

Ich danke meinem Partner in Crime »Füchschen« von Herzen für seine Unterstützung, Motivation und Liebe. Ohne dich wäre das Buch nicht möglich gewesen. Danke für das »Sprungbrett«, das du mir geboten und die Türen, die du mir geöffnet hast.

Ich danke meiner Schwester Lisa, die mein Buch mit ihrer Kreativität und ihrem zeichnerischen Talent maßgeblich bereichert hat. Ich danke dir für deine Ausdauer und Geduld mit mir, wenn ich immer wieder etwas verändern wollte. Eine wahre Herausforderung – glaubt es mir.

Ich danke Timo Gilke, der mein Buch mit seiner schriftstellerischen Kompetenz begleitet hat, für seine Denkanstöße und seinen unermüdlichen Arbeitseinsatz. Ich bin glücklich, dass du Teil meines Teams geworden bist. Du bist eine große Bereicherung.

Ich danke meinen Eltern für ihre Inspirationen und die konstruktive Kritik zu meinem Buch, für ihre Liebe und dafür, dass sie mich zu der gemacht haben, die ich bin.

Meiner Oma, die mich immer unterstützt und mir zur Seite gestanden hat.

Unseren Hunden Brutus und Oscar, die mit größter Geduld auf ihr Fressen und ihre Gassigänge warteten, wenn ich wieder mal vor dem Rechner saß. Ihr seid die treuesten Begleiter.

Mein großer Dank gilt meiner Agentur H&S Medienservice, Rita Schmitt und Tobias Hoffmann, die an mich glauben, mir den Weg für mein Buch geebnet haben und mich mit ihrer großartigen Kompetenz begleiten.

Mein Dank gilt Cornelia von Hagen, die mich bei sämtlichen administrativen Herausforderungen bei meinem Projekt unermüdlich unterstützt hat. Danke für deine stets engagierte Hilfsbereitschaft.

Einen großen Dank an die Redaktion und das Lektorat von Cindy Witt und dem gesamten Team des Verlags. Danke, dass Sie mein Buch mit mir realisiert haben, für die kreative Freiheit, die Sie mir gegeben haben, und für Ihre Geduld und Freundlichkeit.

Frau Ulrike Strerath-Bolz, meiner externen Lektorin, danke ich für ihren geschulten Blick, ihre Zuverlässigkeit, Ehrlichkeit und ihren Witz. Unsere Zusammenarbeit ist mir eine große Freude gewesen.

Bei meiner liebsten Freundin Karsta bedanke ich mich, die mir immer wieder mit Verständnis begegnete, als meine Zeit in der Phase des Schreibens sehr rar war. Danke, du bist eine wahre Freundin.

Vielen Dank an mein Praxisteam für eure Unterstützung, Loyalität und Treue. Ihr seid Familie und Freunde.

Last, but not least möchte ich mich bei meinen Patientinnen und Patienten bedanken. Ihr seid die Besten! Meine Inspiration, Motivation und der Grund, morgens aufzustehen. Danke, dass ich durch euch meinen Job so sehr liebe.

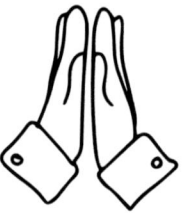

Quellen

Kapitel Sinn und Unsinn von Diäten

(1) https://de.statista.com/statistik/daten/studie/468320/umfrage/gruende-fuer-das-scheitern-von-ernaehrungsumstellungen-in-deutschland/

(2) https://de.statista.com/statistik/daten/studie/272679/umfrage/verwendung-von-rezeptfreien-diaetmitteln-mitteln-zum-abnehmen/

(3) https://de.statista.com/statistik/daten/studie/997024/umfrage/durchschnittliche-anzahl-der-ausprobierten-diaeten-nach-bmi-in-oesterreich/

(4) https://www.businessinsider.com/social-media-influencers-give-bad-health-advice-90-percent-of-time-study-shows-2019-4?r=DE&IR=T

Kapitel Du bist, was du isst

(1) Diet and the evolution of the earliest human ancestors. Teaford MF, Ungar PS.Proc Natl Acad Sci U S A. 2000 Dec 5;97(25):13506-11. doi: 10.1073/pnas.260368897. PMID: 11095758

(2) https://www.in-form.de/wissen/lebensmittelzusatzstoffe/

(3) https://www.verbraucherzentrale.de/wissen/lebensmittel/ernaehrung-fuer-senio-ren/zusatzstoffe-wenn-weniger-mehr-ist-48872

(4) Am J Clin Nutr. 1997 Oct;66(4 Suppl):1006S-1010S. doi: 10.1093/ajcn/66.4.1006S. Health effects of trans fatty acids A Ascherio[1], W C Willett

(5) https://www.aerztezeitung.at/archiv/oeaez-2015/oeaez-7-10042015/adipokine-bio-marker-viszerales-fettgewebe-univ-prof-harald-mangge-univ-prof-thomas-stulnig.html

(6) https://www.hsph.harvard.edu/news/hsph-in-the-news/us-bans-artificial-trans-fats/

(7) Eur J Clin Nutr. 2015 Aug;69(8):949-53. doi: 10.1038/ejcn.2015.95. Epub 2015 Jun 17. Consumption of sucrose-sweetened soft drinks increases plasma levels of uric acid in overweight and obese subjects: a 6-month randomised controlled trial J M Bruun[1], M Maersk[2], A Belza[3], A Astrup[3], B Richelsen[2]

(8) Inflamm Bowel Dis. 2015 Apr;21(4):912-22. doi: 10.1097/MIB.0000000000000289. Combinatorial effects of diet and genetics on inflammatory bowel disease pathogenesis Laura J Dixon 1, Amrita Kabi, Kourtney P Nickerson, Christine McDonald Affiliations expand PMID: 25581832 PMCID: PMC4366276 DOI: 10.1097/MIB.0000000000000289

(9) https://www.zentrum-der-gesundheit.de/artikel/lebensmittelzusatzstoffe/tartraz-in-ia

(10) https://www.netdoktor.de/krankheiten/china-restaurant-syndrom/#:~:text=China%2DRestaurant%2DSyndrom%3A%20Symptome,ger%C3%B6tete%20Haut-partien%2C%20Herzrasen%20und%20Brustenge.

(11) Caffeine intake is related to successful weight loss maintenance. Icken D, Feller S, Engeli S, Mayr A, Müller A, Hilbert A, de Zwaan M.Eur J Clin Nutr. 2016 Apr;70(4):532-4. doi: 10.1038/ejcn.2015.183. Epub 2015 Nov 11

(12) https://de.statista.com/statistik/daten/studie/199898/umfrage/konsum-von-kaffee-in-europa/

Kapitel Chronic Inflammation

(1) Psychoneuroendocrinology. 2019 Jul;105:164-171. Epub 2019 Feb 20. Stress and inflammation – The need to address the gap in the transition between acute and chronic stress effects, Nicolas Rohleder et al.

(2) Der Ernährungskompass, Bas Kast, C. Bertelsmann, 2018

(3) Natürlich! Schöne Haut, Prof. Michaela Axt-Gadermann, Südwest Verlag, 2019

(4) Nutrients. 2019 Feb 23;11 (2) A Review of the Role of Green Tea (Camellia sinensis) in Antiphotoaging, Stress Resistance, Neuroprotection, and Autophagy, Mani Iyer Prasanth et al.

(5) Nutrients. 2017 Oct 1;9(10), Dietary Anthocyanins against Obesity and Inflammation, Yoon-Mi Lee et al.

(6) Antioxid Redox Signal. 2011 Nov 15;15(10). Epub 2011 Jun 13. Cocoa and chocolate in human health and disease, David L Katz et al.

Kapitel Birne, Apfel und Spargeltarzan

(1) https://www.wissenschaft.de/umwelt-natur/die-koerpertypen-ein-mythos/

(2) Strong & Beautiful, Pamela Reif, Community Editions; 5. Edition 2017

Kapitel Die Zehn Gebote des Clean Eating

(1) Die Eat-Clean Diät, Tosca Reno, Südwest Verlag

(2) http://www.umweltinstitut.org/aktuelle-meldungen/meldungen/2020/pestizide/gemuese-und-obst-mit-pestiziden-belastet.html

(3) https://www.verbraucherzentrale-niedersachsen.de/themen/ernaehrung-lebensmittel/schadstoffe/welche-lebensmittel-sind-pestiziden-belastet

(4) https://www.landwirtschaft.de/landwirtschaftliche-produkte/worauf-kann-ich-beim-einkauf-achten/kennzeichnung/wie-erkenne-ich-biolebensmittel

(5) Modern Baking, Cynthia Barcomi, Dorling Kindersley Verlag, 2020

(6) Die Formel Froböse, Prof. Ingo Froböse, Südwest Verlag, 2020

(7) Wellness Rebel, Pixie Turner, Lübbe Life

Kapitel Das 80:20-Prinzip

(1) Nutrition. 2021 Jan 2;85, Effect of cacao polyphenol-rich chocolate on postprandial glycemia, insulin, and incretin secretion in healthy participants, Yuka Kawakami et al.

(2) Front Pharmacol. 2013; 4: 71, The effects of cocoa on the immune system, Francisco J. Pérez-Cano et al.

(3) The American Journal of Clinical Nutrition, Volume 72, Issue 1, July 2000, Pages 30–35, Cocoa inhibits platelet activation and function, Dietrich Rein et al.

(4) Journal Psychopharmacol. 2013 May;27:451-8. Epub 2013 Jan 29. Cocoa polyphenols enhance positive mood states but not cognitive performance: a randomized, placebo-controlled trial, Matthew P. Pase et al.

Kapitel Mach mit – bleib fit

(1) https://www.apotheken-umschau.de/laborwerte/oestrogen

(2) Biochemie des Menschen, Florian Horn, 8. Auflage, 2021, Thieme Verlag

(3) Nutrients. 2019 Aug 17;11(8):1939.doi: 10.3390/nu11081939. Premenstrual Syndrome Is Associated with Dietary and Lifestyle Behaviors among University Students: A Cross-Sectional Study from Sharjah, UAE Mona S Hashim [1] et al.

(4) Physiol Behav. 2016 Oct 15;165:304-12.doi: 10.1016/j.physbeh.2016.08.010.
Epub 2016 Aug 12.Estradiol, SHBG and leptin interplay with food craving and
intake across the menstrual cycle Sridevi Krishnan[1] et al.

Kapitel Shit happens

(1) Klartext Ernährung, Leitzmann, Bracht, Mosaik Verlag, 2020
(2) Die Formel Froböse, Prof. Ingo Froböse, Südwest Verlag, 2020
(3) Natürlich schöne Haut, Axt-Gadermann

Kapitel Right Carbs statt No Carbs

(1) Low-carb diets can affect dieters' cognition skills, Tufts study compared women's
cognition on low-carb and reduced-calorie diets, December 11, 2008
(2) Der Ernährungskompass, Bas Kast, C. Bertelsmann, 2018
(3) Die Eat-Clean Diät, Tosca Reno, Südwest Verlag, 2015
Weitere Quelle, die im Kapitel verwendet wurde:
Die Formel Froböse, Prof. Ingo Froböse, Südwest Verlag, 2020

Kapitel Cleane Proteine

(1) Die Beauty Fitness Formel, Prof. Ingo Froböse, ZS Verlag, 2019
(2) Die Formel Froböse, Prof. Ingo Froböse, Südwest Verlag, 2020
(3) Die Eat-Clean Diät, Tosca Reno, Südwest Verlag, 2015
(4) https://flexikon.doccheck.com/de/Aminosäure
(5) Klartext Ernährung, Leitzmann, Bracht, Mosaik Verlag, 2020
(6) Nährwerttabelle der DGE 2019/2020
(7) Stark gegen Schmerzen, Dr. Helge Riepenhof, Holger Stromberg, ZS Verlag, 2021
Weitere Quelle, die im Kapitel verwendet wurde:
Kim et al, 2016: https://pubmed.ncbi.nlm.nih.gov/26883880/

Kapitel Fett macht nicht immer fett

(1) https://www.rki.de/DE/Content/Gesundheitsmonitoring/Gesundheitsberichterstat-
tung/GBEDownloadsB/was_essen_wir_heute.pdf?__blob=publicationFile
(2) https://yaledailynews.com/blog/2013/10/08/walnut-importance-studied/
(3) Klartext Ernährung, Leitzmann, Bracht, Mosaik Verlag, 2020
(4) https://www.lgl.bayern.de/lebensmittel/chemie/inhaltsstoffe/naehrstoffe/vita-
min_e.htm
(5) Natürlich schöne Haut, Prof. Axt-Gadermann, Südwest Verlag, 2019

Kapitel Fleisch

(1) https://www.netdoktor.de/laborwerte/harnstoff/
(2) https://www.efsa.europa.eu/de/press/news/120209
(3) https://de.statista.com/themen/1315/fleisch/
(4) The International Agency for Research on Cancer (IARC), the cancer agency of the
World Health Organization, has evaluated the carcinogenicity of the consumption
of red meat and processed meat, Lyon 2015
(5) https://www.aerzteblatt.de/nachrichten/96512/Nitritgepoekeltes-Fleisch-koennte-
Manien-beguenstigen
(6) Widhalm K: Ernährungsmedizin. Deutscher Ärzte-Verlag, 2005
(7) http://www.gesundheits-lexikon.com/Mikronaehrstoffmedizin-Praevention-und-

Therapie-mit-Mikronaehrstoffen-Vitalstoffen-/Lebensmittelqualitaet/Konservie-
rungsstoffe.html

(8) Skinny Bitch, Rory Freedman, Kim Barnouin, Goldmann Verlag, 2008
(9) https://www.worldanimalprotection.org.uk/pecking-order
(10) FDA Approved Animal Drug Product, FDA Green Book
(11) https://initiative-tierwohl.de/

Kapitel Führe uns nicht in Versuchung

(1) https://de.statista.com/statistik/daten/studie/189389/umfrage/zuckererzeugung-weltweit/
(2) https://de.statista.com/statistik/daten/studie/28762/umfrage/absatz-von-zucker-fuer-verarbeitung/
(3) https://de.statista.com/themen/6617/zuckerindustrie-in-deutschland/
(4) Die Eat-Clean Diät, Tosca Reno, Südwest Verlag
(5) https://www.dge.de/fileadmin/public/doc/ws/position/DGE-Position-WHO-Richt-linie-Zucker.pdf
(6) How not to Diet, Lübbe life
(7) Wellness Rebel, Pixie Turner, Lübbe Verlag
(8) https://www.gesundfit.de/artikel/xylit-birkenzucker-1616/
(9) https://www.ndr.de/ratgeber/gesundheit/Zuckerersatz-Wie-gesund-sind-Xylit-Stevia-Erythritzucker386.html

Kapitel Der Getränke-Dschungel

(1) Die Formel Froböse, Prof. Ingo Froböse, Südwest Verlag, 2020
(2) https://www.oekotest.de/essen-trinken/Mineralwaesser-im-Test-Jede-fuenfte-Quelle-ist-verunreinigt_11284_1.html
(3) Der Ernährungskompass, Bas Kast, C. Bertelsmann, 2018
(4) https://de.statista.com/statistik/daten/studie/6198/umfrage/pro-kopf-verbrauch-von-erfrischungsgetraenken-seit-2003/
(5) https://de.statista.com/statistik/daten/studie/991939/umfrage/umsatzveraende-rung-mit-erfrischungsgetraenken-im-lebensmittelhandel-in-deutschland/
(6) https://de.statista.com/statistik/daten/studie/4628/umfrage/entwicklung-des-bier-verbrauchs-pro-kopf-in-deutschland-seit-2000/
(7) https://de.statista.com/statistik/daten/studie/150008/umfrage/weinkonsum-pro-kopf-in-deutschland-seit-2003/
(8) https://www.fitforfun.de/wissen/welche-lebensmittel-haben-einen-hohen-wasser-gehalt-261184.html

Kapitel Mythos Milch

(1) JAMA Pediatrics 2014; 168: 54-60
(2) https://www.ecarf.org/info-portal/allergien/kuhmilchallergie/
(3) Journal of the European Academy of Dermatology and Venerology, The effect of milk consumption on acne: a meta-analysis of observational studies, R. Dai, W. Hua, W. Chen, L. Xiong, L. Li,
(4) First published: 06 August 2018
(5) https://www.aerztezeitung.de/Medizin/Milchtrinker-haben-ein-erhoehtes-Akne-Risiko-308313.html
(6) BMJ 2019; 367: l6204.

Kapitel Superfoods

(1) https://www.aerztezeitung.de/Medizin/Superfood-Was-bringt-das-226395.html
(2) https://de.statista.com/infografik/10823/umsatz-mit-superfoods-im-deutschen-lebensmitteleinzelhandel/
(3) https://www.nabu.de/umwelt-und-ressourcen/oekologisch-leben/essen-und-trinken/22923.html
(4) https://www.bzfe.de/lebensmittel/trendlebensmittel/chiasamen/
(5) https://www.projekt-gesund-leben.de/2016/04/superfoods-zu-den-aktuellen-oekotest-ergebnissen/
(6) Watzl B: Einfluss sekundärer Pflanzenstoffe auf die Gesundheit. In: Deutsche Gesellschaft für Ernährung (Hrsg.): Ernährungsbericht 2008. Bonn (2008) 335-379
(7) https://www.dge.de/wissenschaft/weitere-publikationen/fachinformationen/sekundaere-pflanzenstoffe-und-ihre-wirkung/
(8) Verbraucherzentrale, 18.7.2019: Superfood: Diese Alternativen sind gesund und günstig
(9) https://www.oekotest.de/essen-trinken/Haferflocken-im-Test-Nickel-Schimmelpilzgifte-und-Mineraloel-gefunden_11479_1.html
(10) https://www.hna.de/verbraucher/test-haferflocken-oeko-gesundheit-fruehstueck-schadstoffe-gefahr-hna-kassel-90052525.html
(11) https://www.apotheken-umschau.de/heilpflanzen/leinsamen#
(12) https://www.sueddeutsche.de/gesundheit/tipps-fuer-den-einkauf-von-aepfeln-warum-manche-aepfel-gesuender-sind-als-anderere-1.1534777-2
(13) https://www.bund-lemgo.de/apfelallergie.html
(14) Kanazawa University. «Sulforaphane, a phytochemical in broccoli sprouts, ameliorates obesity.» ScienceDaily, 7. März 2017
(15) https://www.zentrum-der-gesundheit.de/sulforaphan-kann-uebergewicht-abbauen.html
(16) https://www.fitforfun.de/beauty/brokkolisamenoel-geheimtipp-fuer-eine-schoene-haut-242688.html
(17) https://www.verbraucherzentrale.de/wissen/lebensmittel/nahrungsergaenzungsmittel/superfood-hype-um-fruechte-und-samen-12292
(18) IRI, Daten, Auswertung: statista

Kapitel Sexy Body aus dem Reagenzglas

(1) Ist das gesund oder kann das weg?, Christine Gitter, Droemer/Knaur, 2020
(2) https://www.bvl.bund.de/DE/Arbeitsbereiche/01_Lebensmittel/03_Verbraucher/04_NEM/01_NEM_Arzneimittel/NEM_Arzneimittel_node.html
(3) https://de.statista.com/statistik/daten/studie/1040831/umfrage/umsatzverteilung-bei-nahrungsergaenzungsmitteln-nach-produktgruppe/
(4) https://www.bmel.de/SharedDocs/Downloads/DE/_Ernaehrung/NVS_Ergebnisbericht.pdf?__blob=publicationFile&v=2
(5) Klartext Ernährung, Leitzmann, Bracht, Mosaik Verlag, 2020
(6) Dermatology 2013;227(3):250-4.doi: 10.1159/000354750. Epub 2013 Oct 17. Skin color is relevant to vitamin D synthesis F Libon [1], et al.
(7) Rev Endocr Metab Disord 2017 Jun;18(2):153-165.doi: 10.1007/s11154-017-9424-1. The vitamin D deficiency pandemic: Approaches for diagnosis, treatment and prevention, M. Holick

(8) BMJ. 2014 Apr 1;348:g1903. doi: 10.1136/bmj.g1903. Vitamin D and risk of cause specific death: systematic review and meta-analysis of observational cohort and randomised intervention studies, Rajiv Chowdhury et al.

(9) Am Heart J. 2010 Jun;159(6):1037-43. doi: 10.1016/j.ahj.2010.03.017. Association of vitamin D levels with incident depression among a general cardiovascular population Heidi T May et al.

(10) https://www.ernaehrungs-umschau.de/fileadmin/Ernaehrungs-Umschau/pdfs/ pdf_2016/04_16/EU04_2016_M220-M230.pdf

(11) CVUA Baden-Württemberg (2019): Veganer und Vegetarier aufgepasst – Spirulina, Afa und Chlorella sind keine zuverlässigen Vitamin B12-Quellen! Stand: 17.12.2019 Weitere Quelle, die im Kapitel verwendet wurde: Dermatoendocrinol. 2013 Jan 1;5(1):51-108. doi: 10.4161/derm.24494. Sunlight and Vitamin D: A global perspective for health, Matthias Wacker, Michael F Holick

Kapitel Bleib clean im Supermarkt

(1) Clean Eating Basics, Hannah Frey, GU Verlag

Kapitel Was dich schlank und sexy macht

(1) Bohn T: Dietary factors affecting polyphenol bioavailability. Nutr Rev. 72 (7) (2014) 429-452

(2) Seymour et al., 2011, J Med Food., Blueberry intake alters skeletal muscle and adipose tissue peroxisome proliferator-activated receptor activity and reduces insulin resistance in obese rats

(3) https://medlexi.de/Sauerkraut

(4) Erlanson-Albertsson et al. Appetite, Volume 91, 1 August 2015, Pages 209-219 Consumption of thylakoid-rich spinach extract reduces hunger, increases satiety and reduces cravings for palatable food in overweight women